SANO, SALVAJE Y SABIO

Grijalbo *vital*

NATHALY MARCUS

SANO, SALVAJE Y SABIO

Guía práctica para reconectar con
tu naturaleza ancestral y sanar tu vida

Grijalbo*vital*

Penguin
Random House
Grupo Editorial

Sano, salvaje y sabio
Guía práctica para reconectar con tu naturaleza ancestral y sanar tu vida

Primera edición: diciembre, 2025

© 2025, Nathaly Marcus
© 2025, derechos de edición mundiales en lengua castellana:
Penguin Random House Grupo Editorial, S. A. de C. V.
Blvd. Miguel de Cervantes Saavedra núm. 301, 1er piso,
colonia Granada, alcaldía Miguel Hidalgo, C. P. 11520,
Ciudad de México
© 2025, Penguin Random House Grupo Editorial USA, LLC
8950 SW 74th Court, Suite 2010
Miami, FL 33156

penguinlibros.com

© 2025, Luis Moor, por las ilustraciones de las páginas 260, 262, 264 y 265

ISBN: 979-8-89098-093-9

Impreso en Colombia / *Printed in Colombia*

A cada uno de ustedes que ha dudado
de sí mismo, que ha atravesado el dolor físico
o emocional, que anhela liberarse, sanar, soltar, y
dejar de cargar lo que ya no le pertenece. Gracias
por leerme, por caminar conmigo en este viaje y por
tener el valor de transformarse en seres más sanos,
más salvajes y más sabios. Que vivan con menos
miedo y más autenticidad, siguiendo
la brújula de su corazón.

ÍNDICE

Prólogo
Mi escape a la India 11

Introducción
La medicina para la longevidad
saludable: una guía de viaje 35

Capítulo 1
El cuerpo salvaje: sanar a través del camino del guerrero 53

Capítulo 2
Biohacking con alma: de la ciencia al sentir 71

Capítulo 3
Longevidad saludable: el arte de transformar
el envejecimiento en evolución 131

Capítulo 4
Intestino, mitocondrias y el poder del estrés bueno 175

Capítulo 5
Comer con sentido: sabor, evolución y medicina 223

Capítulo 6
El poder mágico de las hormonas 253

Capítulo 7
Regreso a lo sano, salvaje y sabio: las plantas resilientes 283

Capítulo 8
Terapias ancestrales y modernas para
despertar la fuerza interior 303

Capítulo 9
Hábitos sanos, salvajes y sabios para despertar
la conciencia 323

Capítulo 10
Rituales y protocolos para una vida sana, salvaje y sabia 349

Volver a casa: el equilibrio entre ser y hacer 359

Agradecimientos 365

Mi escape a la India

La única manera de descubrir los límites de lo posible es aventurarse un poco más allá de ellos, hacia lo imposible.

ARTHUR C. CLARKE

Nunca olvidaré la primera vez que sumergí mi cuerpo en agua helada. Fue un despertar brutal. Mi piel ardía, mi mente gritaba "¡huye!" y cada célula de mi ser se rebelaba contra esa sensación extrema. Pero me quedé ahí, respirando, observando cómo mi cuerpo pasaba del pánico a la adaptación. Esa mañana descubrí una verdad fundamental que cambiaría mi vida y la de miles de mis pacientes: el camino hacia la sanación no es cómodo, pero es poderoso.

Soy Nathaly, tengo 54 años y ya llevo varias décadas sumergida —literal y metafóricamente— en las aguas profundas de la salud funcional. Mi consulta se ha convertido en un espacio de transformación donde la ciencia moderna y la sabiduría ancestral bailan juntas. Y si hay algo que he aprendido en este camino es que la comodidad nos está matando poco a poco.

Este libro nació en la trinchera, entre análisis de microbiota, estudios de hormonas y lágrimas de pacientes que llegaron a mí cuando los protocolos convencionales les habían fallado. No lo escribí desde una torre de marfil académica, sino desde el campo de batalla donde cada día veo cuerpos peleando por recordar su naturaleza salvaje y poderosa.

¿Qué pasaría si te dijera que tu cuerpo está diseñado para la incomodidad, no para la comodidad? ¿Qué pensarías si te explicara que tus mitocondrias —esas diminutas centrales energéticas que alimentan cada función de tu ser— se fortalecen cuando las desafías? La verdad incómoda es que nos hemos vuelto demasiado... cómodos. Y esta comodidad moderna nos está robando nuestra vitalidad, nuestra intuición y nuestra capacidad innata de sanación.

Cuando una nueva paciente entra por mi puerta, generalmente llega con un historial médico extenso y una mirada que conozco bien: la de alguien que ha probado todo lo convencional sin resultados. Lo primero que hago no es recetarle otro suplemento o dieta. Lo primero es mirarla a los ojos y preguntarle: "¿Estás dispuesta a incomodarte para sanar?". Porque el camino que propongo no es fácil, pero funciona. Y funciona porque despierta la inteligencia ancestral que duerme en nuestras células.

La hormesis —ese estrés bueno que despierta mecanismos de reparación celular— no es solo un concepto científico para mí. Es la base de todo mi enfoque terapéutico. El ayuno que reinicia tu metabolismo, la exposición al frío que activa tu sistema inmune, el movimiento que oxigena tus tejidos, la respiración consciente que reajusta tu sistema nervioso... Todas son formas de incomodidad estratégica que he visto transformar cuerpos y vidas.

A mis 54 años, tengo más energía que cuando tenía 30. No es por tener una genética privilegiada, es porque aplico a diario todo lo que comparto en las siguientes páginas. He convertido mi propio cuerpo en mi laboratorio, y lo que funciona, lo llevo a mis pacientes. Los veo florecer cuando descubren que sus síntomas crónicos no eran una sentencia de vida, eran señales de un cuerpo clamando por la reconexión con su naturaleza salvaje.

El dolor, mi gran maestro

Todos llevamos una batalla interna silenciosa entre lo que verdaderamente somos, lo que anhelamos ser y lo que las circunstancias nos obligan a enfrentar. Para la mayoría, estas batallas permanecen invisibles, pero no por ello son menos reales o devastadoras. Las heridas del alma, los conflictos no resueltos y los gritos nunca pronunciados inevitablemente se cristalizan en el cuerpo físico. En mi caso personal, esta guerra interna se manifestó como una tensión crónica en el cuello que ningún masaje o manipulación convencional lograba aliviar.

Este dolor persistente no era simplemente una molestia biomecánica, era un maestro exigente que me guiaba hacia una comprensión más profunda de mi propia naturaleza. Como Bessel van der Kolk explica magistralmente en su libro *El cuerpo lleva la cuenta,* nuestro organismo funciona como un archivo viviente que registra meticulosamente cada experiencia, emoción y trauma no procesado. Lo que la mente consciente rechaza, el tejido corporal lo absorbe y traduce en tensión muscular, inflamación crónica o disfunción sistémica. El dolor se convierte así en un mensaje encriptado, una oportunidad radical para detenernos, mirar hacia nuestro interior y escuchar los susurros del alma que hemos ignorado sistemáticamente.

Por una extraña sincronicidad generacional, mi hija y yo compartimos exactamente el mismo patrón de dolor: la misma vértebra desfasada, en el mismo lado. Ella nació con tortícolis congénita, pero mi condición surgió gradualmente a través de los años. Este patrón compartido me reveló una verdad profunda: este dolor era parte integral de mi propósito vital, comprender el sufrimiento humano desde sus raíces para convertirme en una sanadora más efectiva y un ser humano más compasivo.

La cirugía de fusión cervical C4-C6 se presentó al inicio como la solución definitiva a un dolor que había limitado progresivamente cada aspecto de mi vida. Con esperanza ingenua, me sometí al procedimiento visualizando un futuro de libertad y alivio. Sin embargo, el camino postoperatorio tomó un giro inesperado y brutal. Las doce semanas inmovilizada, con tres tipos distintos de collarines, se convirtieron en una tortura medieval que transformó actividades básicas como dormir, comer o bañarme en desafíos insoportables. Mis cuerdas vocales resultaron dañadas durante la intervención y mi peso descendió peligrosamente a 44 kilos por la imposibilidad de tragar sin sentir dolor extremo.

Lo peor estaba por venir. La distonía cervical —ese monstruo neurológico invisible— se apoderó de mi cuerpo, retorciendo mi cuello en contracciones involuntarias que ningún analgésico podía controlar. Durante dos años, libré una batalla diaria contra un enemigo neurológico implacable. Me sometí a terapias convencionales; medicina regenerativa con péptidos, exosomas, terapia de ozono y células madre directo en la zona dañada, terapia neural, terapia de cadenas musculares, osteopatía, medicina analgésica y relajantes musculares, acupuntura, fisioterapia, terapia de fascia, inyecciones de bótox... Todo resultó inútil frente a un dolor que se había convertido en mi compañero constante, robándome sistemáticamente el sueño, la paz y la capacidad de estar presente.

Como si esto fuera poco, la artritis degenerativa en C3 emergió como una nueva traición de mi propia columna, un reflejo de factores genéticos, malos hábitos posturales acumulados durante décadas frente al computador, el uso prolongado de tacones altos en mi juventud y los impactos repetitivos del ejercicio *step* tan popular en los 90. La fusión vertebral, irónicamente, había comprimido la vértebra superior, generando más presión y multiplicando exponencialmente el dolor. A esta tormenta perfecta debía sumar un historial previo de vulnerabilidades estructurales: coxis fracturado, escoliosis congénita, espina bífida oculta y el impacto biomecánico de un embarazo gemelar sobre una estructura ya comprometida. Cada paso, cada decisión aparentemente inocua a lo largo de décadas había contribuido a esta crisis que ahora me consumía por completo.

Mi enfoque personal: integrar la cirugía con un cuidado holístico

Para mí, la intervención quirúrgica nunca fue un fin en sí mismo, fue un eslabón en una cadena mucho más compleja de sanación integral. Comprendí intuitivamente que mi cuerpo opera como un sistema interconectado donde cada parte influye en el todo, y por ello mi enfoque postoperatorio trascendió radicalmente el paradigma médico convencional. Después de la cirugía, me enfoqué en trabajar a nivel celular, nutriendo mi organismo con terapias regenerativas avanzadas como células madre y exosomas. Integré acupuntura tradicional con tecnologías modernas, como la terapia de luz infrarroja y crioterapia para equilibrar mi campo energético, mientras reducía sistemáticamente la inflamación crónica que alimentaba el ciclo del dolor.

La nutrición se convirtió en medicina personalizada. Diseñé un protocolo antiinflamatorio mediterráneo basado en análisis objetivos de mi microbiota intestinal, perfil epigenético y marcadores inflamatorios. Los estudios de heces, saliva y sangre me permitieron identificar con exactitud los alimentos que beneficiaban mi recuperación y eliminar los que alimentaban la inflamación sistémica. Reconocí también que ninguna intervención física sería suficiente sin atender el componente emocional del dolor. El trabajo interno, la transformación de relaciones tóxicas y la modificación de mi entorno se convirtieron en pilares fundamentales para una recuperación sostenible. La inteligencia artificial se transformó en una aliada inesperada, permitiéndome optimizar mi tiempo profesional para reducir las horas sentada que exacerbaban mi condición cervical.

Este dolor físico aparentemente localizado en mi cuello me reveló una verdad universal: era la manifestación somática del peso acumulado de años de implacable autoexigencia, perfeccionismo patológico y resistencia crónica a mostrar vulnerabilidad. Como sanadora y como madre, el dolor me invitó —o más bien me obligó— a soltar el control férreo con el que había intentado dirigir cada aspecto de mi existencia.

El arte de soltar: *Let Go, Let God*

Durante más de 18 meses, mi rutina diaria se convirtió en una guerra sin cuartel contra el dolor cervical. Cada terapia, cada técnica, cada medicamento representaba un intento desesperado por recuperar la libertad de movimiento que había dado por sentada durante toda mi vida. Sin embargo, conforme pasaban los meses sin mejora significativa, comprendí una verdad paradójica: la libertad que buscaba no llegaría a través de más control, llegaría precisamente de su opuesto.

El cuerpo físico funciona como un espejo de nuestra realidad interna. Lo que verdaderamente nos atrapa no son las limitaciones físicas, son las cadenas invisibles del ego y la resistencia obstinada a aceptar la realidad tal como es. Mi ego profesional y personal me gritaba constantemente: "Tienes que poder sola". Esta creencia tóxica, profundamente arraigada en mi identidad, me desconectaba sistemáticamente de la verdadera sanación, porque sanar no es un acto heroico de control individual, es un proceso de rendición consciente y colaborativa.

La ilusión de tener el control es quizás el acto más desafiante para los seres humanos contemporáneos, programados para dominar cada aspecto de la existencia. Nos aferramos obsesivamente a expectativas rígidas, creencias limitantes y versiones obsoletas de nosotros mismos que ya no sirven a nuestro crecimiento. Sin embargo, cuando finalmente abandonamos la resistencia y nos entregamos al flujo natural de la vida, descubrimos que el dolor no es una sentencia cruel, es un maestro profundamente compasivo.

La pregunta transformadora es qué mensaje esencial intenta comunicarnos. Quizás nos invita a cultivar compasión hacia nosotros mismos, a soltar cargas que nunca nos correspondieron o a vulnerarnos lo suficiente para pedir ayuda y conectar auténticamente con otros. Sanar no es un proceso solitario, es algo comunitario, un acto de humildad donde permitimos ser sostenidos por la sabiduría colectiva que nos rodea.

El mantra *Let Go, Let God* se convirtió en mi ancla diaria durante los momentos más oscuros. Soltar no implica rendirse en derrota ni abandonar la responsabilidad personal, sino liberar de forma consciente la carga asfixiante del control para crear espacio vital donde pueda fluir algo nuevo. El espacio para respirar profundo, para permitir la regeneración natural y para confiar en que una inteligencia mayor que mi limitado ego me sostiene incondicionalmente.

El dolor en mi cuello no era solo una molestia física, era un mensaje codificado sobre aspectos fundamentales de mi ser que exigían atención: el peso insostenible del perfeccionismo, la autoexigencia patológica y el rol inconsciente de cargar emocionalmente a otros mientras negaba mi propia vulnerabilidad. Me aferraba a la ilusión de que debía proyectar una fortaleza inquebrantable en todo momento, manteniendo cada aspecto de mi vida bajo riguroso control.

La incomodidad que tanto he intentado evitar se ha revelado como mi maestra más valiosa. Me ha enseñado que soy infinitamente más resiliente de lo que jamás imaginé. Cada caída, cada pérdida, cada aparente fracaso se transformó en oportunidad para descubrir una fortaleza interior que desconocía. He aprendido a aceptar la fundamental incertidumbre de la existencia, abandonando la ilusión de control absoluto para experimentar la vida con auténtica libertad.

Lo más profundo que el dolor me ha enseñado es que nuestras vulnerabilidades compartidas no nos debilitan, sino que nos conectan con los demás. En esos espacios incómodos de fragilidad genuina, descubrí que todos navegamos desafíos similares bajo diferentes formas. Compartir con apertura estas luchas alivia nuestro propio sufrimiento y cultiva una empatía profunda que nos humaniza a nivel colectivo. En esta rendición paradójica encontré el camino hacia mi naturaleza más auténtica: sana, salvaje y sabia.

El mensaje secreto de la psilocibina

Recuerdo como si fuera ayer el momento en que la medicina ancestral me puso frente a un espejo que no pude esquivar. Todo comenzó en una ceremonia con hongos sagrados, donde mi impaciencia me traicionó.

"Esto no está funcionando, necesito algo más fuerte", le dije a Alejandrina, la chamana de ojos profundos, que me entregó tres cápsulas con una reverencia que debí haber interpretado como advertencia. Lo que no sabía entonces era que esas tres pequeñas cápsulas contenían no solo psilocibina, sino un mensaje codificado especialmente para mí. Un mensaje que mi alma necesitaba escuchar, aunque mi ego estuviera haciendo todo lo posible por silenciarlo.

La ceremonia se desarrollaba en un ambiente intenso que desafiaba cualquier noción de comodidad. A mi alrededor, personas enfrentaban sus propios demonios entre gritos, llantos y purgas físicas. Yo, la doctora acostumbrada a tener respuestas para todo, me encontraba vulnerable y expuesta. La incomodidad física pronto se transformó en un espejo emocional que reflejaba cada rincón de mi existencia acelerada.

Mi ansiedad —esa vieja compañera que aprendí a disfrazar de "alta productividad"— se materializó con una claridad brutal. Como una película en alta definición, vi escenas de mi vida pasar ante mis ojos: mi cuerpo ingiriendo alimentos con desesperación para llenar mis vacíos emocionales, mis manos tecleando correos a medianoche, mi agenda repleta de compromisos, donde mi presencia física rara vez coincidía con mi presencia mental. Me vi cumpliendo con todo y con todos, mientras me olvidaba de mí misma.

La medicina de la psilocibina me mostró lo que me negaba a ver: era una mujer capturada en la jaula dorada de su propio éxito. Consultas repletas de pacientes que confiaban en mí, dar conferencias donde compartía conocimientos sobre salud mientras mi propio cuerpo gritaba por atención, asistir a retiros donde guiaba a otros hacia la paz mientras mi sistema nervioso operaba en constante modo de supervivencia. Videos, podcasts, viajes internacionales... Todo eso mientras intentaba ser la madre presente, la hija atenta, la pareja amorosa, la amiga incondicional.

La verdad que emergió en ese viaje psicodélico fue devastadora y liberadora a la vez: estaba en todas partes, pero nunca realmente presente. La experta en microbiota y mitocondrias se había olvidado de nutrir su propia energía vital. La especialista en hormonas no escuchaba los mensajes bioquímicos de su propio cuerpo. La nutrióloga que sanaba a otros cargaba con una herida interna que se negaba a atender.

El síndrome del impostor me acompañaba como una sombra constante. Predicaba sobre presencia y conexión interior, mientras corría tras listas interminables de tareas y objetivos. Mi valor personal seguía atado a métricas externas: pacientes atendidos, libros publicados, seguidores en redes, reconocimientos profesionales. La medicina ancestral expuso esta contradicción con una honestidad implacable.

Pero los hongos no solo me confrontaron con mi presente, me llevaron en un viaje hacia las raíces de mi comportamiento. Como un bisturí psíquico, cortaron las capas superficiales para revelar la herida original: la niña que creció escuchando a su padre gritar el nombre de su hermano, Alain, con una fuerza que nos paralizaba de miedo. Me vi corriendo para atenderlo, impulsada por el terror a los castigos físicos y emocionales, intentando proteger a mi hermano mientras buscaba la aprobación paterna con desesperación.

Ahí nació mi urgencia de ser perfecta: cumplir sin falta, hacer todo de forma impecable, jamás equivocarme. En ese ambiente hostil, aprendí a medir mi valor por mi eficiencia, mi delgadez, mis logros académicos y profesionales. La aprobación de mi padre se convirtió en un motor interno que seguí alimentando décadas después de haber salido de casa, un patrón que transferí a cada ámbito de mi vida.

Al emerger de ese viaje extraordinario, supe con claridad que necesitaba detenerme. No era casualidad que la idea de viajar a la India, ese anhelo que había postergado año tras año, surgiera ahora con fuerza irresistible. En la superficie, me decía que lo hacía para honrar la memoria de mi abuela Rosa, esa mujer extraordinaria que fue mi mejor amiga y que encontró su camino espiritual en el Siddha Yoga.

Pero la medicina de los hongos me mostró la verdad: no viajaba solo para honrar a mi abuela. Viajaba para encontrarme con la niña asustada que seguía corriendo dentro de mí, para reconciliarme con mi cuerpo que había tratado como una máquina de rendimiento, para desacelerar el ritmo frenético que confundía con éxito. El llamado de la India no era un capricho turístico ni siquiera un homenaje familiar: era una peregrinación hacia mi centro, un reencuentro postergado conmigo misma.

La psilocibina no me dio respuestas prefabricadas ni soluciones inmediatas. Me entregó algo infinitamente más valioso: la pregunta correcta, el espejo adecuado, la invitación a detenerme y reconectar con esa sabiduría interior que conoce el camino hacia la verdadera salud. Una salud que comienza cuando honramos nuestra naturaleza salvaje y nos permitimos escuchar la sabiduría ancestral que susurra en cada célula de nuestro ser.

Mi abuela Rosa

Rosa, la tenebrosa; Rosa, la hermosa; Rosa, la rigurosa. *Madame Pink*, como la llamábamos entre risas cómplices, fue una revolución con forma de mujer. No la clase de abuela que tejía manteles o preparaba galletas; era la que entraba a una habitación y alteraba su campo electromagnético con su presencia imponente.

Se divorció tres veces, coleccionando matrimonios como quien colecciona experiencias intensas. Tuvo amantes en tres continentes, sin disculpas ni explicaciones, en una época donde las mujeres debían ser invisibles y obedientes. Su risa profunda y su perfume inconfundible anunciaban su llegada antes que sus tacones resonaran por los pasillos. Rosa vivía sin permiso, sin medias tintas, sin arrepentimientos.

Pero a los 50 años, cuando muchos se entregan a la monotonía del tiempo que pasa, su vida dio ese giro que nadie anticipó. Como si una fuerza superior hubiera tirado de un hilo invisible, apareció en su camino Baba Muktananda. No hubo dudas ni vacilaciones: empacó sus maletas y partió a la India para pasar tres meses junto a él. Lo que debía ser una experiencia pasajera se convirtió en el eje que reorientaría el resto de su existencia.

En esa tierra lejana, entre mantras y meditaciones, dejó atrás el alcohol que había sido su fiel compañero en noches de soledad y la marihuana que encendía para celebrar sus momentos de rebeldía. No por restricción o moral externa, más bien por un despertar interior que le mostró un tipo de éxtasis más profundo que cualquier sustancia.

Cuando yo tenía apenas seis años, tomó mi pequeña mano entre sus dedos cubiertos de anillos de plata y me llevó a conocer a Gurumayi, su maestra y discípula directa de Baba. No me explicó nada, tan solo me expuso a esa energía como quien abre una ventana para que entre luz natural. En su casa, el altar no era decoración, era un centro gravitacional. El eco hipnótico del mantra sagrado —*Om Namah Shivaya*— vibraba en las paredes y, sin yo saberlo entonces, comenzaba a resonar también en mi interior, sembrando una semilla que décadas después germinaría en mi propio camino de sanación.

Este mantra en sánscrito, profundamente sagrado en el hinduismo, es una invocación al dios Shiva, el gran destructor y transformador de la Trimurti, que significa "tres formas" en sánscrito y es una tríada central en el hinduismo que representa las tres funciones fundamentales del universo: creación, conservación y destrucción. Esta tríada está compuesta por los dioses Brahma, Vishnu y Shiva. Brahma es el creador; Vishnu, el preservador; y Shiva, el destructor. Al mantra *Om Namah Shivaya* se le conoce como el Panchakshara Mantra, el "mantra de cinco sílabas" (*Na-Ma-Shi-Va-Ya*), una vibración ancestral de poder y devoción.

- *Om*: es el sonido primordial y universal, el origen de toda existencia. Representa el infinito y la conexión con el universo.
- *Namah*: significa "saludo" o "reverencia". Se traduce como "me inclino" o "me entrego".
- *Shivaya*: se refiere a Shiva, que simboliza la conciencia suprema, la transformación y la energía universal.

En conjunto, *Om Namah Shivaya* puede traducirse como: "Me inclino ante Shiva" o "Me entrego a la conciencia universal y suprema". Cada sílaba del mantra está asociada con uno de los cinco elementos cósmicos (*pancha tattvas*):

Na: tierra (*Prithvi*). Estabilidad y sustancia.
Ma: agua (*Apas*). Fluidez y emociones.
Shi: fuego (*Agni*). Energía, transformación y pasión.
Va: aire (*Vayu*). Movimiento y vida.
Ya: éter (*Akasha*). El espacio, la conexión con lo infinito.

Recitar el mantra equilibra estos elementos en nuestro cuerpo y mente, promoviendo armonía y bienestar. Ese ha sido uno de los legados más importantes que recibí de mi abuela Rosa.

Escapando de la matrix

Me escapé a la India porque estaba huyendo de mi vida, en la que me había convertido en prisionera y carcelera al mismo tiempo. Me urgía escapar de los teléfonos que no dejaban de sonar, los correos que se multiplicaban y las expectativas que me asfixiaban. Necesitaba, por primera vez en décadas, darme tiempo a mí misma.

Esta matrix moderna que nos envuelve no es una ficción cinematográfica, es una realidad tangible que nos atrapa en un ciclo perverso de productividad sin propósito y consumo sin satisfacción. Un sistema que nos despierta cada mañana con alarmas estridentes para lanzarnos a una carrera frenética hacia ninguna parte. Nos impone estándares imposibles de éxito, belleza y bienestar mientras nos convertimos en engranajes de una maquinaria que nunca descansa.

Desde pequeños nos programan para creer que nuestro valor reside exclusivamente en el hacer: estudia con excelencia, trabaja sin detenerte, sé exitoso en lo profesional, pero también mantén un cuerpo escultural, una mente brillante, una familia ejemplar... Y todo al mismo tiempo, sin mostrar jamás el esfuerzo que implica este malabar imposible.

La matrix adora la prisa. Si no estás ocupado hasta el agotamiento, el algoritmo social te castiga con la etiqueta de la pereza. El tiempo contemplativo se ha convertido en un lujo vergonzoso. Siempre hay un escalón más que subir, una meta adicional que alcanzar. Y mientras perseguimos fantasmas de éxito, nuestro sistema nervioso colapsa poco a poco, sembrando las semillas del *burnout*, la fatiga adrenal y toda esa cascada de trastornos modernos: ansiedad paralizante, insomnio crónico y enfermedades autoinmunes que son el grito desesperado de un cuerpo que ya no soporta el ritmo impuesto.

Es irónico que la matrix nos ofrece "soluciones" que solo profundizan nuestra dependencia: más tecnología, más rutinas optimizadas, más suplementos milagrosos. En mi consulta veo pacientes desesperados que acumulan vitaminas y hormonas como amuletos contra el vacío, convencidos de que una cápsula o una sesión de sauna resolverá un sistema nervioso destrozado por años de autoexigencia. Pero la verdadera solución nunca está en añadir más capas al problema, está en desmantelar la raíz: aprender a existir en la matrix sin permitir que consuma nuestra esencia vital.

Por eso decidí retirarme una semana al *ashram* de Osho en Pune. No para encontrar paz instantánea, sino para enfrentarme al vacío que tanto me aterraba. Sin las distracciones habituales, sin la etiqueta de "Nathaly Marcus, la experta", quedé desnuda frente a mí misma. Descubrí formas de meditación que desafiaban mi concepto del silencio inmóvil: brincar hasta el agotamiento, bailar sin coreografía, gritar hasta quedarme sin voz. Encontré la libertad absoluta en no hacer absolutamente nada.

En ese espacio de quietud, los recuerdos emergieron con nitidez dolorosa: una infancia marcada por el abandono emocional. Mis padres, siempre ausentes en viajes interminables. Mi hermano, Alain, y yo, dos niños aterrados en una casa demasiado grande, escondiéndonos del imaginario lobo morado que nos acechaba en la oscuridad. Nos ocultábamos en los clósets y bajo las sábanas, conteniendo hasta la respiración para no atraer al monstruo que, ahora comprendo, era la manifestación de nuestro miedo al abandono.

Cuando mis padres estaban presentes, su pedagogía se basaba en la corrección constante más que en el afecto incondicional. Para ganar la aprobación de mi padre, esculpí mi personalidad según su molde: me convertí en la mujer exitosa, determinada e imparable que él admiraba. Y, aun así, fracasé ante sus ojos cuando no estudié medicina, cuando me divorcié, cuando seguí mi propio camino.

La epifanía más brutal de mi viaje fue comprender que la única aprobación que necesitaba era la mía. Aprender a reconocer mi propia luz, a aceptarme con mis sombras, a perdonarme por haber sido tan dura conmigo misma. Solo así podría transformarme en la mujer que anhelo ser en mi núcleo: una presencia libre por dentro, amorosa sin condiciones, flexible ante la vida, suave en mis bordes antes afilados.

A través de la hipnosis con Marisa Peer y terapias con MDMA, logré finalmente abrazar a mi niña interior. Comprendí que era yo —no mis padres, no mis logros, no la validación externa— quien debía sostenerla, nutrirla y amarla sin reservas. Me convertí en la madre y el padre que esa niña siempre necesitó, liberando traumas que habían quedado enquistados en mi cuerpo y mi psique.

La incomodidad radical de ese viaje expuso mis heridas más profundas e iluminó el sendero hacia mi sanación. Comprendí que mi valor intrínseco no reside en mi apariencia, mis títulos o mis logros profesionales. Por el simple hecho de existir, de respirar, de ser... ya soy suficiente.

El odio colectivo: la herida que nos aleja de lo sano, salvaje y sabio

El odio colectivo es la fiebre de una humanidad enferma, un síntoma de realidades reprimidas durante milenios: el dolor punzante de la exclusión, la herida abierta de no ser amados incondicionalmente, la vergüenza paralizante que nace de nuestra vulnerabilidad expuesta. En cada cultura florece una versión particular de este veneno: el odio hacia la mujer que rompe esquemas patriarcales, hacia el cuerpo que desafía los estándares imposibles, hacia cualquiera que se atreva a existir fuera del estrecho carril asignado.

Este odio no es solo tuyo, es una herencia ancestral que corre por tus venas sin haberte pedido permiso. No nació en ti, lo recibiste como un legado tóxico que ahora tienes la opción de perpetuar o transformar. Jung, con su brillante comprensión del inconsciente colectivo, diría que la verdadera individuación —ese viaje hacia la integración del ser— requiere abrazar nuestras contradicciones internas. Y si miramos bajo la superficie del odio, casi siempre encontramos su opuesto: una desesperada necesidad de amor, pertenencia y validación.

En mi trabajo clínico, veo cómo estos odios colectivos emergen uno tras otro desde las profundidades de la psique humana. Odios que nacen por no sentirnos amados, no considerarnos adecuados, no percibirnos suficientes. Porque la matrix moderna ha establecido condiciones imposibles para nuestra existencia: "Debo ser delgada para merecer amor", "Debo acumular riqueza para sentirme valiosa", "Debo tener pareja, propiedades, éxito profesional y felicidad permanente", "Debo encajar en las etiquetas que me fueron impuestas para tener derecho a ocupar espacio".

El odio en la conciencia colectiva solo se disuelve cuando cada individuo se permite existir sin condiciones previas. Porque este odio surge de la creencia tóxica de que hay requisitos para merecer la vida. La verdad liberadora es que la única condición para existir es, sencillamente, existir. Cuando esta comprensión me atravesó como un rayo de claridad, conecté con el gran sufrimiento humano: ese esfuerzo agotador por ganarnos el derecho a ser amados, el derecho a respirar.

Este gran odio colectivo se manifiesta cuando proyectamos nuestras sombras internas en grupos externos: antisemitismo, misoginia, gordofobia y todas las formas de discriminación son espejos de nuestro propio rechazo interior. Cuando los ideales sociales se vuelven inalcanzables, internalizamos ese rechazo: "No soy suficiente", "No merezco amor", "Debería ser otra persona". Heredamos estos odios sin cuestionarlos: una madre que odia su cuerpo porque su madre lo hizo antes, un pueblo que perpetúa prejuicios ancestrales sin entender su origen, generaciones cargando vergüenzas que nunca les pertenecieron.

Y así, culpamos al otro porque resulta infinitamente más cómodo señalar afuera que enfrentar nuestro propio vacío existencial. Nos refugiamos en el resentimiento para justificar por qué no encontramos nuestro lugar, por qué vivimos vidas prestadas, por qué desconocemos nuestros verdaderos deseos. Es más sencillo culpar al otro, que hacernos la pregunta esencial: ¿en realidad qué necesito para ser feliz?

Esta búsqueda de identidad auténtica es la gran aventura humana. Venimos a este planeta para descubrirnos, para brillar con luz propia, para manifestar nuestra esencia única. Pero la trampa magistral del sistema es hacernos creer que debemos hacer para ser, cuando la verdad liberadora es que el simple acto de existir ya nos hace suficientes. Mi ser interno, mi esencia salvaje, son perfectos tal como son.

Las heridas del alma, los conflictos no resueltos, las palabras que nunca pronunciamos... todo eso se manifiesta eventualmente en el cuerpo físico. En mi caso personal, esa batalla interna cristalizó como una tensión crónica en el cuello que ningún masaje lograba aliviar. Pero no era solo un dolor físico, era un maestro silencioso que me guiaba de regreso a mi naturaleza primordial.

Regresar a lo sano significa liberarnos de estos odios heredados que envenenan nuestro cuerpo. Recuperar lo salvaje implica desaprender las condiciones artificiales que nos impusieron para existir. Reconectar con lo sabio requiere escuchar esa voz interior que siempre supo que somos suficientes por el simple milagro de respirar. Porque cuando desmantelamos el odio colectivo, sanamos a nivel individual y contribuimos a la sanación de esa conciencia compartida que nos une a todos como especie, permitiendo que emerja nuestra verdadera naturaleza: sana, salvaje y sabia.

La incomodidad de ser mujer: cómo navegar el laberinto de las expectativas

Ser mujer en este mundo es habitar una dualidad agotadora: intentar realizarte profesionalmente sin descuidar hijos, pareja y hogar, porque la carga invisible sigue recayendo sobre nuestros hombros. Es perseguir sueños propios mientras cumples al mismo tiempo con un catálogo interminable de exigencias, mantener un cuerpo tonificado, una piel radiante, un cabello impecable, una casa ordenada, hijos sobresalientes en lo académico, comidas orgánicas sobre mesas perfectamente decoradas y una sonrisa inquebrantable que esconda el cansancio crónico que todo esto genera.

Este avatar de perfección femenina es una construcción deliberada, un molde asfixiante que ninguna mujer real puede sostener sin pagar un precio devastador en su salud física, emocional y espiritual. Nos han programado para creer que una mujer valiosa debe destacar en su profesión, hacerlo luciendo impecable; debe ser madre presente, y también una esposa apasionada, amiga incondicional, hija atenta y emprendedora exitosa. Todo esto, por supuesto, sin mostrar jamás vulnerabilidad, cansancio o frustración.

La trampa más perversa reside en la imposibilidad de encajar en este molde sin desintegrarnos en el proceso. No tenemos permitido fallar, pedir ayuda o detenernos a respirar. Si priorizamos nuestra carrera, la sociedad nos etiqueta como madres negligentes. Si dedicamos más tiempo a la familia, nos llaman conformistas. Si tomamos un descanso, la culpa nos devora por "desperdiciar tiempo". Es una batalla interna interminable entre la mujer que somos y la que nos dicen que deberíamos ser.

Y así pasan los días, los meses, los años... Hasta que una mañana te miras al espejo y descubres a una extraña. Te das cuenta de que todo giró en torno a satisfacer expectativas ajenas, a existir para otros. Te percatas, con horror y tristeza, de que, en el proceso de intentar ser la mujer perfecta para todos, olvidaste quién eres en realidad. La frustración se transforma entonces en culpa lacerante dirigida hacia todos los frentes: hacia los hijos que "descuidaste", hacia la pareja que "desatendiste" y, sobre todo, hacia ti misma por no ser quien querías ser... Aunque ya ni siquiera recuerdes quién querías ser.

El agotamiento que experimentamos no es solo físico, es profundamente emocional, mental y existencial. Pero quizás la carga más insoportable sea la culpa: ese sentimiento corrosivo por querer algo más allá de la maternidad y el hogar, por anhelar un espacio propio sin que eso signifique traicionar a quienes amamos. Esta culpa destructiva no nace de la nada, se alimenta de narrativas culturales que glorifican el sacrificio femenino como único camino legítimo hacia el reconocimiento y el amor. Nos enseñaron que una "buena mujer" es la que se desvive por los demás, la que antepone el bienestar de todos al suyo sin quejarse nunca. El mensaje cultural es claro: el cansancio es el precio de ser valiosa; si no estás agotada hasta los huesos, no estás haciendo lo suficiente.

¿Quién dicta estas reglas asfixiantes? ¿Quién decide lo que hace a una mujer "suficiente"? La respuesta está en un sistema patriarcal que, generación tras generación, ha impuesto expectativas contradictorias sobre la feminidad para mantenernos insatisfechas, en deuda constante con un ideal inalcanzable. Nos han enseñado que debemos hacer para merecer, producir para valer, sacrificarnos para ser dignas.

Para reconectar con nuestra naturaleza sana, salvaje y sabia, necesitamos liberar el peso de estas expectativas externas. No se trata de renunciar a nuestros sueños ni a nuestras responsabilidades elegidas de forma consciente, se trata de redefinir qué significa ser mujer en nuestros propios términos. La verdadera sanación comienza cuando reconocemos que la perfección reside en nuestra imperfección, en nuestros ciclos naturales, en nuestra capacidad para fluir entre distintos estados sin juzgarnos.

El tiempo robado: recuperar nuestro propósito esencial

Es terrible mirar atrás y sentir que el tiempo se ha escurrido entre las demandas insaciables de los demás. El desafío más complejo no es solo encontrar tiempo para ti, que ya es bastante difícil, sino también redescubrir qué hacer con él cuando has pasado años, quizá décadas, priorizando las necesidades de otros. Recuperar tu espacio vital no es un acto de egoísmo, como te han hecho creer, es un ejercicio sagrado de autoconocimiento, una travesía hacia tu esencia que beneficiará a todos los que te rodean. Es darte el permiso revolucionario de vivir una vida auténtica e imperfecta, honrando tus ritmos naturales sobre las demandas artificiales de productividad constante. Para navegar la matrix sin quedar atrapadas en su red de exigencias, necesitamos un equilibrio delicado: usar sus herramientas a nuestro beneficio mientras mantenemos una conexión inviolable con nuestra verdad interior. El antídoto no está en rechazar el mundo moderno por completo, sino en habitarlo de forma consciente, escuchando el cuerpo, honrando las emociones y priorizando lo que en realidad nos nutre, más allá de lo que se espera de nosotras.

Volver a lo sano significa escuchar al cuerpo cuando pide descanso, nutrición y cuidado real —no el que dictan las revistas de belleza o las tendencias efímeras de bienestar—. Recuperar lo salvaje implica honrar nuestros ciclos naturales, nuestras necesidades cambiantes y nuestra intuición como brújula interna infalible. Reconectar con lo sabio requiere valorar la experiencia acumulada en nuestras células, la sabiduría ancestral que corre por nuestra sangre y la conexión profunda con todas las mujeres que nos precedieron.

En esta incomodidad de ser mujer hay también una invitación sagrada: la de transformar el molde impuesto en un camino propio, la de convertir la presión externa en poder interno. Porque cuando nos atrevemos a existir en nuestra verdad —imperfecta, cíclica, auténtica— no solo nos liberamos como individuos, sino que abrimos senderos para que otras mujeres encuentren su propia voz. Y en ese acto de valentía personal reside, quizás, la revolución más profunda que podemos ofrecer al mundo: la de mujeres sanas que honran su naturaleza salvaje y manifiestan su sabiduría innata sin disculpas.

El ashram: desaprender la velocidad, recordar el descanso

Me escapé al *ashram* de Osho en Pune como quien huye de un incendio: sin equipaje emocional y sin conocer a nadie, llevando solo mi cuerpo exhausto y un corazón que ya no recordaba cómo latir sin prisa. Fue un acto de liberación radical. Entre los árboles majestuosos que susurraban secretos antiguos, experimenté por primera vez en décadas la sensación de no tener etiquetas que sostener, roles que cumplir ni expectativas que satisfacer. Me volví invisible y, paradójicamente, nunca me había sentido tan presente, tan real, tan viva.

Cuando crucé las puertas del *ashram*, no solo arrastraba mis maletas, sino el peso insoportable de una mente saturada de tareas pendientes y un espíritu fracturado por años de autoexigencia. Creía que buscaba respuestas espirituales profundas, pero lo que en verdad necesitaba era algo mucho más básico y revolucionario: tan solo detenerme. Venía de años —quizás toda una vida— funcionando como una máquina calibrada para producir, cumplir y avanzar sin jamás cuestionar si el camino que recorría era realmente mío o una ruta impuesta que había aceptado sin resistencia.

Desde el primer instante en ese espacio sagrado, algo cambió en mi sistema nervioso. Por primera vez en mi vida adulta, estaba en un lugar que no exigía nada de mí. En el silencio acogedor de esas paredes, comprendí que no había escapatoria: allí estaba yo, frente a mí misma, sin distracciones, sin títulos.

Desconectarme de mi familia, de mis pacientes, de las redes sociales y de los dispositivos electrónicos fue un acto de valentía que al principio me produjo un terror visceral. Apagar el teléfono y entregarme al silencio provocó una ansiedad que revelaba mi adicción a estar siempre conectada, disponible, respondiendo. Estaba acostumbrada a escapar de mi diálogo interno, a llenar cada segundo disponible con estímulos externos: trabajo incesante, conversaciones superficiales, música ininterrumpida, pantallas luminosas. Pero en el *ashram* no existían estas vías de escape. Me enfrenté cara a cara con ese torrente mental de preocupaciones, listas interminables de pendientes y autorreproches que nunca me abandonaban.

Aprendí formas de meditación que desafiaron por completo mi concepto rígido y cerebral de lo que significaba meditar. Las técnicas de Osho rompieron mis esquemas: brincar hasta el agotamiento, bailar sin coreografía, respirar caóticamente, gritar hasta quedar sin voz, permitir que el cuerpo se expresara sin las restricciones de la "compostura". En ese caos aparente, en esa liberación explosiva de energía reprimida, encontré una quietud interna que jamás había experimentado con las meditaciones silenciosas tradicionales.

Pero quizás el descubrimiento más revolucionario fue sorprendentemente simple: podía descansar sin sentir culpa. Una mañana, a mitad del programa matutino, mi cuerpo me pidió descanso. Sin pensarlo dos veces, me retiré a mi habitación y tomé una siesta a las 11:00 a. m. Nunca en mi vida adulta había hecho algo semejante. En el mundo productivista que habitamos, donde cada minuto debe ser "aprovechado", el descanso siempre me había parecido un lujo imperdonable, una debilidad vergonzosa. Recordé con tristeza cómo me irritaba cuando mis propias hijas dormían la siesta después de comer, como si su descanso natural fuera una ofensa a mi hiperactividad constante.

Esta resistencia al descanso no surgió de la nada. En mi infancia, los fines de semana en casa estaban marcados por un silencio obligatorio porque mi padre dormía hasta bien entrada la tarde. Durante la semana laboral, apenas lo veíamos: salía al amanecer y regresaba cerca de la medianoche, trabajando sin tregua. Así aprendí que el descanso era algo casi vergonzoso, un privilegio exclusivo para quienes habían "ganado" ese derecho mediante el agotamiento extremo. Y ahora, en ese santuario en India, recibía por primera vez el permiso —o más bien, me lo otorgaba a mí misma— de jugar con libertad, cantar a pleno pulmón, gritar sin restricciones y descansar de manera profunda sin el peso asfixiante del remordimiento.

En ese descanso consciente, mi sistema nervioso comenzó a recordar su estado natural. Como una planta marchita que revive con el agua, mi cuerpo y mente iniciaron un proceso de regeneración que me mostró lo muy agotada que estuve durante años sin siquiera reconocerlo.

Fue entonces cuando identifiqué un patrón que había gobernado con tiranía cada aspecto de mi existencia: la compulsión enfermiza por ser siempre la primera en todo. Desde los primeros años de la escuela, me apresuraba para ser la primera en la fila, en la cafetería, en entregar exámenes. Tenía que ser la primera en responder preguntas, en adivinar acertijos, en destacar en cualquier actividad. Vivía en un estado perpetuo de urgencia, corriendo contra un cronómetro invisible que solo existía en mi mente. Esta ansiedad crónica por terminar antes, por sobresalir, no era más que una búsqueda desesperada de lo que nunca recibí con plenitud: aprobación incondicional.

Nuestra cultura moderna glorifica la velocidad, premia la eficiencia y venera el éxito material. Mi carrera constante contra fantasmas invisibles no me había llevado a la felicidad prometida, solo a una fatiga celular profunda que ningún suplemento o técnica podía resolver. En el *ashram*, sin nadie a quien impresionar, liberada temporalmente de la mirada evaluadora de los demás, comprendí que todo ese esfuerzo sobrehumano no había servido para alcanzar una paz interior genuina, sino para alimentar un ciclo de validación externa que nunca sería suficiente.

Volver a lo sano significó reconectar con los ritmos naturales del cuerpo que había ignorado una y otra vez: hambre real, no programada; sueño profundo sin alarmas; movimiento por placer, no por obligación. Recuperar lo salvaje implicó desaprender la domesticación social que me había convertido en una productora eficiente, pero desconectada de mi intuición, de mis ciclos, de mi verdadera naturaleza indómita. Redescubrir lo sabio requirió escuchar esa voz interior que siempre supo que el valor humano no radica en la velocidad ni en la cantidad, sino en la presencia plena y la conexión auténtica.

El *ashram* no me ofreció nuevas reglas para vivir mejor; me liberó de todas las reglas artificiales que había seguido a ciegas. No me dio más conocimientos que acumular; me ayudó a desaprender lo que me estaba enfermando. No me enseñó técnicas complejas de superación personal; me devolvió la capacidad elemental de respirar, sentir y descansar sin justificación. En ese vacío aparente encontré la plenitud que ningún logro externo podía proporcionarme: la libertad de ser imperfectamente humana, rítmicamente natural, auténticamente yo.

El poder de detenerte: el umbral de la verdadera sanación

Mi escape a la India fue un portal dimensional hacia las profundidades de mi propio ser. Durante siete días tan solo existí en estado puro:

observando sin juzgar, escuchando sin analizar, sintiendo sin etiquetar. En ese vacío aparente me llené de una energía vital que había olvidado que existía. Mi mente, nublada durante años por la hiperactividad constante, recuperó una claridad cristalina que ningún nootrópico me había dado. Mi cuerpo, con tensión crónica hasta el punto de considerar normal el dolor, experimentó una ligereza que recordaba de la infancia. Mis sentidos, adormecidos por la sobreestimulación digital, despertaron poco a poco como flores que se abren al amanecer después de una larga noche.

Entonces, comprendí una verdad tan simple que resulta revolucionaria: no necesitamos llenar cada segundo con actividad ni escapar de los silencios internos como si fueran amenazas existenciales. El verdadero descanso —ese que nuestro sistema nervioso anhela— no consiste en dormir algunas horas más, sino en soltar la carga invisible y aplastante de la autoexigencia perpetua que nos hemos impuesto.

Como muchas de mis pacientes, yo también recurrí a lo que conocía profesionalmente: adaptógenos para mitigar el estrés crónico, hormonas bioidénticas para equilibrar los sistemas desregulados, *ashwagandha* para calmar un sistema nervioso sobreestimulado. Cada mañana y cada noche ingería un sofisticado cóctel de soluciones bioquímicas, convencida de que la siguiente pastilla, el siguiente suplemento, el siguiente ritual validado por la ciencia sería la respuesta definitiva.

Y sí, estos recursos ayudaban... Hasta cierto punto. Pero eran solo parches temporales sobre una herida profunda que seguía pulsando bajo la superficie. A pesar de mis protocolos impecables, seguía sintiendo mi mente dispersa, mi cuerpo exhausto, mi corazón desbordado por una sensación persistente de insuficiencia. La verdad incómoda que descubrí en el *ashram* es que no podemos suplementar nuestro camino hacia la plenitud cuando el problema de raíz es una desconexión fundamental de nuestra naturaleza esencial.

La verdadera sanación no llegó empaquetada en cápsulas ni protocolizada en terapias externas. Llegó en el momento exacto en que me di el permiso radical de detenerme; de escucharme sin la interferencia constante del ruido mental; de soltar el control férreo con el que había intentado dominar cada aspecto de mi vida. Porque al final, la revelación más profunda es que no se trata de hacer más, sino de ser más. Y ser —con todas sus pausas, sombras e imperfecciones inherentes— es la única libertad auténtica que existe.

Salí del *ashram* sin fórmulas mágicas ni respuestas definitivas, pero con una certeza celular absoluta: sanar significa aprender a habitar el presente sin resistencia, a descansar sin culpa y a liberarnos del estado de alerta perpetuo que hemos normalizado como supervivencia funcional. El camino hacia la salud integral apenas comenzaba, pero algo fundamental e irreversible cambió en mi interior: recuperé mi capacidad ancestral de sentirme viva y suficiente como soy, sin necesidad de justificar mi existencia a través del rendimiento. Mi energía vital —esa fuerza que nuestros ancestros llamaban *Qi*, *prana* o espíritu— se regeneró de forma espontánea cuando por fin dejé de obstaculizar sus procesos naturales con mi hipervigilancia crónica.

Volver a lo sano significa reconectar con la inteligencia innata del cuerpo en lugar de imponerle nuestra voluntad. Recuperar lo salvaje implica honrar los ritmos cíclicos de nuestra energía, descanso y actividad que la civilización moderna ha aplastado bajo el ideal de la productividad lineal y constante. Reconectar con lo sabio requiere escuchar esa voz interior que siempre supo diferenciar entre lo que en verdad necesitamos y lo que la matrix nos ha condicionado a desear.

Ser salvaje es vivir en presencia

Ser salvaje significa recordar quiénes somos sin condicionamientos. Es volver a lo esencial, a esa parte de nosotros que no necesita aprobación externa para existir. He visto mujeres ejecutivas de alto rendimiento llorar en mi consulta cuando su cuerpo finalmente recupera su ciclo menstrual natural. He visto hombres fuertes redescubrir una vitalidad que creían perdida para siempre cuando aprenden a trabajar con sus hormonas y no contra ellas.

El camino hacia lo sano implica reconectar con los ritmos naturales del cuerpo que la hipervigilancia moderna ha silenciado. Recuperar lo salvaje significa abandonar la domesticación cultural que nos ha convertido en máquinas productivas desconectadas de nuestra naturaleza cíclica. Reconectar con lo sabio requiere integrar la visión fragmentada que la medicina moderna ha creado artificialmente: no podemos separar cuerpo, mente y espíritu porque constituimos una unidad indivisible donde cada dimensión influye constantemente en las demás.

La microbiota intestinal —ese ecosistema fantástico que portamos dentro— tiene memoria. Recuerda el contacto con la tierra, los alimentos fermentados de nuestros ancestros, la diversidad microbiana que nos hacía fuertes. Cuando la nutrimos de la manera adecuada, despierta.

Y cuando despierta, se comunica con nuestro cerebro, nuestras hormonas, nuestro sistema inmune. Es una orquesta maravillosa que solo necesita el director adecuado: tú, conectado con tu sabiduría interior.

Este libro es una invitación abierta para todos aquellos que han habitado tanto tiempo en el ojo del huracán que han olvidado cómo se siente la calma natural. Es un recordatorio de que la verdadera sanación no es un destino que alcanzar ni un estado perfecto que mantener, es un camino continuo de autodescubrimiento, aceptación radical y amor incondicional hacia nuestra naturaleza esencial. Es mi manera de compartir las lecciones más valiosas de este viaje transformador con la esperanza de que tú también descubras, en el corazón de tu propia incomodidad, la llave maestra que abre la puerta hacia tu naturaleza auténticamente sana, salvaje y sabia.

En este libro no encontrarás dietas restrictivas que te conviertan en esclavo de reglas arbitrarias. Encontrarás protocolos de libertad que te devolverán el control sobre tu biología. No hallarás promesas de píldoras mágicas, encontrarás herramientas prácticas para activar tus propios mecanismos de sanación. No leerás teorías sin fundamento, sino ciencia de vanguardia traducida en acciones cotidianas. He visto pacientes con enfermedades autoinmunes reducir su medicación a medida que sus intestinos sanan. He presenciado cómo la fatiga crónica se transforma en vitalidad contagiosa cuando las mitocondrias reciben lo que necesitan. He sido testigo de cómo la ansiedad disminuye cuando el cuerpo recupera su ritmo circadiano natural.

Este no es un camino fácil, pero es un camino verdadero. Requiere compromiso, curiosidad y coraje. Requiere que te atrevas a cuestionar dogmas médicos, hábitos sociales y tus propias zonas de confort. Pero la recompensa es inmensa: una vida con propósito, presencia y poder. Cuando empecé mi práctica clínica hace años, trataba síntomas. Hoy, trato personas completas. Miro más allá de los análisis y escucho las historias que el cuerpo cuenta, porque he descubierto que la verdadera medicina está en despertar al sanador interno que todos llevamos dentro. A lo largo de los años, he descubierto que todo lo que nos resulta incómodo tiene el potencial de transformarnos porque nos empuja a crecer, a sanar, a confrontar eso que preferimos evitar. Con el tiempo, comprendí que la incomodidad no era un obstáculo: es una maestra ineludible.

Te invito a un viaje. Un viaje hacia tu naturaleza más auténtica, más vital, más sabia. Un viaje donde la ciencia moderna y la sabiduría ancestral se encuentran para ofrecerte un nuevo paradigma de salud. Un viaje donde la incomodidad se transforma en tu mayor aliada para la evolución.

Porque el cuerpo recuerda, el alma sabe, y tú estás listo para despertar al guerrero que llevas dentro.

Bienvenido a tu camino Sano, Salvaje y Sabio.

NATHALY

La medicina para la longevidad saludable: una guía de viaje

La vida comienza al final de tu zona de confort.

NEALE DONALD WALSCH

He visto miles de pacientes pasar por mi consulta, cada uno con su historia única pero con un denominador común: todos buscan un camino de regreso a la salud que han perdido, a esa vitalidad que recuerdan vagamente como si fuera un sueño lejano. Y en las últimas décadas, he sido testigo de un fenómeno paradójico que me ha obligado a cuestionarlo todo: nunca habíamos tenido tanto acceso a información sobre salud, y sin embargo, nunca habíamos estado tan crónicamente enfermos. Nunca habíamos dispuesto de tantos suplementos, tratamientos y terapias y, aun así, las enfermedades autoinmunes, metabólicas y degenerativas continúan multiplicándose como una epidemia silenciosa.

¿Qué nos está pasando? ¿Dónde reside esa desconexión profunda entre todo lo que sabemos y lo poco que realmente sanamos?

Este libro nace precisamente de esa pregunta. Pero a diferencia de otros libros que tal vez hayas leído, no pretendo ofrecerte la próxima píldora mágica, el último protocolo de moda o la dieta revolucionaria que arreglará todos tus problemas. No, este libro nace de un lugar mucho más honesto y, por qué no decirlo, incómodo: de mi propia crisis, de mi colapso, de mi despertar doloroso.

Como ya comenté, mi historia está marcada por una infancia con infecciones recurrentes, un sistema inmune débil, ambientes exigentes, trauma y un patrón profundo de no parar, de hacer más, de cuidar a todos. Una urgencia de arreglar lo que estaba roto —en mí y en los demás—, una sensación de que nunca era suficiente. Esa ansiedad encubierta me llevó a sostener un ritmo imparable de proyectos, lanzamientos, entregas y expectativas. Creía que era pasión, pero era supervivencia, una distracción, parte de mi hipometilación.

La hipometilación (la cual abordaremos ampliamente en el capítulo "Intestino, mitocondrias y el poder del estrés bueno") es una deficiencia en el proceso de metilación del ADN donde no se añaden suficientes grupos metilo a las bases de citosina, lo que puede alterar la expresión génica y contribuir al desarrollo de enfermedades como el cáncer, trastornos neurológicos y problemas cardiovasculares. Surge principalmente por deficiencias nutricionales de donadores de metilo (como folato, vitamina B12, colina y metionina), exposición a toxinas ambientales, estrés crónico, envejecimiento y factores genéticos que comprometen las enzimas involucradas en el ciclo de metilación.

Conocí a la doctora Richa Joy Gundlapalli y al doctor Leo Rastogi en un momento de gran vulnerabilidad, por lo que marcaron un punto de inflexión en mi camino hacia la sanación. Yo buscaba una solución estructural, pero ellos me ayudaron a ver que el dolor físico era solo la punta del iceberg. No estaba sanando mi cuello: estaba sanando un sistema límbico desregulado, un cuerpo atrapado en modo alarma desde la infancia. Su enfoque integrador me ayudó a comprender que mi dolor físico no era aislado, era una manifestación de desequilibrios más profundos en mi sistema nervioso y emocional. A través de sus enseñanzas, aprendí a abordar mi salud desde una perspectiva holística, reconociendo la interconexión entre cuerpo, mente y espíritu.

Hoy lo comprendo desde otro lugar. Estoy certificada en Primal Trust y DNRS (Dynamic Neural Retraining System), un método de reprogramación cerebral diseñado para tratar afecciones relacionadas con un sistema nervioso disfuncional, en especial las derivadas de un sistema límbico hiperactivado.

No solo como profesional de la salud, también como mujer que ha vivido lo que enseña, comprendí que la verdadera sanación no llega solo desde el colágeno, la cirugía o los suplementos, llega cuando el sistema nervioso se siente seguro. Cuando dejo de sobrevivir para empezar a habitar mi cuerpo.

La crisis de la medicina moderna

La medicina tradicional alopática, reconocida por su enfoque basado en el uso de medicamentos y procedimientos quirúrgicos, ha desempeñado un papel crucial en la historia de la salud humana. Su mayor éxito ha sido el control y la eliminación de enfermedades infecciosas, así como el rescate de innumerables vidas gracias al descubrimiento de los antibióticos y las intervenciones quirúrgicas avanzadas. Sin embargo, aunque no ha fallado en su misión, este modelo de atención se ha quedado corto frente a las nuevas y complejas demandas de nuestra era. En la actualidad, los desafíos a los que nos enfrentamos están profundamente influenciados por el avance de la epigenética, la interacción de nuestra genética con el entorno y el impacto de factores externos en la expresión génica. La salud ya no depende solo de atacar un microorganismo o resolver un problema puntual; ahora se trata de prevenir y gestionar enfermedades crónico-degenerativas, cuyo origen está enraizado en factores ambientales, estilo de vida y procesos internos como la inflamación crónica. En la actualidad, nuestra salud se ve amenazada por una serie de factores que ejercen una profunda influencia en nuestro bienestar físico y mental. Los siguientes factores han generado un incremento en enfermedades crónicas y una disminución general de la calidad de vida.

Exposición a toxinas ambientales

Los metales pesados, como el mercurio, el plomo y el arsénico se encuentran en el agua, el aire y los alimentos, acumulándose en nuestro cuerpo y generando problemas neurológicos, metabólicos y cardiovasculares. Los pesticidas sintéticos y el glifosato, utilizados ampliamente en la agricultura industrial, son disruptores hormonales y metabólicos que alteran el equilibrio endocrino, afectan la fertilidad y contribuyen al desarrollo de enfermedades autoinmunes.

Por otro lado, los aditivos y conservadores en los alimentos procesados, diseñados para mejorar la textura, el sabor y la vida útil de los productos, afectan negativamente nuestra microbiota intestinal y desencadenan la inflamación crónica, que es la base de muchas enfermedades degenerativas. Además, los productos químicos presentes en detergentes, colorantes y plásticos contienen disruptores endocrinos como los ftalatos y el bisfenol A (BPA), que interfieren con la producción y regulación hormonal, aumentando el riesgo de desequilibrios metabólicos, problemas de fertilidad y enfermedades hormonales como el síndrome de ovario poliquístico y trastornos tiroideos.

Estrés oxidativo e inflamación celular

El estrés oxidativo y la inflamación celular son procesos silenciosos pero devastadores para el organismo. Se ven potenciados por la exposición a toxinas, dietas desequilibradas y estilos de vida sedentarios, convirtiéndose en factores determinantes del envejecimiento prematuro y de enfermedades crónicas.

El estrés oxidativo surge cuando los radicales libres superan la capacidad del cuerpo para neutralizarlos, dañando estructuras celulares y acelerando el deterioro de tejidos y órganos. La inflamación crónica es el resultado de una respuesta inmunológica desregulada que mantiene al cuerpo en un estado constante de alarma. El consumo excesivo de azúcar y grasas trans, la falta de actividad física, el estrés prolongado y la contaminación ambiental contribuyen a este estado inflamatorio. El estrés oxidativo y la inflamación crónica se asocia con enfermedades cardiovasculares, neurodegenerativas como el alzhéimer y el párkinson, y trastornos autoinmunes, enfermedades como la diabetes tipo 2, la artritis reumatoide, el cáncer y trastornos neurológicos.

Cambio en la interacción gen-ambiente

La epigenética, que nos demuestra que no estamos determinados del todo por nuestros genes: factores ambientales y de comportamiento pueden activar o silenciar genes responsables de enfermedades crónicas. La alimentación, la calidad del sueño, el nivel de actividad física, el manejo del estrés y la exposición a toxinas son elementos clave que influyen en la expresión genética. Un estilo de vida saludable mitiga la predisposición a enfermedades hereditarias, y un entorno negativo activa genes dañinos que de otra forma habrían permanecido inactivos.

Esto nos obliga a replantear la manera en que abordamos la salud. No se trata solo de tratar enfermedades cuando ya se han manifestado, se trata de adoptar una estrategia integral que proteja nuestro cuerpo, fortalezca nuestra resiliencia y nos permita vivir con vitalidad y equilibrio.

Un llamado a la medicina integrativa

La evolución de nuestra salud y bienestar requiere un cambio de paradigma en la forma en que abordamos el cuidado del cuerpo y la mente. En lugar de depender exclusivamente de tratamientos sintomáticos y reactivos, es momento de adoptar un enfoque integrativo y preventivo, que no solo trate enfermedades, sino que optimice la calidad de vida y prolongue la vitalidad.

La medicina integrativa combina lo mejor de la ciencia moderna con terapias complementarias basadas en la biología individual de cada persona. Su propósito es abordar la salud desde una perspectiva holística, considerando la interacción entre la genética, el entorno, la alimentación, el estrés y la toxicidad. Para lograrlo, es fundamental incorporar estrategias que permitan una transformación real y sostenible en la salud.

Nutrición personalizada
para optimizar la expresión genética

Cada persona tiene una composición genética única que influye en su metabolismo, su respuesta a los alimentos y su predisposición a enfermedades. La nutrición personalizada permite adaptar la alimentación a las necesidades individuales, optimizando la función celular y reduciendo el riesgo de inflamación crónica. Gracias a la epigenética, sabemos que lo que comemos puede activar o desactivar genes asociados con la longevidad, la regeneración celular y el equilibrio hormonal. Diseñar un plan nutricional basado en biomarcadores específicos y necesidades individuales permite prevenir enfermedades y potenciar el rendimiento físico y mental.

Desintoxicación efectiva
del cuerpo para reducir la carga de toxinas

Vivimos en un mundo donde la carga tóxica ambiental es cada vez mayor. Los metales pesados, los pesticidas, los aditivos químicos y los disruptores endocrinos afectan silenciosamente nuestra salud, contribuyendo a enfermedades crónicas y disrupciones metabólicas. Un enfoque integrativo reconoce la importancia de implementar protocolos de desintoxicación efectiva, que van más allá de simples dietas o productos comerciales. Estrategias como la activación de rutas de eliminación a través del hígado, los riñones y la piel, junto con el uso de compuestos naturales como la clorela, el glutatión y la zeolita, pueden ayudar al cuerpo a eliminar toxinas acumuladas y restaurar su equilibrio natural.

Manejo del estrés y fomento del equilibrio hormonal

El estrés crónico es uno de los principales disruptores de la salud moderna. Su impacto en el sistema nervioso, el eje adrenal y la microbiota intestinal genera una cascada de efectos negativos, afectando la producción hormonal, la calidad del sueño y la respuesta inmune. La medicina integrativa propone herramientas para regular la respuesta al estrés y restaurar el equilibrio del sistema nervioso. Técnicas como la meditación, la respiración consciente, la terapia de frío, el ejercicio adaptado y la exposición a la luz natural pueden ayudar a restablecer la armonía biológica y reducir la inflamación sistémica. Además, un enfoque holístico considera la optimización del eje hormonal, equilibrando la producción de cortisol, melatonina, testosterona, estrógenos y progesterona de manera natural, a través de la alimentación, la suplementación bioidéntica y la regulación del ritmo circadiano.

Uso de tecnologías emergentes para un enfoque de salud individualizado

El avance en inteligencia artificial y análisis de datos ha abierto una nueva era en la medicina preventiva y personalizada. Hoy en día, herramientas de IA pueden analizar patrones de salud, detectar predisposiciones genéticas y diseñar tratamientos adaptados a cada persona. Desde algoritmos que predicen deficiencias nutricionales hasta dispositivos que monitorean la variabilidad de la frecuencia cardíaca y la respuesta al estrés, la integración de la tecnología permite una visión más precisa de lo que cada individuo necesita para optimizar su bienestar. El futuro de la salud no está en soluciones universales, está en un enfoque que respete la individualidad biológica y aproveche el conocimiento científico para diseñar estrategias preventivas eficaces.

La medicina integrativa es un enfoque alternativo y una necesidad urgente en un mundo donde las enfermedades crónicas, la toxicidad ambiental y el estrés afectan la calidad de vida de millones de personas. El verdadero bienestar no radica en parches temporales, sino en una transformación profunda de la forma en que nos relacionamos con nuestra propia salud. Ahora es el momento de redefinir nuestro enfoque, tomar control de nuestro bienestar y abrazar un modelo de vida que priorice la prevención, la vitalidad y la longevidad.

Como ya mencioné, en la sociedad actual muchas personas viven atrapadas en un estado constante de estrés y supervivencia, y vivir así significa operar desde el miedo, la ansiedad y la escasez, perpetuando un ciclo de agotamiento y desconexión.

Pero ¿qué pasaría si eligiéramos un camino diferente?

La verdadera transformación comienza cuando decidimos romper con el ciclo del estrés crónico y recuperar nuestra capacidad de vivir con intención, con calma y con propósito. El bienestar radica en aprender a estar más presentes. Reconectar con nuestra esencia implica desacelerar, aprender a escuchar nuestro cuerpo, dar prioridad a nuestras relaciones humanas y cultivar una vida en armonía con el entorno. Significa recordar que no estamos aquí solo para sobrevivir, estamos aquí para experimentar la plenitud, la creatividad y el amor en cada instante.

El modelo de salud del futuro requiere una fusión entre los avances de la medicina moderna y una comprensión profunda de cómo el entorno, las decisiones diarias y la genética moldean nuestra salud. Al abordar las raíces de las enfermedades y empoderar a las personas para tomar control de su bienestar, es posible superar los desafíos actuales y construir una vida más plena y saludable.

Este es un llamado a despertar, a recuperar el equilibrio y a convertirnos en guardianes de nuestro bienestar y del mundo que nos rodea.

El cambio comienza cuando reconocemos que, al cuidar de nosotros mismos y del mundo, nos damos permiso para vivir en equilibrio, humanidad y propósito.

La medicina para la longevidad saludable que propongo en estas páginas no tiene nada que ver con perseguir la juventud eterna como un objetivo obsesivo que nos distrae del presente. No se trata de acumular años a toda costa, sino de devolver vida, propósito y plenitud a cada uno de los años que vivimos. No se trata de negar el proceso natural del envejecimiento, sino de redefinirlo como un viaje de maduración y sabiduría, donde el cuerpo mantiene su vitalidad precisamente porque ha recuperado su capacidad innata de autorregulación y autosanación.

Lo que descubrí —primero en mi propia piel y luego confirmado en cientos de pacientes— es que nuestros cuerpos no han olvidado cómo regenerarse. Nuestras células no han perdido la capacidad de renovarse. Nuestros sistemas no han dejado de saber cómo reequilibrarse. Lo que ha sucedido es que hemos interferido constantemente con estos procesos naturales a través de un estilo de vida que va en contra de nuestra biología evolutiva, de nuestra esencia salvaje, de nuestra naturaleza cíclica.

Y aquí es donde entra un concepto revolucionario: la incomodidad como medicina. Contra toda la programación cultural que nos empuja a buscar la comodidad constante, a evitar cualquier molestia, a amortiguar cualquier sensación desagradable, he descubierto que es precisamente en ciertas formas específicas de incomodidad donde reside el poder transformador que activa nuestros mecanismos más profundos de regeneración.

La paradoja de la comodidad

La naturaleza no diseñó nuestros cuerpos para la comodidad constante. Durante millones de años de evolución, nuestros antepasados experimentaron ciclos de abundancia y escasez, calor extremo y frío intenso, actividad vigorosa y descanso profundo. Estos contrastes, fluctuaciones, incomodidades periódicas no eran accidentes o desgracias a evitar, eran el contexto mismo en el que nuestras células aprendieron a adaptarse, a fortalecerse, a volverse resilientes.

La civilización moderna nos ha vendido una ilusión peligrosa: que podemos —y debemos— vivir en un estado de comodidad permanente. Temperaturas constantes por medios artificiales, disponibilidad ilimitada de alimentos, entretenimiento permanente, movimiento mínimo, estimulación digital incesante... Hemos construido un mundo que elimina sistemáticamente los estresores evolutivos que durante milenios mantuvieron nuestros cuerpos en un estado óptimo de funcionamiento. El resultado es paradójico y devastador: cuerpos debilitados por la ausencia de desafíos, sistemas inmunológicos confundidos que atacan a los propios tejidos que deberían proteger, cerebros atrofiados por la falta de estimulación real, mitocondrias perezosas que han olvidado cómo producir energía de forma eficiente.

Lo que te propongo no es un regreso romántico a las cavernas ni un rechazo hacia los avances tecnológicos. Lo que te ofrezco es una tercera vía: reintroducir, de manera consciente y estratégica, ciertas formas específicas de incomodidad que activan los mecanismos de longevidad que duermen en nuestras células, esperando ser despertados.

La biología de la hormesis transformadora

La ciencia moderna finalmente está comenzando a validar lo que las tradiciones ancestrales siempre supieron: ciertos tipos de estrés controlado —lo que técnicamente llamamos "hormesis"— no dañan el organismo, sino que lo fortalecen en gran medida. Cuando expones tu cuerpo al calor intenso de una sauna tradicional, no solo estás "sudando toxinas" en un sentido simplista, estás activando un sofisticado mecanismo molecular: las proteínas de choque térmico (HSPs, por sus siglas en inglés). Estas proteínas actúan como equipos de reparación celular, identificando y corrigiendo proteínas dañadas o mal plegadas, mejorando la resiliencia celular y reduciendo la inflamación sistémica de manera dramática. Estudios realizados en Finlandia —donde la sauna es parte integral de la cultura— muestran una reducción significativa del riesgo cardiovascular y neurodegenerativo en quienes practican la sauna con regularidad.

Cuando te sumerges en agua helada o te das un regaderazo frío, la incomodidad inicial desata una cascada de respuestas adaptativas: la activación del tejido adiposo marrón que quema calorías para generar calor, la liberación de norepinefrina que mejora el estado de ánimo y la cognición, el fortalecimiento del sistema inmunológico a través de la producción de células asesinas naturales. El frío no es un enemigo a evitar, sino un maestro que despierta potenciales dormidos en tu fisiología.

El ayuno intermitente —ese periodo de abstinencia alimentaria que tanto resistimos culturalmente— no es tan solo una forma de reducir calorías. Es un interruptor metabólico que activa la autofagia, ese proceso de "limpieza celular" donde el cuerpo identifica y recicla componentes dañados, promoviendo una renovación profunda que ningún suplemento puede lograr por sí solo. Cuando transitamos periódicamente del estado de alimentación constante (que la modernidad ha normalizado) a fases regulares de restricción energética, recalibramos la sensibilidad a la insulina, reducimos marcadores inflamatorios y activamos vías de longevidad como las sirtuinas y la AMPK.

Estos tres ejemplos —calor, frío, ayuno— ilustran el principio fundamental: nuestros cuerpos no fueron diseñados para la estabilidad constante, sino para la adaptación dinámica. La vitalidad no surge de la ausencia de desafíos, sino de la capacidad de responder creativamente a ellos, fortaleciendo tejidos, mejorando funciones, optimizando sistemas.

El cuerpo como templo

Sería un error reducir este enfoque a una serie de técnicas mecánicas aplicadas a un cuerpo entendido como máquina. Lo que propongo es una comprensión mucho más profunda y reverente de nuestra biología: el cuerpo como templo vivo de conciencia, como vehículo sagrado de nuestra expresión en este plano de existencia, como archivo viviente de sabiduría evolutiva.

Los suplementos que recomendaré en estas páginas —desde antioxidantes específicos como la astaxantina, minerales esenciales como el magnesio hasta compuestos neuroprotectores como el ubiquinol, conocido como CoQ10— no son píldoras mágicas que te eximen de la responsabilidad de transformar tu estilo de vida. Son aliados bioquímicos diseñados para apoyar funciones críticas mientras reconstruyes tu relación con los ritmos naturales, con los ciclos olvidados, con las prácticas esenciales que han alimentado la vitalidad humana durante milenios.

La nutrición que propongo trasciende los dogmas restrictivos de las dietas de moda, para reconectar con una sabiduría alimentaria más profunda: alimentos fermentados como el kéfir, kombucha, kimchi o chucrut que nutren tu microbioma intestinal; grasas ancestrales que alimentan tu cerebro; plantas adaptógenas como ashwagandha o reishi que han coevolucionado con nosotros durante milenios; superalimentos como la espirulina o la moringa que concentran nutrientes vitales en formas biodisponibles. Cada bocado es información, cada alimento es una conversación con tus células, cada comida es una oportunidad para nutrir o desvitalizar tu ser.

El enfoque integral que presento en este libro busca algo más integral que simplemente prevenir enfermedades. Aspiro a mostrarte el camino hacia un rejuvenecimiento activo mediante:

- La reducción de la inflamación crónica silenciosa que devora tu vitalidad célula por célula.
- La optimización de tus centrales energéticas mitocondriales, esas antiguas bacterias que se fusionaron simbióticamente con nuestras células hace millones de años y que hoy determinan tu nivel de energía vital.
- El reequilibrio de la sinfonía hormonal que orquesta cada función de tu ser, desde tu metabolismo hasta tu estado de ánimo, desde tu libido hasta tu cognición.

Una guía para tu viaje

Permíteme ser absolutamente clara: muchas de las prácticas que propondré en las siguientes páginas al principio te parecerán desafiantes e incluso provocadoras. Tu ego se resistirá con vehemencia. Tu mente racionalizará mil excusas. Tu zona de confort gritará que vuelvas a ella, pero te prometo que si persistes, si te entregas a este proceso con humildad y confianza, descubrirás una capacidad de regeneración que no sabías que poseías.

En cada capítulo, te guiaré paso a paso por este camino de transformación, ofreciéndote el contexto científico y también la sabiduría tradicional, protocolos prácticos y reflexiones.

En el capítulo 1, "El cuerpo salvaje: sanar a través del camino del guerrero", te invitaré a adoptar la mentalidad del guerrero espiritual para enfrentar los síntomas físicos que experimentes y, también, las emociones profundas que los originan. Descubrirás que cada dolor, cada malestar, cada disfunción es un mensajero que intenta guiarte de regreso a tu esencia. Aprenderás a escuchar y descifrar este lenguaje corporal olvidado, este sistema de señales que tu cuerpo salvaje utiliza para comunicarse contigo. Comprenderás por qué las emociones reprimidas se somatizan inevitablemente y cómo liberar esos nudos emocionales que bloquean tu energía vital.

El capítulo 2, "Biohacking con alma: de la ciencia al sentir", trasciende las tendencias tecnológicas superficiales para ofrecerte prácticas de hormesis —el estrés bueno que te fortalece—, como la exposición al frío que despierta tu sistema inmune, los baños de calor que activan tus proteínas reparadoras, la terapia de luz que restaura tus ritmos circadianos y el ayuno que reinicia tu metabolismo. El verdadero *biohacking* no se trata de *hackear* el cuerpo como si fuera un sistema defectuoso, se trata de crear las condiciones para que florezca su inteligencia innata.

En el capítulo 3, "Longevidad saludable: el arte de transformar el envejecimiento en evolución", exploraremos la diferencia crucial entre "vivir más tiempo" y "vivir con plenitud el tiempo que tenemos". Comprenderás que tu cuerpo es literalmente un templo de conciencia, un vehículo sagrado diseñado para acompañarte durante décadas con vitalidad y claridad. Te ofreceré protocolos personalizables que buscan sincronizar el reloj biológico con los ritmos naturales que hemos olvidado en nuestra desconexión moderna. Aprenderás a identificar los marcadores biológicos que determinan tu velocidad de envejecimiento y las intervenciones específicas que pueden optimizarlos.

El capítulo 4, "Intestino, mitocondrias y el poder del estrés bueno", te revelará por qué estos tres elementos son el triángulo sagrado de la salud integral. Descubrirás cómo tu intestino es un segundo cerebro que influye en cada aspecto de tu bienestar, desde tu inmunidad hasta tu estado de ánimo; cómo tus mitocondrias —tus diminutas centrales energéticas— determinan tu vitalidad a nivel celular; y cómo la hormesis controlada puede transformar el estrés enemigo en aliado poderoso para tu evolución biológica. Te ofreceré protocolos específicos para sanar la permeabilidad intestinal, optimizar la biogénesis mitocondrial y aplicar estratégicamente ciertos estresores positivos que fortalecen tus sistemas, en lugar de agotarlos.

En el capítulo 5, "Comer con sentido: sabor, evolución y medicina", trascenderemos los dogmas nutricionales para reconectar con la sabiduría innata que una vez nos guio hacia los alimentos que nos nutren de verdad. Aquí encontrarás listas de superalimentos para la longevidad y también una filosofía alimentaria que honra el placer sensorial y la medicina funcional que cada bocado representa.

El capítulo 6, "El poder mágico de las hormonas", desmitificará estos mensajeros químicos que orquestan cada función de tu cuerpo. Te enseñaré a reconocer los sutiles signos de desequilibrio hormonal y a restaurar naturalmente esta sinfonía bioquímica esencial para tu vitalidad y claridad mental. Abordaremos los ciclos hormonales femeninos —desde la menstruación hasta la menopausia— y también los ritmos específicamente masculinos, ofreciendo protocolos diferenciados que respetan la especificidad biológica.

En el capítulo 7, "Regreso a lo sano, salvaje y sabio: las plantas resilientes", exploraremos el universo fascinante de las plantas y hongos ancestrales que han coevolucionado con nosotros durante milenios. Estos aliados botánicos son maestros que nos reconectan con la inteligencia de la naturaleza y despiertan potenciales dormidos en nuestro ADN. Desde adaptógenos como la rhodiola o el ginseng hasta hongos medicinales como el reishi o la melena de león, aprenderás a usar estas medicinas ancestrales de manera segura y efectiva para despertar tu vitalidad natural.

El capítulo 8, "Terapias ancestrales y modernas para despertar la fuerza interior", integra prácticas milenarias como la acupuntura, los enemas de café que desintoxican el hígado, los masajes específicos que liberan fascias tensionadas, la hidroterapia que optimiza la circulación y el *grounding* o conexión con la tierra que reequilibra tu campo electromagnético. Este enfoque sinérgico honra la sabiduría heredada de nuestros antepasados y los descubrimientos vanguardistas que validan lo que ellos siempre supieron: la verdadera fuerza interior surge cuando reconectamos con estas prácticas que han nutrido el bienestar humano por siglos.

En el capítulo 9, "Hábitos sanos, salvajes y sabios para despertar la conciencia", transformaremos las rutinas inconscientes que minan tu energía en rituales conscientes que despierten tu conciencia de manera progresiva. Aprenderás a establecer un propósito vital claro que oriente tus decisiones cotidianas; a formular intenciones diarias que alineen tus acciones con tus valores más profundos; a soltar la ilusión tóxica del control absoluto; a meditar sin convertirlo en una tarea más de tu lista; a practicar respiraciones conscientes que regulen tu sistema nervioso; a recitar mantras que reprogramen tu mente subconsciente; a optimizar tu sueño como práctica espiritual y a mantener una conexión vital con la naturaleza y con tu comunidad, entre otras cosas.

El capítulo 10, "Rituales y protocolos para una vida sana, salvaje y sabia", te ofrecerá protocolos concretos y personalizables que he desarrollado durante años de investigación y práctica clínica. No son fórmulas rígidas, son marcos flexibles que puedes adaptar a tu biología única, a tus circunstancias particulares, a tu momento vital específico.

¡No lo olvides! Escanea este código QR y descarga tus protocolos y rituales para rejuvenecer.

Este recurso exclusivo incluye:

* Protocolos diarios para:
  * Mejorar tu calidad de vida.
  * Apagar la inflamación crónica y silenciosa.
  * Mejorar tu edad biológica, revertir y ralentizar el envejecimiento celular.
* Guías prácticas para:
  * Optimizar tu sueño, metabolismo, mitocondrias y equilibrio hormonal.
  * Elegir tus suplementos y nutracéuticos epigenéticos.
* *Checklists* de estudios clave para:
  * Prevenir enfermedades antes de que aparezcan.
  * Personalizar tu estilo de vida y calidad de vida.

El bosque interior: la analogía de nuestra naturaleza esencial

Cuando camino por los senderos de un bosque antiguo, siento que piso tierra sagrada. Cada paso despierta una memoria celular que reconoce este ecosistema como el hogar original de mi especie. Y es en estos momentos de silencio verde que comprendo con claridad lo que realmente significa ser sano, salvaje y sabio. Un bosque milenario no es una colección casual de árboles. Es un organismo vivo infinitamente complejo, un sistema de inteligencia distribuida donde cada elemento —desde hongos microscópicos hasta robles centenarios— participa en una sinfonía de intercambio y apoyo mutuo. Es el espejo perfecto de lo que podríamos llegar a ser si recordáramos nuestra propia naturaleza integral.

Sano: el equilibrio dinámico. La salud de un bosque maduro no es estática, es dinámica, en constante movimiento, donde vida y muerte danzan juntas. Los árboles que caen se convierten en suelo nutritivo para nuevas semillas. Las hojas descompuestas alimentan las raíces. La muerte no es enemiga de la vida, es su colaboradora más íntima. En un bosque sano, las raíces se entrelazan creando una red biológica que comparte recursos. Cuando un árbol enferma, recibe apoyo comunitario. No existe competencia destructiva, solo colaboración inteligente. Un ser humano sano ha recordado que es parte integral de una red mayor. Ha integrado todas sus dimensiones —física, emocional, mental, espiritual— en un todo coherente donde cada parte nutre y es nutrida por las demás.

Salvaje: la fuerza indómita. Lo más poderoso de un bosque primigenio es que nadie lo diseñó. Creció a partir de sus propias reglas internas, respondiendo a la llamada profunda de la vida que busca expresarse indómitamente. Cada árbol tiene forma única, tallada por los vientos que enfrentó, la luz que buscó, las tormentas que sobrevivió. Su belleza reside en esa individualidad irreductible, en esa respuesta auténtica a los desafíos universales. Cuando reconectamos con nuestra naturaleza salvaje, dejamos de traicionarnos por aprobación externa. Como los árboles, crecemos según nuestra forma única, siguiendo la llamada de nuestra esencia. Un bosque salvaje no teme las tormentas, las integra como fortalecimiento. Los vientos eliminan ramas débiles permitiendo más luz. Los incendios limpian maleza y liberan semillas que solo germinan con calor extremo. Cuando recordamos nuestra naturaleza salvaje, dejamos de huir de las incomodidades. Comprendemos que nuestras crisis son oportunidades de purificación, que nuestros dolores son llamadas al crecimiento.

Sabio: la memoria ancestral. Hay algo místico en un árbol de 500 años. Su presencia emana sabiduría silenciosa, calma profunda que solo viene de haber atravesado décadas de estaciones, sequías e inundaciones. El bosque posee memoria colectiva que trasciende la vida individual. A través de redes miceliales se transmite información ancestral sobre patógenos, cambios climáticos, recursos. Es sabiduría distribuida que emerge de la inteligencia colaborativa del conjunto. Un ser humano sabio conecta con la sabiduría ancestral que corre por sus venas, con la inteligencia celular que sabe sanar sin pensamiento consciente. Ha aprendido a distinguir entre información y sabiduría, entre conocimiento intelectual y comprensión visceral.

Cuando integras estos tres aspectos te conviertes en un "bosque humano": un ecosistema integral donde cada dimensión colabora armoniosamente. Como el bosque, te vuelves refugio para otros. Tu presencia brinda sombra, oxígeno, protección. Tu existencia auténtica genera naturalmente condiciones para que la vida florezca. No necesitas predicarlo. Como el bosque, simplemente eres. Y en ese ser pleno te conviertes en invitación viviente para que otros recuerden quiénes son debajo de las capas del condicionamiento social.

Este es el regalo más profundo: la expresión más pura de quien has sido siempre. Al ser completamente tú mismo, descubres tu conexión más profunda con la totalidad de la vida. El bosque ya está en ti. Solo necesitas recordar cómo permitir que florezca: sano como ecosistema equilibrado, salvaje como fuerza vital indómita, sabio como memoria ancestral que te conecta con la inteligencia infinita de la vida.

Un viaje hacia adentro

Tal vez has probado numerosos enfoques de salud que ofrecían resultados espectaculares, pero que te han dejado con más preguntas que respuestas. Quizá llevas años arrastrando síntomas que los médicos no logran explicar. O, tal vez, sientes esa desconexión profunda entre todo lo que sabes sobre bienestar y lo poco que realmente lo experimentas en tu vida diaria. Te invito a iniciar un viaje hacia adentro, un recorrido que transforma el dolor en sabiduría y que también te acerca a la versión más auténtica y luminosa de ti mismo. Los dolores y los desafíos que enfrentas no son castigos ni pruebas arbitrarias, son oportunidades sagradas de crecimiento y evolución.

Cada capítulo de este libro está diseñado para inspirarte y guiarte en este proceso de transformación. Este viaje hacia adentro es, en esencia, una travesía hacia la verdadera libertad: la libertad interna que surge cuando dejamos de ser prisioneros de nuestras heridas no reconocidas, nuestras creencias limitantes inconscientes y nuestros miedos existenciales. La verdadera libertad llega cuando integramos todas las dimensiones de nuestro ser con amor y compasión, cuando abrazamos nuestra luz y también nuestra oscuridad.

En este proceso transformador, es fundamental que recuerdes que no estás solo ni abandonado. El universo conspira activamente a tu favor en cada paso del camino, enviándote las personas, las lecciones y las herramientas precisas que necesitas para avanzar en tu evolución. Este libro es una de esas herramientas, una guía y una compañía en tu camino hacia la sanación integral y el autodescubrimiento genuino.

Este viaje no es lineal ni está libre de desafíos constantes, pero cada paso consciente que des te acercará a la libertad interior, a la paz profunda y a la versión más integrada de ti mismo. Permítete abrazar tus heridas con compasión, escuchar su sabiduría oculta y abrirte a la luz transformadora que surge precisamente a través de ellas. Confía en el proceso, confía en tu capacidad innata de sanación y confía en la inteligencia de la vida que se expresa a través de ti.

CAPÍTULO 1

El cuerpo salvaje: sanar a través del camino del guerrero

> No sé nada acerca de cómo superar a otros. Solo conozco el modo de superarme a mí mismo.
>
> Bushido

El guerrero dormido en la era de la gratificación instantánea

Piensa por un momento que estás sentado en tu sillón favorito. El control remoto está a tu alcance, tu teléfono vibra con notificaciones constantes, y la aplicación de comida a domicilio te sugiere tus platillos preferidos. Todo está diseñado para tu comodidad inmediata. Parece perfecto, ¿verdad? Sin embargo, esta aparente perfección esconde una trampa neurológica que está adormeciendo tu potencial interior.

Como señala el neurocientífico Andrew Huberman, el cerebro humano no evolucionó para mantener estados constantes de placer y comodidad. De hecho, necesitamos ciertos niveles de estrés y desafío para mantenernos saludables y alertas. Esta observación nos lleva a una paradoja fascinante: mientras más buscamos la comodidad constante, más débiles nos volvemos.

Tu cerebro, ese órgano maravilloso que te ha permitido sobrevivir y evolucionar, está siendo bombardeado por oleadas artificiales de dopamina. Cada *like* en redes sociales, cada episodio que se reproduce en automático en tu plataforma de *streaming*, cada compra con un solo clic, libera pequeñas dosis de este neurotransmisor del placer. El problema no es la dopamina en sí misma, porque la necesitamos para motivarnos y sentirnos bien. El verdadero problema es que estamos creando un círculo vicioso de gratificación instantánea que hace que cada vez necesitemos más estímulos para sentirnos satisfechos.

El psicólogo Robert Lustig lo explica de manera contundente en su libro *The Hacking of the American Mind*: "La diferencia entre placer (dopamina) y felicidad (serotonina) es crucial. El placer es corto, intenso y solitario; la felicidad es duradera, satisfactoria y frecuentemente compartida. Pero hemos confundido una cosa con otra, y esa confusión está provocando un profundo malestar en nuestra sociedad".

Piensa en tus antepasados. Ellos necesitaban cazar para comer, construir refugios para protegerse, mantener el fuego encendido para calentarse. Cada logro requería esfuerzo, y ese esfuerzo hacía que la recompensa fuera más significativa. Tu cerebro todavía está diseñado para ese mundo, pero vives en uno completamente diferente.

Los datos son reveladores: el estadounidense promedio pasa más de siete horas diarias frente a pantallas, tiene más de 150 interacciones con su teléfono cada día, y recibe su comida a domicilio con más frecuencia que nunca. Estamos tan constantemente entretenidos que hemos perdido la capacidad de estar simplemente presentes con nosotros mismos.

¿El resultado? Una generación que, a pesar de tener más comodidades que nunca, reporta niveles récord de ansiedad, depresión y sensación de vacío. Es como si nuestros cerebros estuvieran operando en piloto automático, adormecidos por una sobrecarga de estímulos placenteros que nos mantienen cómodos, pero estancados.

Aquí es donde entra la mentalidad del guerrero. No se trata de renunciar a la tecnología o volver a vivir en cuevas. Se trata de despertar de este letargo inducido por la comodidad excesiva y recuperar el control de tu sistema de recompensas natural.

En las páginas siguientes, aprenderás cómo tu cerebro y tu cuerpo pueden recalibrarse para encontrar satisfacción en el esfuerzo consciente, en el desafío voluntario y en la incomodidad estratégica. Descubrirás que dentro de ti habita un guerrero dormido, esperando ser despertado. Un guerrero que sabe que la verdadera paz proviene de estar preparado para enfrentar la incomodidad con gracia y propósito.

¿Estás listo para despertar a tu guerrero interior?

El despertar del guerrero interior

Tu cuerpo es como una orquesta perfectamente afinada. Cada músico sabe exactamente cuándo debe tocar y con qué intensidad. El director de esta orquesta es un proceso llamado homeostasis, un término que suena complejo, pero que en realidad describe algo muy simple: la capacidad de tu cuerpo para mantener el equilibrio interno, a pesar de los cambios externos.

La homeostasis es "la sabiduría del cuerpo": tu cuerpo está constantemente realizando ajustes minuciosos para mantenerte vivo y funcionando de manera óptima. Cuando hace calor, sudas; cuando hace frío, tiemblas; cuando tu nivel de azúcar baja, sientes hambre. Estos no son procesos aleatorios, son parte de una danza intrincada que tu cuerpo ha perfeccionado durante millones de años de evolución.

Pero aquí viene la parte interesante: en nuestra búsqueda moderna de la comodidad absoluta, hemos comenzado a interferir con estos mecanismos naturales. Cuando evitamos consistentemente cualquier forma de estrés o incomodidad, sin darnos cuenta estamos minando nuestros sistemas de adaptación.

Piensa en esto: ¿has notado cómo algunas personas parecen ser extremadamente sensibles a cualquier cambio de temperatura, mientras que otras apenas lo notan? Esto no es una coincidencia. Quienes están constantemente en ambientes con clima artificial han perdido parte de su capacidad natural de termorregulación.

La paradoja del confort excesivo se extiende más allá de lo físico. Tus sistemas de regulación emocional funcionan de manera similar. Cuando todo el tiempo evitas situaciones que te causan ansiedad o estrés, tu capacidad para manejar estas emociones se deteriora gradualmente.

El neurocientífico Stephen Porges, creador de la teoría polivagal y de quien hablaremos más adelante, explica que nuestro sistema nervioso necesita cierto nivel de desafío para mantenerse resiliente: "El sistema nervioso es como un músculo que necesita ser ejercitado a través de ciclos de estrés y recuperación". Cuando nos mantenemos constantemente en nuestra zona de confort, perdemos la capacidad de navegar eficientemente entre estados de activación y calma.

Aquí es donde entra el concepto de hormesis, que describe cómo pequeñas dosis de estrés pueden fortalecer los sistemas biológicos. Es el mismo principio por el cual el ejercicio, que técnicamente es un factor de estrés para el cuerpo, nos hace más fuertes. Como dice Edward J. Calabrese:

"Lo que no te mata no solo te hace más fuerte, sino que puede ser esencial para tu supervivencia".

El despertar del guerrero interior comienza con el reconocimiento de esta verdad fundamental: la comodidad constante es una forma de prisión autoimpuesta. El antídoto para el caos no es el orden absoluto, es la capacidad de navegar entre los dos estados.

Pero ¿cómo podemos comenzar a despertar a este guerrero interior? La respuesta está en lo que los antiguos estoicos llamaban "voluntad disciplinada". Séneca, el famoso filósofo estoico, aconsejaba practicar periódicamente la incomodidad voluntaria como forma de fortalecer el espíritu.

La neurociencia moderna respalda esta sabiduría antigua. Cuando te expones voluntariamente a desafíos controlados, tu cerebro libera una cascada de neuroquímicos que promueven la plasticidad neuronal y el crecimiento. La norepinefrina, un neurotransmisor clave en la respuesta al estrés, aumenta tu estado de alerta y mejora la formación de memorias y el aprendizaje.

Huberman explica que "la exposición voluntaria al estrés controlado activa sistemas neurológicos que promueven la adaptación y el crecimiento. Es como si le dijeras a tu cerebro: 'Esto es difícil, pero puedo manejarlo'". Esta actitud proactiva hacia el desafío es precisamente lo que distingue la mentalidad del guerrero.

Por ejemplo, el ayuno intermitente, una práctica que muchas culturas guerreras han utilizado durante milenios. Cuando ayunas por periodos controlados, estás desafiando tu relación con la comida y estás activando profundos mecanismos de reparación celular. El estrés controlado del ayuno puede activar la autofagia, un proceso de limpieza celular que promueve la renovación y la longevidad.

Lo mismo pasa con la práctica de la meditación. Cuando te sientas en silencio y enfrentas la incomodidad de tus pensamientos inquietos, estás fortaleciendo tu sistema nervioso. A través de estudios de neuroimagen, se ha demostrado que la práctica regular de la meditación puede aumentar el grosor cortical en áreas del cerebro asociadas con la atención y la regulación emocional.

Este despertar requiere un delicado equilibrio. No se trata de buscar el sufrimiento innecesario o de rechazar toda forma de comodidad. Se trata de encontrar lo que los antiguos griegos llamaban *metron ariston*, o "la medida justa". La resiliencia proviene de encontrar la dosis correcta de desafío que promueve la adaptación positiva.

El primer paso en este despertar es simple pero profundo: comenzar a reconocer las pequeñas formas en que te has vuelto dependiente de la comodidad excesiva. ¿Tomas el elevador en lugar de las escaleras? ¿Evitas conversaciones difíciles? ¿Te rindes fácilmente cuando las cosas se ponen desafiantes? Cada una de estas pequeñas decisiones es una oportunidad para despertar al guerrero interior.

Angela Duckworth, psicóloga que ha estudiado e investigado la determinación, afirma que lo que distingue a las personas altamente exitosas no es el talento innato, sino la capacidad de perseverar frente a los desafíos. Esta capacidad, que ella llama *grit*, no es algo con lo que naces, es algo que desarrollas a través de la práctica consciente.

El despertar del guerrero interior es un proceso gradual. Comienza con pequeños actos de voluntad disciplinada: un regaderazo frío por la mañana, una sesión de ejercicio cuando preferirías quedarte en la cama, una conversación difícil que has estado posponiendo. Cada vez que eliges conscientemente el desafío sobre la comodidad, estás fortaleciendo lo que los antiguos samuráis llamaban *zanshin*: el estado de atención relajada y preparación constante.

Cuando vemos el estrés como una oportunidad para el crecimiento en lugar de como una amenaza, nuestros cuerpos responden de manera diferente. El corazón todavía late más rápido, pero los vasos sanguíneos permanecen relajados. Es la diferencia entre un estado de desafío y un estado de amenaza.

Este es el corazón del despertar del guerrero: aprender a ver los desafíos no como obstáculos a evitar, más bien como oportunidades para crecer. El guerrero interior encuentra su propósito de vida en el proceso mismo de crecimiento y superación.

A medida que avanzas en este camino, comenzarás a notar cambios sutiles pero profundos. Tu tolerancia a la incomodidad aumentará. Tu capacidad de mantener la calma en situaciones estresantes mejorará. Tu confianza en tu capacidad para manejar desafíos crecerá. Estos no son cambios superficiales, son transformaciones profundas en la forma en que tu sistema nervioso responde al mundo.

El despertar del guerrero interior no es un destino, es un viaje continuo. El maestro zen Thích Nhat Hạnh dice que "la paz no es la ausencia de conflicto, sino la capacidad de permanecer tranquilo en medio de él". Este es el regalo final del guerrero interior: la capacidad de encontrar paz no a través de la evitación del desafío, sino a través de la maestría en navegarlo.

La sabiduría ancestral del guerrero

A través de la historia de la humanidad, diversas culturas han desarrollado tradiciones guerreras que van mucho más allá del combate físico. Estas tradiciones encierran una profunda comprensión de la naturaleza humana y del camino hacia el desarrollo personal. Las prácticas guerreras tradicionales no solo preparaban para la batalla, también forjaban individuos completos, capaces de enfrentar todos los aspectos de la vida con dignidad y propósito.

En el antiguo Japón, el código del Bushido —"el camino del guerrero"— se desarrolló como una filosofía integral de vida. Para los samuráis, la verdadera batalla era contra las propias debilidades internas. El concepto de *fudoshin* o "mente inamovible" no significaba ser rígido o inflexible, sino mantener la calma interior incluso en medio del caos.

La tradición del yoga, aunque no es estrictamente una tradición guerrera, ofrece el concepto de *virya* —energía heroica— que se relaciona estrechamente con estas ideas. B.K.S. Iyengar explica que *virya* no es sobre la fuerza bruta, es acerca de la capacidad de mantener el esfuerzo consciente en la dirección correcta.

En la antigua China, los monjes Shaolin desarrollaron un sistema que integraba el entrenamiento físico con el desarrollo espiritual. El concepto de *gongfu* (más comúnmente conocido como "kung fu") no se refería originalmente a las artes marciales, se refería a cualquier habilidad desarrollada a través de la práctica paciente y persistente. En Occidente, la tradición espartana poseía el sistema *agoge*, que trataba de crear guerreros feroces y de formar individuos completamente integrados desarrollando la fuerza física, la resistencia mental, el juicio crítico y la capacidad de mantener la calma bajo presión. Los espartanos entendían algo fundamental sobre la naturaleza humana: que el carácter se forja a través del desafío consciente. Su práctica de exponer a los jóvenes a dificultades graduales y controladas no era cruel, era profundamente sabia. Los guerreros aztecas seguían un riguroso código de conducta llamado *nemontemi*, que requería periodos regulares de abstinencia y autodisciplina. El guerrero azteca no era simplemente un combatiente, era un guardián de la tradición y un ejemplo de autodisciplina. En África, la tradición masái incluye el ritual *eunoto*, donde los guerreros jóvenes deben demostrar su valentía física, su sabiduría y autocontrol. Un verdadero guerrero masái debe ser tan hábil en el arte de la paz como en el de la guerra.

¿Qué tienen en común todas estas tradiciones? Reconocen que la verdadera batalla es interna. Como dice el antiguo texto chino *El arte de la guerra*: "El guerrero superior es aquel que vence sin luchar". Esta aparente paradoja encierra una profunda verdad: la verdadera fuerza no está en la capacidad de dominar a otros, está en la capacidad de dominarse a uno mismo.

Los guerreros tradicionales entendían la importancia de los rituales: son herramientas poderosas para la transformación personal y social. También compartían una comprensión profunda de la importancia del equilibrio. El guerrero ideal en casi todas estas tradiciones no era el más agresivo o el más fuerte, sino el más centrado y consciente. Un aspecto crucial que todas estas tradiciones compartían era la comprensión de que el camino del guerrero no es la violencia, es la protección y el servicio. Las tradiciones guerreras también entendían la importancia de la comunidad. El guerrero se desarrollaba como parte de una tradición viva, una comunidad de práctica.

¿Qué podemos aprender de estas tradiciones ancestrales en nuestro mundo moderno? Primero, que el desarrollo personal requiere un enfoque integrado: es decir, cuerpo, mente y espíritu no pueden separarse verdaderamente. Segundo, que el crecimiento requiere desafío consciente y práctica constante. Tercero, que la verdadera fuerza está en el autodominio.

> La paradoja del camino del guerrero es que nos hace más fuertes haciéndonos más vulnerables, más poderosos haciéndonos más humildes, más sabios haciéndonos más conscientes de nuestra ignorancia.
>
> JAMES HOLLIS

La sabiduría del guerrero ancestral nos invita a reconsiderar nuestra relación con la incomodidad, el desafío y el crecimiento. Nos recuerda que el verdadero guerrero es quien ha aprendido a moverse a través del miedo con propósito y dignidad.

Neurociencia del guerrero moderno: hormesis neurológica

Cuando los antiguos guerreros hablaban de forjar la mente y el espíritu, estaban tocando intuitivamente verdades que la neurociencia moderna está apenas comenzando a comprender. Los últimos descubrimientos en neurociencia validan y explican muchas prácticas tradicionales del guerrero, revelando los mecanismos cerebrales que hacen posible la transformación personal.

El doctor Bruce McEwen, pionero en la investigación sobre el estrés y la plasticidad cerebral, introdujo el concepto de "alostasis", que es la capacidad del cerebro para mantener la estabilidad a través del cambio. Afirma que el cerebro no solo responde al estrés, sino que activamente anticipa y se prepara para futuros desafíos. Esta capacidad de adaptación es precisamente lo que las prácticas del guerrero buscan desarrollar.

Cuando te expones voluntariamente a un desafío controlado, como un regaderazo frío o una sesión de ejercicio intenso, desencadenas lo que los neurocientíficos llaman "hormesis neurológica". El estrés moderado activa vías de señalización celular que aumentan la producción de proteínas protectoras, incluyendo factores neurotróficos que promueven la plasticidad cerebral.

La neuroplasticidad, la capacidad del cerebro para formar nuevas conexiones y reorganizarse, es fundamental en el camino del guerrero. El cerebro cambia en respuesta a todo lo que haces, pero también en respuesta a todo lo que no haces. Esto explica por qué la consistencia en las prácticas del guerrero es tan importante: cada repetición, literalmente, reconstruye tu cerebro.

ACTORES CLAVE QUE PROMUEVEN Y SUSTENTAN TU TRANSFORMACIÓN

1. **El sistema de neurotransmisores.** Cuando enfrentas un desafío voluntario, tu cerebro libera una cascada de sustancias químicas que incluyen:
   - *Norepinefrina.* Este neurotransmisor aumenta el estado de alerta y también fortalece la consolidación de la memoria. Los momentos de desafío controlado son muy efectivos para el aprendizaje porque la norepinefrina ayuda a que la experiencia se grabe en la memoria a largo plazo.
   - *Dopamina.* Contrario a la creencia popular, la dopamina no solo es el "químico del placer". La dopamina está más relacionada con la anticipación y la motivación, su verdadero fin está en motivarnos para perseverar hacia metas más significativas.

- *Serotonina.* Los niveles equilibrados de serotonina son cruciales para mantener la calma bajo presión. No se trata de eliminar el estrés, se trata de desarrollar la capacidad de mantener la claridad mental, incluso cuando los sistemas de estrés están activados.

2. **El sistema nervioso autónomo,** dividido en las ramas simpática (lucha o huida) y parasimpática (descanso y digestión). Por medio de prácticas como la respiración controlada y la exposición gradual al estrés, desarrollamos mayor flexibilidad y resiliencia en nuestro sistema nervioso autónomo.

3. **La amígdala,** nuestro centro de procesamiento emocional, también se modifica a través de las prácticas del guerrero. La exposición controlada al miedo literalmente puede reducir el tamaño de la amígdala y aumentar la conectividad con la corteza prefrontal, mejorando nuestra capacidad de regular las emociones.

4. **La corteza prefrontal,** nuestra región ejecutiva, se fortalece significativamente a través de las prácticas de atención y autodisciplina. Se ha demostrado que la práctica regular de *mindfulness* aumenta el grosor cortical en áreas asociadas con la atención y la regulación emocional.

5. **El hipocampo,** crucial para la memoria y el aprendizaje, también se beneficia de las prácticas del guerrero, ya que el ejercicio físico regular y el ayuno intermitente pueden aumentar la neurogénesis en el hipocampo, mejorando nuestra capacidad de aprendizaje y memoria.

6. **Los ritmos circadianos,** nuestros relojes biológicos internos, también juegan un papel fundamental. Las prácticas tradicionales de los guerreros, como levantarse con el sol y ayunar periódicamente, ayudan a sincronizar nuestros ritmos circadianos, optimizando la función cerebral.

7. **El estrés y la resiliencia son particularmente relevantes:** el estrés controlado y manejable fortalece los circuitos cerebrales de resiliencia, es como vacunar al cerebro contra el estrés futuro.

8. **La neuroinmunología,** el estudio de la conexión entre el sistema nervioso y el sistema inmune, revela otro aspecto fascinante. Se ha demostrado que el estrés agudo y controlado fortalece el sistema inmunológico porque es como un ensayo general para el sistema inmune, preparándolo para desafíos futuros.

9. **La epigenética,** el estudio de cómo el ambiente influye en la expresión genética, añade otra capa de comprensión. Las prácticas

de manejo del estrés pueden literalmente cambiar la forma en que se expresan nuestros genes. No estamos limitados por nuestra genética; nuestras experiencias y prácticas pueden modificar la expresión de nuestros genes. Podemos expandir gradualmente nuestra capacidad para manejar el estrés y la activación emocional, y esta capacidad de regulación emocional se fortalece a través de la práctica consciente.

10. **La neurociencia de la atención plena** revela cambios estructurales en el cerebro asociados con la práctica regular de la meditación. No es solo una sensación subjetiva de calma; la meditación literalmente reconstruye el cerebro.

11. **Las "neuronas espejo"** explican por qué la presencia de un mentor o una comunidad de práctica es tan importante en el camino del guerrero: aprendemos a través de la instrucción directa, y también de la observación y la resonancia neuronal con otros.

12. **La neurociencia del propósito y el significado** demuestra que tener un sentido de propósito más grande que uno mismo puede literalmente cambiar la forma en que nuestro cerebro procesa el estrés y la adversidad. El propósito no es solo un concepto filosófico, tiene efectos medibles en la función cerebral.

13. **La investigación sobre la "coherencia cardíaca"** revela cómo las prácticas de respiración y regulación emocional pueden sincronizar el cerebro y el corazón, mejorando el rendimiento cognitivo y la resiliencia emocional.

Todo lo anterior nos demuestra que las prácticas ancestrales tienen una base neurobiológica sólida. No son rituales místicos, son métodos probados para optimizar la función cerebral y desarrollar mayor resiliencia.

Podemos ser más estratégicos en nuestro entrenamiento. Entendiendo los mecanismos neurológicos detrás de estas prácticas, podemos adaptarlas y optimizarlas para nuestras necesidades modernas.

El guerrero moderno es un neurocientífico práctico, utilizando el conocimiento del cerebro para forjar una mente más fuerte y resiliente.

La epigenética y su impacto en el comportamiento y la salud

Gabor Maté, médico y experto en trauma, sostiene que la epigenética juega un papel clave en cómo nuestras experiencias de vida influyen en nuestra salud física, emocional y mental. La epigenética se refiere a cómo factores externos, como el estrés, el entorno y las relaciones tempranas, activan o desactivan ciertos genes, moldeando nuestro comportamiento y predisposición a enfermedades. La epigenética es la evidencia de que "la biología no es nuestro destino", y que, con compasión, amor propio y sanación, podemos cambiar el curso de nuestra vida.

Maté explica que nuestros genes no son un destino fijo. Aunque nacemos con una predisposición genética a ciertas enfermedades o comportamientos, no todos esos genes se expresan. Lo que determina si un gen "se activa" o no son factores epigenéticos, es decir, influencias externas que afectan a nuestro cuerpo y mente. Gracias a la neuroplasticidad y la epigenética reversible, tenemos la capacidad de sanar y modificar nuestra biología.

Por ejemplo, una persona puede tener una predisposición genética al TDA (Trastorno por Déficit de Atención) o a enfermedades autoinmunes, pero si crece en un entorno seguro, amoroso y con bajos niveles de estrés, esos genes podrían no activarse. Por el contrario, un ambiente lleno de estrés y trauma puede "encender" esos genes y desencadenar la enfermedad. Un niño expuesto a tensión emocional desarrolla patrones de distracción como una forma de protegerse del dolor.

La epigenética también afecta nuestras emociones, comportamientos y patrones de pensamiento. Un niño que recibe amor, validación y conexión desarrolla una epigenética que favorece la confianza, la resiliencia y la regulación emocional. Por el contrario, un niño expuesto a negligencia o abuso puede desarrollar patrones de inseguridad, hipervigilancia o dificultad para manejar el estrés. El entorno puede programar al cerebro para reaccionar de forma exagerada al estrés, moldeando comportamientos como la irritabilidad, la impulsividad o la dificultad para concentrarse.

El trauma no siempre deviene de un evento extremo, puede ser cualquier experiencia que nos haga sentir inseguros, no amados o desconectados en nuestra niñez. Según Maté, estas experiencias impactan en el desarrollo del cerebro, en las áreas responsables de la regulación emocional, el enfoque y la conexión social. El problema es que el trauma no solo se queda en la mente, vive en el cuerpo.

El estrés crónico altera la comunicación entre el cerebro y el sistema inmunológico, dejando al cuerpo en un estado de hiperalerta que puede desencadenar enfermedades autoinmunes. Básicamente, el cuerpo ataca sus propios tejidos porque no sabe cómo apagar la respuesta de "lucha o huida".

De niños no tenemos herramientas para procesar el dolor o el abandono. Por eso, adaptamos comportamientos para sobrevivir: agradar a los demás, desconectarnos de nuestras emociones o reprimir nuestras necesidades. Estos patrones se convierten en parte de nosotros y, de adultos, siguen afectando nuestras relaciones, nuestra salud y nuestra percepción de nosotros mismos.

Maté describe cómo los traumas de la infancia moldean profundamente nuestro cerebro, afectan nuestras emociones y comportamientos, y predisponen a problemas como el TDA y enfermedades autoinmunes. Pero también ofrece esperanza: podemos desarrollar resiliencia y sanar porque el camino del guerrero no es una lucha contra el mundo externo, sino un viaje hacia adentro para enfrentar y sanar las heridas emocionales del pasado; para enfrentarte a tus propios demonios internos con amor y compasión. Al sanar las heridas del trauma, recuperas tu salud física y mental y tu capacidad de vivir una vida plena y conectada.

No se trata de borrar el pasado, se trata de integrar esas experiencias para convertirte en una persona más fuerte, más consciente y, sobre todo, más libre.

El trauma nos hace sentir que no somos suficientes o que no merecemos amor. Parte del proceso es desafiar estas creencias y crear una narrativa más compasiva y auténtica sobre quiénes somos. La sanación rara vez ocurre en soledad. Terapias como el trabajo somático, la atención plena y la terapia relacional son fundamentales para crear un entorno seguro en el que podamos sanar.

CÓMO CREAR UN AMBIENTE SEGURO PARA SANAR

Crea entornos seguros y amorosos. Un ambiente de apoyo emocional puede ayudar a apagar genes asociados con el estrés y la inflamación.

Procesa el trauma. La terapia y las prácticas somáticas permiten liberar las emociones atrapadas en el cuerpo, lo que impacta positivamente en la regulación epigenética.

Practica calma y atención plena. El yoga, la meditación y la respiración profunda pueden calmar el sistema nervioso y reducir la expresión de genes relacionados con el estrés.

Conexión social. Las relaciones significativas y auténticas ayudan a reparar los efectos del trauma en el cuerpo y la mente, modulando la expresión genética.

Conecta contigo mismo y con los demás. Recuperar tu sentido de pertenencia, primero contigo y luego con el mundo, es esencial para sanar.

La transformación del guerrero

La transformación es un proceso, no un evento. La verdadera transformación no ocurre de la noche a la mañana. Exploremos los cambios profundos que suceden al adoptar genuinamente el camino del guerrero, respaldados por la ciencia moderna y la sabiduría ancestral.

La primera transformación ocurre en nuestra relación con el malestar. Nuestra perspectiva sobre el estrés puede cambiar su impacto en nuestro cuerpo. Cuando comenzamos a ver el malestar como una señal de crecimiento, nuestros patrones de respuesta neurológica cambian a nivel fundamental. A través de la exposición consciente y gradual al estrés, desarrollamos mayor "flexibilidad autonómica", es decir, la capacidad de movernos fluidamente entre estados de activación y calma. Esta flexibilidad es la marca distintiva del guerrero moderno.

La regulación emocional experimenta una transformación igualmente profunda. Las emociones son algo que construimos activamente. A medida que el guerrero desarrolla la capacidad de distinguir y nombrar emociones sutiles, gana mayor control sobre su experiencia emocional.

La investigación sobre la plasticidad cerebral ha demostrado que la práctica sostenida de la atención plena recablea las regiones del cerebro responsables del procesamiento emocional. Son transformaciones duraderas en los circuitos cerebrales que procesan las emociones. Además, el guerrero desarrolla una "perspectiva temporal balanceada", que es la capacidad de moverse fluidamente entre la reflexión sobre el pasado, la presencia en el momento actual y la planificación para el futuro.

La transformación física es igualmente notable. El doctor Bruce Lipton, pionero en la biología epigenética, ha demostrado cómo nuestras creencias y prácticas pueden influir en la expresión de nuestros genes. Las prácticas del guerrero —desde el ayuno intermitente hasta la exposición al frío— activan lo que los científicos llaman "genes de longevidad", promoviendo la salud celular y la resistencia.

Con la resistencia mental, o *grit*, se experimenta una transformación fundamental. Se ha demostrado que la capacidad de perseverar hacia metas a largo plazo no es un rasgo con el que se nace, es una capacidad que puede desarrollarse a través de la práctica consciente. El guerrero cultiva esta resistencia a través de la exposición gradual a desafíos cada vez mayores.

La relación con el miedo sufre una metamorfosis particularmente profunda: podemos reconfigurar nuestra respuesta al miedo a través de la exposición consciente y controlada. El guerrero no busca eliminar el miedo, desarrolla la capacidad de actuar con claridad y propósito incluso en su presencia.

La atención, ese recurso tan escaso en el mundo moderno, experimenta una transformación notable. Está demostrado que podemos fortalecer nuestras redes atencionales a través de la práctica consciente. El guerrero desarrolla lo que los antiguos llamaban "atención sin esfuerzo": la capacidad de estar enfocado sin tensión excesiva.

La relación con el fracaso también se transforma fundamentalmente. Nuestra perspectiva sobre el fracaso puede cambiar dramáticamente nuestra capacidad de aprendizaje y desarrollo. El guerrero ve cada fracaso como un laboratorio de aprendizaje, una oportunidad para el crecimiento.

La compasión, hacia uno mismo como hacia los demás, experimenta una profunda evolución. El guerrero cultiva una compasión feroz que no rehuye del desafío necesario.

La relación con tu poder personal cambia radicalmente porque empiezas a creer en tu capacidad para influir en tus circunstancias. El guerrero cultiva lo que los antiguos llamaban "poder auténtico": el poder sobre uno mismo.

La creatividad experimenta una expansión notable porque se ha demostrado que el desafío óptimo puede llevarnos a estados de mayor creatividad y rendimiento. El guerrero aprende a navegar conscientemente hacia estos estados de *flow*, encontrando el equilibrio perfecto entre desafío y habilidad.

La resiliencia, esa capacidad de recuperarse y crecer a través de la adversidad, se profundiza significativamente. Lo que determina nuestro bienestar es nuestra aptitud de recuperarnos con rapidez. El guerrero desarrolla "flexibilidad psicológica": la capacidad de adaptarse fluidamente a las circunstancias cambiantes.

La relación con el propósito y el significado experimenta una transformación profunda. El doctor Viktor Frankl, en su trabajo sobre logoterapia, enfatizaba que el ser humano puede soportar casi cualquier "cómo" si tiene un "por qué" lo suficientemente fuerte. El guerrero desarrolla lo que Frankl llamaba "voluntad de significado", es decir, la capacidad de encontrar y crear propósito incluso en circunstancias desafiantes.

La intuición, esa forma de conocimiento que va más allá del pensamiento racional, se agudiza notablemente. La experiencia acumulada nos lleva a reconocer personas, situaciones y cosas de forma instantánea, yendo más allá del pensamiento consciente. El guerrero cultiva lo que los antiguos llamaban "conocimiento directo", una forma de sabiduría que surge de la experiencia integrada.

La relación con la comunidad también se transforma de manera hermosa. Nuestras conexiones sociales influyen profundamente en nuestra salud física y mental. El guerrero desarrolla lo que los antiguos llamaban "interdependencia sabia": la capacidad de mantener la autonomía personal mientras se nutre de y contribuye a la comunidad.

El sentido del yo experimenta quizás la transformación más profunda. El guerrero cultiva lo que los budistas llaman "no-yo", que no es la pérdida de la identidad, sino una identidad más flexible y menos rígida.

Los marcadores de esta transformación son sutiles y profundos:

- Mayor capacidad para mantener la calma en situaciones de alta presión.
- Respuestas más medidas y menos reactivas.
- Mayor claridad mental incluso en momentos de estrés.
- Recuperación más rápida después de contratiempos.
- Mayor capacidad para ver oportunidades en los desafíos.

- Relaciones más profundas y auténticas.
- Mayor sentido de propósito y dirección.
- Mejor integración entre pensamiento, emoción y acción.

La pregunta no es si la transformación ocurrirá: es inevitable cuando uno se compromete genuinamente con el camino del guerrero. La pregunta es: ¿estás dispuesto a emprender este viaje de transformación? ¿A enfrentar los desafíos necesarios para despertar tu potencial más profundo?

El despertar colectivo

La transformación personal del guerrero no existe en el vacío. Los seres humanos somos inherentemente seres sociales, y nuestro desarrollo individual está inextricablemente entrelazado con el desarrollo de nuestra comunidad.

Estamos en medio de una transición evolutiva que requiere el despertar de un número crítico de individuos para catalizar una transformación más amplia de la conciencia humana. Los guerreros despiertos son pioneros en esta evolución consciente.

El concepto de "campos de resonancia", sugiere que existe una interconexión fundamental entre todos los sistemas vivos. Cuando un individuo alcanza un mayor nivel de coherencia interna, esa coherencia puede resonar y amplificarse a través del campo social más amplio. Los estados emocionales y los comportamientos se propagan a través de redes sociales como ondas en un estanque. Cuando una persona se transforma, ese cambio influye en sus conexiones directas y puede extenderse hasta en tres grados de separación. Esta comprensión tiene profundas implicaciones para el impacto potencial del guerrero despierto en su comunidad.

Pequeños cambios en partes clave de un sistema pueden llevar a transformaciones dramáticas en el sistema completo. Cuando individuos clave en una comunidad alcanzan un nuevo nivel de conciencia y comportamiento, facilitan la aparición de comportamientos similares en otros.

Las personas aprendemos a través de la experiencia directa y a través de la observación de modelos. El guerrero despierto, a través de su capacidad de mantener estados emocionales equilibrados incluso en situaciones desafiantes, se convierte en un modelo viviente de posibilidad y contribuye a la resiliencia emocional colectiva, demostrando a otros que la transformación es posible con un ejemplo práctico de cómo lograrla. A través de su capacidad de mantener conexiones auténticas mientras respeta las diferencias, el guerrero facilita una integración social más profunda.

Las personas con mayor capacidad de regulación emocional pueden actuar como "amortiguadores emocionales" en sus grupos, ayudando a mantener la estabilidad emocional colectiva en tiempos de estrés. Quienes alcanzan niveles más altos de desarrollo pueden actuar como "puentes" entre diferentes niveles de conciencia, ayudando a otros a navegar sus propias transiciones de desarrollo.

No solo eso: los cambios en el entorno social pueden influir en la expresión genética a nivel poblacional. Cuando los guerreros despiertos crean entornos de mayor conciencia y compasión, literalmente influyen en la biología de su comunidad. El guerrero despierto, a través de su ejemplo de adaptabilidad y perseverancia, fortalece la resiliencia de sus comunidades.

Todo esto significa que tu trabajo de transformación personal no es solo para ti: es un acto que se amplía al servicio de una comunidad más grande. Cada paso que das en tu propio despertar crea ondas de posibilidad para otros.

Como dice el antiguo proverbio africano: "Si quieres ir rápido, ve solo. Si quieres ir lejos, ve acompañado". El camino del guerrero no es un camino solitario, es un viaje de transformación mutua y elevación colectiva. Despierta tu propio potencial y descubre cómo usarlo para servir al despertar más amplio de la humanidad.

¿Estás listo para comenzar este viaje del despertar? ¿Para desafiar los límites autoimpuestos de tu zona de confort? ¿Para redescubrir la fortaleza que yace dormida dentro de ti? El camino del guerrero te espera.

CAPÍTULO 2

Biohacking con alma: de la ciencia al sentir

Solo aquellos que se arriesgan a ir demasiado lejos
pueden descubrir qué tan lejos se puede llegar.

T. S. ELIOT

Vivimos en una época en la que la tecnología promete optimizar cada rincón de nuestra existencia. Anillos, *apps* y sensores nos ofrecen métricas al segundo: calidad del sueño, variabilidad del pulso, minutos en zona de entrenamiento, pasos dados. Pero en medio de esta revolución de datos, hemos comenzado a desconectarnos de algo más esencial, más antiguo y profundamente humano, el sentir. El cuerpo, ese sistema sabio, cambiante y emocional, no puede reducirse a una gráfica o a una puntuación diaria.

Este capítulo es una invitación a reconciliar el conocimiento científico con la intuición corporal, a hacer *biohacking* desde el alma. A usar las herramientas modernas —como el anillo Oura u otros dispositivos— sin perder la brújula interna. Volver a lo sano, lo salvaje y lo sabio implica escuchar al cuerpo, respetar sus ritmos, descansar sin culpa, reír como niños, recuperar el juego, la creatividad y el placer de estar vivos. Porque cuando medimos más de lo que sentimos, cedemos soberanía. Y en la salud, como en la vida, se trata de estar presentes. A veces, un simple gesto —cerrar los ojos antes de abrir la *app* y preguntarte "¿cómo me siento hoy?"— es suficiente para recordar dónde reside el verdadero poder, dentro de ti. No eres un dispositivo que necesita calibración constante. Eres un río que recuerda el camino cuando vuelve a fluir.

Hoy, incluso el autocuidado, que debería reconectarnos con el placer de existir, se ha convertido en una lista interminable de deberes dictados por algoritmos y tendencias: ayuno intermitente, vinagre de manzana en ayunas, cepillado en seco, afirmaciones diarias, *journaling* al amanecer, meditación guiada, baños de agua helada, HIIT, respiración Wim Hof, suplementos, colágeno, rastreo de pasos, ciclos circadianos, y un sinfín de protocolos que prometen bienestar, pero muchas veces nos desconectan de lo esencial. Lo que en su origen eran herramientas para sanar y reconectar con nuestro cuerpo, se ha transformado en una nueva exigencia de perfección. Una carrera invisible en la que, si no lo estás haciendo "todo bien", pareciera que estás fallando. Así aparece una forma silenciosa de ansiedad biohackeada: la que nace del exceso de estructura. De intentar controlar la salud con tanto rigor que olvidamos que el descanso, la risa, la lentitud y la espontaneidad también sanan. Volver a lo sabio es recordar que el cuerpo no necesita más perfección, sino más amor. Que menos, muchas veces, es más. Y que la libertad interna empieza cuando soltamos la idea de que la vida debe medirse para ser vivida. A veces, la salud no está en hacer más, sino en soltar expectativas, exigencias, y métricas. El cuerpo no es un proyecto, es un paisaje vivo. Y merece que lo habitemos con ternura y amor, no con presión.

Todo esto sucede en un contexto más amplio: el paso del tiempo ha transformado profundamente nuestros hábitos de vida, alejándonos cada vez más de los ritmos naturales del cuerpo. Dormimos menos, comemos peor, nos movemos menos y vivimos más estresados. En tan solo unas pocas generaciones, la humanidad ha perdido horas esenciales de sueño —hoy dormimos en promedio dos horas menos que nuestros abuelos— y esta privación silenciosa afecta cada sistema del cuerpo: desde la regulación hormonal hasta la capacidad de sanar y tomar decisiones con claridad. Nuestra alimentación también ha sido arrastrada por la inercia de la inmediatez. Lo que antes era sazón y ritual, hoy es prisa y procesamiento. El aumento en el consumo de alimentos ultraprocesados, saturados de azúcar, grasas refinadas y aditivos artificiales ha deteriorado la salud metabólica de millones de personas y también nuestra relación emocional con la comida. A esto se suma un estilo de vida crecientemente sedentario, donde la pantalla ha reemplazado al cuerpo en movimiento. Pasamos gran parte del día sentados, desconectados de nuestra corporalidad, acumulando tensiones físicas y emocionales. Y todo esto, sobre un telón de fondo de estrés crónico, donde las exigencias laborales, familiares y sociales se han convertido en una carga constante. No es extraño, entonces, que enfermedades como la ansiedad, la hipertensión, la obesidad o el insomnio se hayan normalizado. Pero entender este panorama no es motivo para resignarse. Al contrario: es un llamado a reconectar con lo esencial. El cuerpo sabe cómo sanar si le damos el entorno adecuado. Y ahí es donde el *biohacking* con alma encuentra su propósito: facilitar el retorno a un modo de vida más humana, más consciente, más libre.

¿Qué es el *biohacking*?

El *biohacking* se define como el arte y la ciencia de modificar la fisiología y el sistema nervioso humano con el objetivo de lograr un funcionamiento óptimo, inteligente y eficiente. Implica una serie de acciones y prácticas que los *biohackers* emplean utilizando diversas técnicas y herramientas para mejorar su cuerpo y mente, y también su calidad de vida en general.

La exploración y el deseo de entender profundamente los fenómenos que nos rodean han caracterizado siempre al ser humano, llevándolo a apoyarse en la ciencia para desarrollar tecnologías que facilitan la vida cotidiana. En este contexto de crecimiento personal y búsqueda de resiliencia, han surgido prácticas conocidas como *biohacks*, que desafían los límites físicos y mentales para desbloquear potenciales ocultos y mejorar la adaptabilidad. Según Dave Asprey, pionero de esta corriente y autor de *Smarter, Not Harder: The Biohacker's Guide to Getting the Body and Mind You Want*, el *biohacking* es "el arte y la ciencia de cambiar el entorno externo e interno para tener más control sobre tu propia biología", incluyendo lo que se consume, el aire que se respira y la luz a la que se está expuesto. Asprey argumenta que muchas personas podrían duplicar su energía, pero se ven limitadas por pequeñas acciones y hábitos que impiden su desarrollo.

El *biohacking* emergió a principios de la década del 2000 con Asprey al intentar mejorar su salud porque tenía sobrepeso, niebla cerebral y fatiga crónica. Se inspira en la mentalidad de los *hackers* que manipulan sistemas para alcanzar resultados específicos. Asprey aplicó esta mentalidad al campo de la biología personal, viendo el cuerpo humano como un sistema que, al ser manipulado y optimizado, podría fortalecer la salud y combatir el envejecimiento. Este enfoque de experimentación personal implica una profunda exploración y manipulación de los sistemas biológicos para lograr un estado óptimo de bienestar y vitalidad, y también refleja la convicción de los *biohackers* en su capacidad para transformar radicalmente la experiencia humana y extender los límites de la longevidad, proponiendo una sinergia entre tecnología, ciencia y exploración personal que desafía nuestras concepciones convencionales de salud y bienestar.

El *biohacking* se fundamenta en una filosofía que busca emular el estilo de vida de las primeras sociedades humanas, caracterizado por su simplicidad, conexión con la naturaleza y movilidad constante. Se distingue notablemente del estilo de vida moderno, que suele estar asociado con altos niveles de estrés, ritmo acelerado y constante estimulación. Al adoptar principios de simplicidad, conexión con el entorno natural y movilidad, esta práctica busca restablecer un equilibrio perdido en la vida contemporánea, promoviendo así la salud física, mental y emocional de quienes lo practican.

El *biohacking* es un enfoque dinámico y proactivo hacia la salud, que se diferencia de la medicina convencional al priorizar la optimización del cuerpo y la prevención de enfermedades en lugar de tratar síntomas específicos. En lugar de esperar la manifestación de problemas, te invita a implementar prácticas que mejoren el funcionamiento físico y mental. Este enfoque holístico considera la conexión entre mente, cuerpo y entorno, promoviendo cambios en el estilo de vida, la dieta y el ejercicio, junto con la integración de tecnología y análisis de datos personales para monitorear y ajustar tu salud.

Los *biohackers* ven el cuerpo como un sistema que puede optimizarse aplicando tecnología, estrategias de vida y modificaciones biológicas, redefiniendo el concepto de salud para incluir el rendimiento físico y mental, la longevidad, la resistencia a enfermedades y el bienestar emocional. Este enfoque integral equilibra tecnología y biología, valorando la bioindividualidad para potenciar tu bienestar. Además, fomenta la autodeterminación y la elección personal en alimentación, actividades y estilo de vida, buscando rescatar prácticas ancestrales que promuevan la salud y la calidad de vida.

Los avances en la investigación del envejecimiento están revolucionando nuestra comprensión de la salud y el bienestar, al profundizar en las raíces de las enfermedades y el declive funcional asociados al envejecer. Esta comprensión ofrece la posibilidad de transformar significativamente nuestra salud y prolongar nuestras vidas.

Tipos de *biohacks*

Dentro del *biohacking* existen tres enfoques principales. Los *biohacks* naturales se enfocan en reconectar con la naturaleza mediante actividades como caminar descalzos, pasar tiempo en entornos verdes, comer alimentos naturales y hacer ejercicio regularmente, buscando armonía, salud y longevidad. El segundo enfoque utiliza tecnología para medir y optimizar la salud, empleando dispositivos como anillos que monitorean el sueño y aplicaciones que evalúan la nutrición, proporcionando datos objetivos para ajustar prácticas de vida saludable. Finalmente, el transhumanismo explora la integración de dispositivos tecnológicos en el cuerpo para mejorar capacidades físicas y cognitivas, representando una fusión avanzada entre humanos y tecnología. Estos enfoques ilustran la diversidad y profundidad del *biohacking* en la mejora de la biología humana. Según el doctor Kien Vuu, autor de *Thrive State: Your Blueprint for Optimal Health, Longevity, and Peak Performance*, todos los tipos de *biohacking* generalmente entran en una de las siguientes categorías.

- **Estilo de vida.** Promueve la adopción de hábitos saludables y decisiones de comportamiento que mejoran el rendimiento y la longevidad. Incluye prácticas accesibles como cambios en la dieta, ejercicios de respiración, meditación y actividad física.
- **Molecular.** Usa moléculas naturales y sintéticas, incluyendo vitaminas, minerales y péptidos, para influir en la biología del individuo. Con suplementos específicos, introduce compuestos que modulan y optimizan funciones biológicas.
- **Biológico.** Usa sustancias celulares o derivadas de procesos biológicos para mejorar la biología humana, como células vivas y exosomas con ADN y factores de crecimiento. Se administran de diversas formas; algunos requieren prescripción médica y otros no.
- **Tecnológico.** Usa dispositivos como *smartwatches*, anillos Oura y monitores de glucosa, que recopilan datos sobre el funcionamiento corporal y sirven para mejorar la salud y el rendimiento. Se extiende a equipos más avanzados, como cámaras hiperbáricas y estimuladores electromagnéticos, que inducen cambios fisiológicos y promueven una recuperación más rápida.
- **Antienvejecimiento.** Entre los 35 y 50 comienzan a aparecer signos de envejecimiento y un aspecto clave del *biohacking* en esta fase es la senescencia celular, que es la acumulación de células

dañadas que el cuerpo, con la edad, elimina menos eficientemente. Estas células causan inflamación y daño a otras células, acelerando el envejecimiento y elevando el riesgo de enfermedades relacionadas con la edad.

BIOHACKS CON FINES ESPECÍFICOS

Energía. Incluyen mejoras en el sueño y reducción del estrés, esenciales para mantener niveles óptimos de energía, reducir la inflamación, mejorar la función celular y activar procesos de antienvejecimiento, disminuyendo riesgos de enfermedades crónicas y aumentando la longevidad. Potencia la recuperación muscular, la resistencia, la condición física y la función cognitiva, como concentración, memoria y creatividad:

- Uso de dispositivos de seguimiento del sueño.
- Uso de lentes que bloquean la luz azul.
- Terapia de luz para regular el ritmo circadiano.
- Uso de aplicaciones de meditación o equipos como diademas (Muse) o audífonos (Brain Tap) para apoyo en el sueño, alivio del estrés o ambas cosas.
- Suplementos como la vitamina B12 metilada y el magnesio.
- Consumir cafeína en momentos específicos del día o con aceite MCT y ghee, creando el famoso café a prueba de balas o *bullet proof coffee.*

Dieta y nutrición. El *biohacking* y la alimentación están estrechamente relacionados para lograr objetivos como perder peso, mejorar el metabolismo o la digestión. Controlar qué, cómo y cuándo comes es una forma accesible de *biohacking*. Personalizar la dieta según tu epigenética y sensibilidades alimentarias optimiza la nutrición celular, fundamental para mantener tus células sanas. Estrategias como dietas cetogénicas o ayunos influyen en el metabolismo y la energía. Mantener un peso saludable es clave, ya que la grasa visceral contribuye a desequilibrios metabólicos y enfermedades crónicas. Un estilo de vida equilibrado mejora la longevidad, el rendimiento físico y la salud en general. Entre los ejemplos de *biohacking* relacionados con la dieta y la nutrición están:

- Consumir suplementos para controlar el azúcar en la sangre, como berberina, metformina, ruda, cromo, magnesio, entre otros.
- Usar monitores continuos de glucosa.
- Consumir prebióticos, probióticos y postbióticos.
- Usar analizadores del aliento para medir los niveles de cetonas.
- Usar dispositivos para monitorear el metabolismo y prueba de VO2 max, metabolismo energético y quema de grasa.
- Practicar el ayuno intermitente y otros tipos de ayuno.
- Comprender qué alimentos te provocan inflamación intestinal.
- Comprender e implementar los principios de la nutrigenómica (disciplina que estudia cómo interactúan los nutrientes con los genes de una persona).

Salud física. El ejercicio, una forma de *biohacking*, ofrece beneficios celulares como biogénesis mitocondrial, mejor metabolismo energético, mayor sensibilidad a la insulina y estimulación de factores de crecimiento para la reparación celular. Una métrica clave es la variabilidad de la frecuencia cardíaca (VFR), que refleja la inflamación y el equilibrio del sistema nervioso. Una VFR alta favorece la regeneración, mientras que una baja indica mayor inflamación y estrés. Además, un estudio reciente muestra que el entrenamiento HIIT puede aumentar la neuroplasticidad cerebral, mejorando las conexiones neuronales tras la actividad. Para optimizar el rendimiento o acelerar la recuperación, los deportistas cuentan con diversas técnicas de *biohacking*, incluyendo tecnologías avanzadas. Entre los ejemplos de *biohacking* relacionados con la salud física se incluyen:

- Practicar la inmersión en agua fría y baños de hielo.
- Tomar terapia de calor y saunas infrarrojo.
- Usar dispositivos inteligentes como relojes deportivos, anillos y otras herramientas de retroalimentación para el entrenamiento.
- Practicar terapia de vibración de cuerpo entero.
- Practicar terapia de campos electromagnéticos pulsados (PEMF).
- Practicar terapia de luz infrarroja (para curación y recuperación).
- Consumir suplementos como creatina y aminoácidos, péptidos y colágeno hidrolizado.
- Consumir electrolitos y bebidas energéticas.

RECETA DE CAFÉ A PRUEBA DE BALAS

INGREDIENTES: café orgánico o (matcha ceremonial) +1 cucharada de aceite MCT de cadena media + 1 cucharadita de ghee.

INSTRUCCIONES: batir para emulsificar la grasa. Tomar antes del gym o por la mañana.

BENEFICIOS: te permite mantenerte en cetosis y quemar grasa. Te brinda mayor enfoque, concentración y energía constante, te quita el hambre y la ansiedad y te ayuda aplazar la hora de comer.

Neuroplasticidad: la farmacia más poderosa está entre las orejas

Tu cerebro es multidimensional, flexible y dinámico. Tienes la capacidad de estar consciente de tus pensamientos y sentimientos, y al hacerlo, estimulas la creación de nuevas dendritas, sinapsis y caminos neuronales que promueven la salud cerebral. El cerebro es el centro de comando para todas las funciones corporales, controlando desde las emociones hasta los procesos fisiológicos y la memoria. Esta capacidad integral sugiere que cualquier mejora en la salud cerebral repercutirá positivamente en el resto del organismo. Al hacer nuevas sinapsis, fortalecemos las conexiones existentes, lo que aumenta las probabilidades de recordar información en el futuro. Este fenómeno se basa en el principio de que "las neuronas que disparan juntas, se conectan", subrayando la importancia de las actividades repetitivas y el aprendizaje continuo en la formación de redes neuronales robustas.

La neurogénesis y la neuroplasticidad, estimuladas por el factor neurotrófico derivado del cerebro (BDNF), son cruciales para la salud cerebral. El BDNF fomenta el nacimiento de nuevas neuronas y la capacidad del cerebro de formar nuevas conexiones, lo que es esencial para el aprendizaje y la adaptabilidad. Por otro lado, la pérdida de memoria se asocia frecuentemente con la falta de nuevos aprendizajes y de registrar nueva información, lo que a menudo es resultado de una atención insuficiente.

El ejercicio es vital, pues estimula el crecimiento de nuevas neuronas, fortaleciendo así la capacidad cerebral. Además, una nutrición adecuada, que abarca aspectos físicos, emocionales y mentales, es fundamental para sanar y optimizar el cerebro. Finalmente, el bienestar cerebral comienza con la conciencia: al ser conscientes de nuestras funciones mentales y usar activamente nuestro cerebro en lugar de ser dirigidos por él, podemos influir en nuestra evolución y mejorar nuestra calidad de vida. La energía fluye hacia donde se dirige la atención, facilitando el crecimiento y la adaptación continuos.

El doctor Patrick K. Porter, creador de *BrainTap*, sostiene que el cerebro es la farmacia más poderosa, afirmando que controlándolo, la salud en general seguirá. Destaca la relación entre neuronas: "Las que disparan juntas se conectan". El cerebro se adapta al entorno mediante las neuronas espejo, influyendo en cómo nos sentimos en diferentes ambientes y afectando emociones, procesos fisiológicos, hormonas, memoria y capacidad cognitiva. Niveles altos del factor neurotrófico derivado del cerebro (BDNF) están asociados con mejoras en la función cognitiva y efectos neuroprotectores, por lo que muchos *biohacks* cerebrales buscan aumentar estos niveles. La base del *biohacking* cerebral es el cuidado y entrenamiento constante del cerebro. El *biohacking* relacionado con el cerebro incluye:

- Consumir nootrópicos (suplementos para mejorar la cognición) como la melena de león, vinpocetina, acetil-L-carnitina, DMAE, fosfaditidilcolina, etcétera.
- Usar psicotrópicos (como la microdosis de psilosibina y LSD) para neurogénesis, depresión y ansiedad.
- Practicar terapia de reemplazo hormonal bioidéntico, en el caso del estradiol, que promueve la producción de BDNF.
- Practicar la sincronización de ondas cerebrales.
- Practicar terapia de estimulación magnética transcraneal (TMS).
- Practicar terapia de *neurofeedback*.
- Practicar meditación.
- Practicar ejercicios de respiración.
- Practicar ejercicio regular para estimular la producción de BDNF.
- Practicar juegos cerebrales como crucigramas y sudoku.

BENEFICIOS DEL *BIOHACKING*

Aunque el concepto de *biohacking* puede parecer moderno, la humanidad ha usado remedios y prácticas naturales durante siglos para mejorar la salud y el bienestar. Recientemente, los avances tecnológicos han permitido un enfoque más basado en datos, utilizando dispositivos portátiles, pruebas genéticas y aplicaciones de seguimiento nutricional. Los *biohackers* mejoran el rendimiento físico optimizando entrenamientos, nutrición y recuperación mediante técnicas como el entrenamiento de intervalos de alta intensidad, baños con agua fría y crioterapia, junto con el uso de dispositivos portátiles para monitorizar el progreso y tomar decisiones informadas sobre la actividad física y la recuperación.

El *biohacking* también puede mejorar la función cognitiva, incluyendo la concentración, la memoria y la creatividad. Los *biohackers* recurren a nootrópicos o potenciadores cognitivos, como la cafeína, el modafinilo, piracetam, psilocibina y las setas melena de león, así como a ejercicios de entrenamiento cerebral como la meditación y la atención plena para potenciar sus capacidades cognitivas. Estas técnicas les ayudan a mantenerse enfocados, mejorar la retención de memoria y potenciar su creatividad.

Algunos *biohackers* buscan prolongar su vida y mejorar su salud general mediante técnicas como la restricción calórica, el ayuno intermitente, y suplementos como el NMN y el resveratrol. Estas prácticas minimizan la inflamación, potencian la función celular y activan procesos antienvejecimiento, reduciendo el riesgo de enfermedades crónicas y aumentando la longevidad. El *biohacking* también permite un enfoque personalizado de la salud, donde los individuos pueden analizar su ADN, monitorear biomarcadores y experimentar con cambios en el estilo de vida para desarrollar planes personalizados que optimicen su rendimiento y bienestar. Además, emplean aplicaciones de seguimiento nutricional y dispositivos portátiles para ajustar dietas y mejorar hábitos de descanso.

Conviértete en biohacker

Un *hacker* se define como alguien que busca controlar totalmente un sistema, ya sea tecnológico o social. Por lo tanto, un *biohaker* se caracteriza por su deseo de obtener el control total de su propia biología. Los *biohackers* comparten varios objetivos comunes, que van desde aumentar la energía y la concentración para ser más productivos, hasta mejorar la salud cognitiva y emocional de manera sostenible. Estos objetivos incluyen:

- Mejorar la energía y la concentración para aumentar la productividad diaria.
- Incrementar los niveles sostenibles de serotonina y dopamina, neurotransmisores asociados con el bienestar.
- Mejorar la memoria y el aprendizaje a corto y largo plazo.
- Prevenir enfermedades crónicas, el cáncer y el deterioro cognitivo relacionado con la edad.
- Reforzar la función ejecutiva para mejorar la disciplina y el autocontrol.
- Optimizar la calidad del sueño y reducir la cantidad necesaria.
- Gestionar eficazmente el estrés, mayor resiliencia física y mental.
- Realizar experimentación personal, auto cuantificación y mediciones para comprender más allá de las meras sensaciones de bienestar.
- Buscar resultados significativos con un mínimo de esfuerzo, tiempo y recursos.
- Muchos *biohackers* también abrazan el transhumanismo, con la ambición de vivir indefinidamente.

Los *biohackers* adoptan una visión integral de la mente y el cuerpo, enfocándose en la salud cognitiva y emocional para fomentar la neuroplasticidad y desarrollar una mentalidad productiva. Muchos de estos practicantes son profesionales de la salud holística que integran métodos científicos y naturales para optimizar el bienestar humano de forma global. Cualquier persona con curiosidad y mente abierta, dispuesta a explorar nuevas experiencias, puede convertirse en un *biohacker.* Estos individuos desafían las normas convencionales sobre dieta y estilo de vida para demostrar cómo se puede optimizar la vida de manera holística y completa. Además, algunos *biohacks,* sobre todo los que involucran incomodidad, ofrecen un camino desafiante hacia la resiliencia, desencadenando respuestas adaptativas que fortalecen mental y físicamente. Sin embargo, es crucial abordar estos métodos con precaución y asegurarse de que sean apropiados para las condiciones de salud individuales, implementándolos de manera equilibrada e informada. Este enfoque de abrazar la incomodidad como parte del *biohacking* puede ser un viaje transformador hacia la exploración de potenciales no descubiertos y la construcción de una base sólida para enfrentar desafíos vitales.

En este contexto, algunos *biohackers* adoptan enfoques controvertidos que generan incomodidad en la sociedad. Por ejemplo, experimentando con técnicas no convencionales, como la edición genética en el cuerpo humano, la implantación de dispositivos avanzados o el uso de sustancias que aún no han sido aprobadas por las autoridades médicas. Una de las preocupaciones más destacadas es la falta de regulación y supervisión de estas prácticas. Los *biohackers* que buscan formas innovadoras de sanar pueden encontrarse en un terreno legal, pero éticamente incierto, lo que suscita inquietudes sobre la seguridad y los posibles efectos secundarios de sus intervenciones. Además, la incomodidad también puede surgir debido a la brecha de conocimiento entre los *biohackers* y la comunidad científica establecida. Los métodos utilizados por algunos *biohackers* carece de la rigurosidad científica necesaria para evaluar adecuadamente los riesgos y beneficios de sus intervenciones. El papel de la sociedad en la aceptación o rechazo de estas prácticas también es un aspecto crucial. La idea de *biohackers* que buscan curar a través de métodos poco convencionales podría generar desconfianza y temor en la población general, especialmente si no hay una comunicación clara sobre los objetivos y los resultados esperados.

En última instancia, explorar cómo los *biohackers* pueden causar incomodidad para sanar plantea preguntas fundamentales sobre la naturaleza de la medicina, la ética en la investigación y el papel de la sociedad en la adopción de avances tecnológicos en la búsqueda de la salud y el bienestar. Este tema y la reflexión en torno a los límites éticos y prácticos de la modificación biológica con fines terapéuticos pueden ser un campo fértil para el debate.

Tu cuerpo es una máquina compleja y sofisticada y cada una de sus partes está interconectada y afecta a las demás. Desde lo que comes hasta cómo manejas el estrés, todo tiene un impacto en tu salud general. Por lo tanto, es esencial adoptar un enfoque holístico que considere todos los aspectos de tu estilo de vida, incluyendo tu propósito vital y el impacto colectivo de tus acciones. Debemos trascender la individualidad y concebir el mundo como una unidad, reconociendo que todos compartimos el mismo ADN. Nuestra meta debería ser cuidar del planeta y evolucionar hacia seres humanos más compasivos, empáticos y menos egoístas.

En lugar de recurrir a soluciones rápidas o parches temporales, te animo a que te conviertas en el CEO de tu propia salud. Esto implica tomar decisiones informadas sobre lo que comes, cómo te mueves, cómo gestionas el estrés y cómo cuidas tu mente y tu cuerpo en general. Recuerda que la salud es un viaje continuo, y cada pequeño cambio positivo que hagas puede marcar una gran diferencia en tu bienestar a largo plazo. Estoy aquí para guiarte en cada paso del camino y brindarte el apoyo y la información que necesitas para alcanzar tus objetivos de salud. Juntos, podemos trabajar para que te sientas mejor, más enérgico y más saludable que nunca.

Exposición al frío

En los últimos años, la exposición al frío extremo se ha redescubierto como una forma de *biohacking*, reviviendo una tradición milenaria practicada en muchas culturas antiguas para mejorar el rendimiento físico y mental. La crioterapia, que involucra la exposición del cuerpo a temperaturas muy bajas, provoca una vasoconstricción severa que, al volver a la temperatura normal, induce una revascularización rica en nutrientes y minerales y un aumento de endorfinas. Este proceso, que dura solo tres minutos, desencadena una respuesta hormética en el cuerpo, activando mecanismos de defensa y reparación celular. Esta terapia estimula la producción de proteínas de choque térmico (HSP), esenciales para la protección celular, la reparación del ADN y la reducción de inflamación. Además, coloca el sistema nervioso central en un modo de lucha o huida, produciendo adrenalina. Administrando pequeñas dosis de estrés leve controlado, la crioterapia permite entrenar el cuerpo y la mente para reaccionar de manera más positiva ante los estresores. La crioterapia también puede aumentar el gasto energético y contribuir a la quema de calorías y reducción de grasa corporal mediante la activación de la grasa parda. Este tejido adiposo especializado se activa en respuesta al frío, generando calor para mantener la temperatura corporal adecuada. Activar la grasa parda mejora la sensibilidad a la insulina y el metabolismo de la glucosa, además de estar asociado con mejoras en el perfil lipídico, como la reducción de triglicéridos y el aumento de colesterol HDL.

BENEFICIOS DE LA EXPOSICIÓN AL FRÍO

Desarrolla la resiliencia. El estrés crónico de "combustión lenta" en el mundo moderno perjudica la salud, pero enfrentar breves estallidos puede fortalecer la resiliencia. Esta capacidad de control descendente, regulada por el córtex prefrontal, modera la impulsividad. Prácticas como la exposición al frío mejoran la claridad mental, permitiendo manejar de manera efectiva situaciones estresantes cotidianas, como reacciones ante comentarios insensibles o demoras frustrantes, desarrollando así habilidades para sobreponerse al malestar.

Mejora el estado de ánimo. La exposición al frío también provoca una liberación prolongada de dopamina. Al ser prolongada, sentirás sus efectos mucho después de salir del baño de hielo. Se sabe que la dopamina aumenta el estado de ánimo, agudiza la concentración y mejora la atención.

Fortalece la mente. Abrazar la exposición al frío, mediante duchas frías o baños de hielo, es un *biohack* eficaz para fortalecer la mente. Esta práctica activa la respuesta de estrés corporal, desencadenando la liberación de adrenalina y norepinefrina, que potencian la alerta y concentración. La exposición regular al frío incrementa la adaptación a estresores y fortalece la resiliencia ante adversidades, ayudando al cuerpo y mente a mantenerse enfocados y alertas incluso después de la exposición.

Activa el metabolismo. Como ya mencioné, hay dos tipos de grasa: la grasa blanca y la grasa parda. La grasa blanca es la que no quieres, es la que se obtiene en respuesta a la falta de ejercicio y hábitos alimenticios poco saludables. Sin embargo, lo que realmente quieres es aumentar la cantidad de grasa parda que tienes porque acelera tu metabolismo (por lo tanto, quema más calorías en reposo) y hace que puedas adaptarte mejor al frío.

Activa el nervio vago. La exposición al frío estimula el nervio vago, un componente esencial del sistema parasimpático, que juega un papel clave en la reducción de la inflamación y en la mejora de la resiliencia mental y física. Esta activación favorece una mejor respuesta y adaptación al estrés, facilitando una recuperación más rápida y efectiva del cuerpo y la mente ante situaciones adversas. Además, ayuda a regular funciones vitales como la frecuencia cardíaca y la digestión, promoviendo un bienestar generalizado.

Prepárate para la exposición al frío extremo con la respiración

La respiración juega un papel crucial en la preparación para la inmersión en agua fría o duchas de hielo. Controlar la mente para calmar la reacción corporal al frío es esencial, y la respiración es una herramienta clave para lograrlo. Respirar de manera lenta y constante puede reducir la frecuencia cardíaca y cambiar la percepción de la situación, haciendo que el corazón se acelere menos. Esto se facilita cerrando los ojos y concentrándose en la respiración. Una técnica destacada en este contexto es la respiración Wim Hof, utilizada por el atleta extremo holandés conocido como "Iceman" por su capacidad para tolerar el frío extremo. Esta técnica de respiración profunda controlada prepara el cuerpo para el choque del agua fría y mejora la experiencia de la inmersión. Realizar respiraciones profundas y rápidas, seguidas de una exhalación suave y una retención breve del aliento, aumenta la oxigenación del cuerpo y regula la respuesta del sistema nervioso. Esta práctica crea una sinergia poderosa con la inmersión en frío, optimizando la ingesta de oxígeno, mejorando la concentración mental y la resistencia, y ofreciendo una mejora en el bienestar físico y mental, así como una profunda sensación de vitalidad y fortaleza.

CÓMO PRACTICAR LA TERAPIA CON AGUA FRÍA

La terapia con agua fría puede producir un efecto incluso en 30 segundos. La investigación ha demostrado un aumento significativo en la liberación de norepinefrina que suprime las citoquinas proinflamatorias, es decir, reduce la inflamación.

Según el neurocientífico Andrew Huberman, para obtener el máximo beneficio de una práctica de crioterapia, es necesario exponerse al frío durante al menos 11 minutos cada semana. Por supuesto, si lo haces por más tiempo también es muy benéfico. Él recomienda dividir estos 11 minutos en 3-4 sesiones diferentes a lo largo de la semana.

- Puedes empezar por hundir tus manos y brazos en una tina o en una cubeta llena de agua fría, luego la cabeza. Puedes acabar tu baño caliente con agua fría, o tomar un baño con agua fría en la tina, en el mar o en un río, o si eres muy valiente puedes llenar tu tina con agua fría y cubitos de hielo, o ir a esquiar en camiseta de manga corta, pisar la nieve descalzo, etcétera. Puedes alternar la sensación de frío y calor: por ejemplo, realiza una inmersión en un baño de agua fría o crioterapia y ten una sesión de sauna después.
- Empieza despacio, relájate en el agua fría y escucha las señales de tu cuerpo. Con el tiempo, amplía la duración y reduce la temperatura del agua, y recuerda calentar y estirar después para disfrutar una experiencia segura y satisfactoria.
- Cuando entres en el baño helado, se supone que debes inhalar y luego exhalar lentamente al entrar en el agua. Cuando entras en el agua helada, muchas veces el cuerpo entra en estado de shock. El cuerpo quiere hiperventilar, pero hay que detenerlo respirando de forma constante. Esto te ayuda a manejar el estrés y a soportar la sesión.

Precaución. La crioterapia debe ser utilizada con precaución y bajo supervisión, ya que la exposición excesiva al frío puede tener riesgos, sobre todo para personas con ciertas condiciones médicas. Te recomiendo que consultes con tu médico antes de iniciar cualquier forma de terapia o exposición extrema al frío, en especial si se tiene condiciones médicas preexistentes. No es recomendable que después de la sauna te metas a la crioterapia ni hacer circuitos alternados de frío y calor ya que puede provocar neumonía. Primero entra a la crioterapia de 3 a 4 minutos y después al sauna.

Exposición al calor

El *biohack* de exposición al calor es una técnica que expone deliberadamente el cuerpo a temperaturas elevadas para desencadenar respuestas fisiológicas beneficiosas, basada en el principio de que el estrés térmico controlado puede inducir adaptaciones positivas, mejorando la salud y el rendimiento. Las formas de exposición al calor incluyen el uso de saunas y saunas infrarrojas, entrenamiento en calor, y exposición controlada al sol. Estas prácticas mejoran la circulación sanguínea, facilitan la desintoxicación a través del sudor, reducen el estrés, fortalecen el sistema inmunológico y mejoran el rendimiento atlético.

La exposición al calor provoca un estrés que activa una respuesta termorreguladora para restaurar la homeostasis. El hipotálamo, al detectar el aumento de temperatura, dilata los vasos sanguíneos para permitir que la sangre caliente y otros fluidos se muevan hacia la piel, enfriando la sangre y evaporando los fluidos. Durante este proceso, del 50 % al 70 % del flujo sanguíneo se desvía a la superficie de la piel para optimizar el enfriamiento a través del sudor.

El gasto cardíaco puede incrementarse un 60 % o más en respuesta al calor para suministrar oxígeno y, aunque la frecuencia cardíaca aumenta, el volumen de cada bombeo de sangre se mantiene. Además, el volumen de plasma total aumenta para compensar la disminución de volumen sanguíneo en el núcleo del cuerpo, actuando como un reservorio de líquidos para la producción de sudor, ayudando a enfriar el cuerpo y prevenir un aumento rápido de la temperatura central. La hormesis, una respuesta de defensa compensatoria a factores estresantes, activa sistemas de protección que estimulan la reparación celular y la aclimatación al calor. Esto prepara al cuerpo para enfrentar futuros estreses similares y puede contribuir a la longevidad. El uso de la sauna, una práctica antigua y transcultural, es un ejemplo de cómo el calor puede inducir este tipo de hormesis, entrando las células en un modo defensivo que mejora su resistencia y potencialmente influye en el envejecimiento.

Cómo funciona la sauna

El uso de la sauna implica una exposición pasiva y breve a altos niveles de calor, generando una forma leve de hipertermia que eleva la temperatura corporal central. Esto activa una respuesta termorreguladora para restaurar el equilibrio (homeostasis) del cuerpo, aclimatándolo para lidiar mejor con futuros ambientes cálidos. Existen dos tipos principales de saunas: húmedas y secas. Las saunas húmedas, o de vapor, tienen una alta humedad, generalmente superior al 50 %, lo que impide la evaporación del sudor y hace que se sientan más calurosas. En este tipo, el corazón trabaja más debido a la falta de enfriamiento por evaporación. Por su parte, las saunas secas tienen niveles de humedad bajos, entre el 10 y el 20 %, aunque algunas permiten verter agua sobre piedras calentadoras para incrementarla ligeramente.

Tradicionalmente, las saunas se calentaban con madera, práctica que persiste en zonas rurales de Finlandia. Sin embargo, las modernas suelen emplear calentadores eléctricos o infrarrojos. Los eléctricos calientan el aire a 70-100°C, transfiriendo el calor al cuerpo, mientras que los infrarrojos emiten radiación térmica que calienta directamente el cuerpo y el aire circundante. Estas últimas operan a temperaturas más bajas, de 45-60°C, y ofrecen una experiencia más suave comparada con las saunas eléctricas o de leña.

Los baños calientes en casa son una alternativa efectiva a la sauna o jacuzzi como terapia termal. Un estudio en *Heart* revela que los baños calientes diarios reducen un 28 % el riesgo de una enfermedad cardiovascular y un 26 % de accidentes cerebrovasculares en comparación con bañarse menos de dos veces por semana. Esta práctica mejora la circulación, aumenta la vasodilatación por la producción de óxido nítrico, disminuye la presión arterial, disminuye marcadores de inflamación IL-6 y PCR, mejora la eliminación de metales pesados y otras toxinas, y promueve la salud cardiovascular. La terapia termal, incluso desde casa, ofrece beneficios significativos para el corazón y el bienestar general, convirtiéndose en una opción accesible para quienes buscan mejorar su salud.

BENEFICIOS DE LA SAUNA PARA LA SALUD

Mejora la salud cardiovascular. Las sesiones regulares en la sauna benefician significativamente la salud cardiovascular. Un estudio de 2015 demostró que el uso frecuente de la sauna reduce la mortalidad cardiovascular y general, y disminuye la incidencia de enfermedades como el alzhéimer. Mantenerse en una sauna a al menos 78.9°C durante 20 minutos puede mejorar la presión arterial, la circulación y reducir la inflamación, efectos comparables a los del ejercicio moderado por el aumento de la frecuencia cardíaca. Además, el uso regular de la sauna, de 2 a 7 veces por semana, puede reducir hasta un 63% el riesgo de ataques cardíacos y disminuir un 37% la mortalidad prematura.

Promueve la longevidad. El uso regular de la sauna (seca o infrarroja) genera un estrés térmico hormético, que activa rutas de longevidad y promueve óxido nítrico endógeno; activa el endotelio vascular, mejora la función mitocondrial, el sistema inmunológico, la capacidad antioxidante y genera vasodilatación, lo que provoca un aumento del flujo sanguíneo.

Retrasa el deterioro cognitivo. Mantener un flujo sanguíneo adecuado al cerebro es clave para una función cognitiva saludable, ya que suministra oxígeno y nutrientes esenciales. La hipertensión puede dañar la estructura cerebral y contribuir a la pérdida cognitiva. Un estudio finlandés reveló que los hombres que usaban la sauna de 4 a 7 veces por semana reducían un 65 % el riesgo de alzhéimer frente a quienes la usaban una vez por semana. Además, la sauna estimula la producción del factor neurotrófico derivado del cerebro (BDNF), que fomenta la neurogénesis, mejora la respuesta al estrés y reduce la ansiedad y la depresión. La exposición al calor en la sauna puede aumentar los niveles de BDNF hasta un 66 %, reduciendo también el cortisol y proporcionando efectos relajantes.

Elimina patógenos y toxinas. El calor intenso de la sauna también es crucial para eliminar patógenos y toxinas del cuerpo. Elevando la temperatura corporal, la sauna ayuda a combatir microorganismos invasores y prevenir enfermedades. Además, facilita la desintoxicación natural mediante el sudor producido durante las sesiones, permitiendo la eliminación de toxinas ambientales, metales pesados y productos de desecho metabólico. Así, la sauna se convierte en un eficaz agente de limpieza interna, manteniendo el cuerpo libre de agentes nocivos y promoviendo un estado de bienestar y salud general.

Ayuda a perder peso. Aunque se cree que la pérdida de peso en la sauna se debe solo al sudor, sus beneficios van más allá. La sauna activa el metabolismo y mejora la sensibilidad a la insulina, convirtiéndose en una herramienta efectiva para adelgazar. El calor extremo estimula la quema de calorías en reposo, favoreciendo una pérdida de peso sostenible, especialmente al combinarla con dieta equilibrada y ejercicio. Además, mejora la sensibilidad a la insulina, ayudando a las células a utilizar glucosa de manera eficiente, lo que previene picos de azúcar y reduce antojos que podrían sabotear los esfuerzos de pérdida de peso.

Alivia dolores musculares y la artritis. La sauna es una herramienta efectiva para aliviar dolores musculares y tratar la artritis. Al aumentar la temperatura corporal, dilata los vasos sanguíneos y mejora el flujo sanguíneo, proporcionando más oxígeno y nutrientes a los músculos mientras elimina subproductos metabólicos que causan dolor y rigidez. El calor relaja los músculos, reduce la tensión y mejora la flexibilidad, beneficiando a quienes padecen dolores crónicos o tensión por estrés o ejercicio. Estudios muestran que 10 minutos en la sauna aceleran la recuperación física, siendo popular entre atletas. Además, el calor y la humedad alivian el dolor y la rigidez de la artritis, mejorando la movilidad y calidad de vida.

Reduce el estrés. La sauna es altamente efectiva para reducir el estrés y mejorar el bienestar general. En este ambiente cálido, el cuerpo libera endorfinas, conocidas como "hormonas de la felicidad", que elevan el estado de ánimo, generan euforia y alivian molestias físicas y emocionales. Este efecto es especialmente beneficioso para personas con ansiedad o depresión. Además, la sauna ofrece un espacio ideal para la relajación profunda, ya que el calor relaja los músculos y alivia la tensión acumulada, promoviendo una calma mental. Estos beneficios convierten a la sauna en una herramienta poderosa para mejorar la salud mental y física, ayudando a desconectar del estrés diario y mejorar la calidad de vida.

Alivia la depresión. La depresión, frecuentemente asociada con altos niveles de inflamación en el cuerpo, puede aliviarse mediante estrategias que promuevan vías antiinflamatorias, como la administración de citocinas antiinflamatorias. El uso de la sauna ha demostrado ser efectivo en este contexto. Un estudio aleatorizado mostró que personas con depresión leve experimentaron una reducción significativa de síntomas tras usar la sauna regularmente durante cuatro semanas. Los participantes reportaron mejoras como mayor apetito y menos ansiedad. Esto se debe a que el calor de la sauna eleva los niveles de citocinas antiinflamatorias, similares a los efectos del ejercicio, mejorando el estado de ánimo y reduciendo la depresión.

Estimula y aumenta la hormona del crecimiento. La hormona del crecimiento, esencial para la salud y vitalidad, disminuye con la edad, contribuyendo a obesidad, pérdida muscular y fragilidad. La sauna es una herramienta eficaz para contrarrestar esta disminución, ya que el calor controlado estimula su liberación. Dos sesiones de 20 minutos a 80°C pueden duplicar sus niveles, mientras que dos de 15 minutos a 100°C pueden incrementarlos hasta cinco veces. La exposición repetida al calor aumenta significativamente esta hormona, promoviendo recuperación muscular, reparación tisular y salud general. Además, hay indicios de que la sauna podría estimular la liberación de células madre, aunque se necesita más investigación.

La sauna y la eritropoyetina

La eritropoyetina (EPO) es una hormona producida principalmente por los riñones, que estimula la producción de glóbulos rojos en respuesta a niveles bajos de oxígeno en sangre. El uso de la sauna puede estimular la producción de esta hormona de forma indirecta, aunque este efecto está más relacionado con la exposición al calor y la deshidratación controlada.

Durante una sesión de sauna, el cuerpo experimenta un aumento en la deshidratación controlada debido a la pérdida de líquidos a través del sudor, lo que puede reducir temporalmente el volumen plasmático. Esta disminución en el volumen plasmático eleva la concentración de hemoglobina y genera una sensación de "hipoxia relativa", que estimula la producción de eritropoyetina (EPO). Además, el aumento de la temperatura corporal asociado al estrés térmico induce adaptaciones fisiológicas, como un mejor transporte de oxígeno. El cuerpo responde a este estrés aumentando los glóbulos rojos, lo que mejora la capacidad de transporte de oxígeno. La sauna también favorece la mejora de la circulación sanguínea, optimizando el transporte de oxígeno y nutrientes y desencadenando respuestas hormonales beneficiosas. Por último, los efectos en el sistema endocrino incluyen la estimulación de hormonas que regulan el estrés, como la hormona del crecimiento y la norepinefrina, las cuales también pueden influir en la producción de EPO.

Entre los beneficios de estimular la producción de esta, está el aumento de la producción de glóbulos rojos, mejorando significativamente la capacidad del cuerpo para transportar oxígeno, lo que contribuye al rendimiento físico y acelera la recuperación. Además, potencia la resistencia aeróbica al simular algunos de los beneficios del entrenamiento en altitud, permitiendo al cuerpo adaptarse mejor a condiciones de esfuerzo prolongado. Y mejora la oxigenación tisular, lo que favorece la regeneración celular y promueve una mejor salud general.

HIIT: entrenamiento en intervalos de alta intensidad

El ejercicio es esencial para el bienestar general del organismo, más allá de la pérdida de peso. Reduce la presión arterial, el riesgo de diabetes y cáncer, promueve el envejecimiento saludable, mejora la salud mental y eleva el estado de ánimo. Sin embargo, el sedentarismo y el ajetreo diario han hecho que no sea una prioridad para muchas personas.

Durante el ejercicio, los músculos liberan sustancias químicas en la sangre, como las miocinas, conocidas como "moléculas de esperanza". Estas proteínas, producidas durante la contracción muscular, actúan como mensajeras que influyen en otros tejidos y células del cuerpo. Regulan el metabolismo, modulan la inflamación, reparan tejidos dañados y benefician al sistema inmunitario y al cerebro. Las miocinas atraviesan la barrera hematoencefálica, actuando como antidepresivos al mejorar el estado de ánimo, potenciar el aprendizaje, proteger el cerebro del envejecimiento y fortalecer la conexión músculo-cerebro. El ejercicio también estimula la liberación de neurotransmisores como dopamina, noradrenalina y serotonina, que contribuyen al bienestar mental y emocional.

El ejercicio aeróbico en específico, también conocido como ejercicio cardiovascular, es una forma de actividad física que implica movimientos repetitivos y rítmicos diseñados para aumentar la frecuencia cardíaca y mejorar la respiración. Este tipo de ejercicio se centra en trabajar el corazón y los pulmones, fortaleciendo así la resistencia cardiovascular. Se caracteriza por el uso de grandes grupos musculares en actividades como correr, nadar, andar en bicicleta, caminar rápido, bailar o realizar ejercicios aeróbicos. Estos movimientos, que van desde moderados hasta intensos, permiten que el cuerpo utilice oxígeno de manera eficiente para producir energía. Este capítulo destaca el HIIT como una forma de *biohacking* y sus beneficios para la salud.

La VFC es una métrica clave que refleja la inflamación y el equilibrio del sistema nervioso. Una VFC alta favorece la regeneración, mientras que una baja indica mayor inflamación y estrés. En este sentido, un estudio reciente muestra que el entrenamiento HIIT aumenta la neuroplasticidad cerebral, mejorando las conexiones neuronales tras la actividad. El HIIT consiste en lo siguiente:

1. *Ráfagas de ejercicio intenso.* Durante el HIIT, realizas ejercicios a una intensidad muy alta durante un corto periodo. Esto puede incluir ejercicios como *sprints*, saltos, *burpees*, flexiones y sentadillas. El objetivo es ejercitar tu cuerpo al máximo durante estos intervalos cortos.
2. *Periodos de descanso o recuperación.* Después de cada ráfaga de ejercicio intenso, tienes un periodo de descanso o recuperación. Durante este tiempo, tu cuerpo se recupera y se prepara para la siguiente ráfaga de ejercicio intenso. Esto puede implicar caminar, trotar o realizar ejercicios de baja intensidad.
3. *Repetición de intervalos.* El HIIT se realiza típicamente en forma de series o circuitos de intervalos. Por ejemplo, podrías hacer 20 segundos de *sprint* seguidos de 10 segundos de descanso, y repetir este ciclo varias veces.
4. *Variedad de ejercicios.* Puedes adaptar el HIIT a una amplia variedad de ejercicios y actividades. Desde correr y andar en bicicleta hasta saltar la cuerda o hacer ejercicios de peso corporal, las opciones son infinitas.

Es importante que consideres que el HIIT puede ser muy exigente, en especial para los principiantes, por lo que debes comenzar gradualmente y escuchar a tu cuerpo. Te recomiendo que uses algún dispositivo portátil de rastreo de actividad física como podómetros, pulsómetros y rastreadores del sueño, que nos brindan una visión interna del estado de nuestro organismo y se han vuelto muy populares para monitorear y mejorar la salud personal. Combinados con *smartphones* o aplicaciones, dan un seguimiento muy completo para un manejo efectivo de la salud y son excelentes para motivarnos a adoptar comportamientos más saludables por medio del aumento de la actividad física y de la mejoría en la calidad del sueño, y nos ayudan a comprometernos con una rutina de ejercicios más retadora conforme avanzamos en nuestras metas.

BENEFICIOS DEL HIIT

Eficiencia en tiempo. El HIIT implica alternar entre periodos cortos de ejercicio intenso y periodos de recuperación activa o descanso. Esta estructura permite sesiones de entrenamiento más cortas que el ejercicio cardiovascular continuo de intensidad moderada, lo que resulta en beneficios cardiovasculares significativos en un periodo más breve.

Quema calorías. Durante los periodos de alta intensidad en el HIIT, el cuerpo trabaja al máximo de su capacidad, lo que aumenta la quema de calorías durante el ejercicio y después de realizarlo debido al aumento del metabolismo basal. Es decir que, debido a la alta intensidad de los intervalos, tu cuerpo sigue quemando calorías incluso después de que haya terminado el entrenamiento.

Mejora la capacidad cardiovascular. El HIIT mejora la capacidad aeróbica y anaeróbica al mismo tiempo. Los intervalos de alta intensidad desafían el sistema cardiovascular, lo que conduce a adaptaciones que mejoran la resistencia y la eficiencia del corazón y los pulmones.

Ayuda a perder grasa. El HIIT quema calorías durante el ejercicio y promueve la oxidación de grasas durante el periodo de recuperación. Esto puede ayudar a reducir la grasa corporal y mejorar la composición corporal.

Preservación de masa muscular. A diferencia de algunos tipos de ejercicio cardiovascular prolongado, el HIIT minimiza la pérdida de masa muscular, ya que incorpora periodos de descanso que permiten la recuperación y el mantenimiento de la fuerza muscular. A diferencia de algunos otros tipos de ejercicio cardiovascular, el HIIT ayuda a preservar la masa muscular mientras quemas grasa. Esto es importante para mantener un metabolismo saludable y una apariencia física tonificada.

Mejora la sensibilidad a la insulina. El HIIT puede mejorar la sensibilidad a la insulina y ayudar a regular los niveles de azúcar en sangre, lo que es beneficioso para la prevención y el manejo de la diabetes tipo 2.

Te da variedad y diversión. El HIIT ofrece una variedad de ejercicios y modalidades que pueden adaptarse a diferentes preferencias y niveles de condición física. Además, la naturaleza variable e intensa del entrenamiento puede hacer que las sesiones sean más dinámicas y entretenidas. En el HIIT se puede adaptar la duración y la intensidad de los intervalos de acuerdo a los diferentes niveles de condición física y según tus necesidades y objetivos.

Aumenta la resistencia. Mejora la resistencia aeróbica y anaeróbica, es decir que te sentirás más en forma y capaz de realizar actividades físicas durante periodos más largos sin cansarte fácilmente.

RUTINA DE HIIT PARA PRINCIPIANTES

Puedes empezar por realizar tu entrenamiento HIIT diario en casa, usando el temporizador de tu celular o reloj. La velocidad de cada ejercicio puede ajustarse según el nivel de condición física de cada individuo, pero lo ideal es que des tu máximo esfuerzo. Este es un ejemplo de rutina que puedes empezar a hacer hoy mismo:

Antes de comenzar, realiza un calentamiento de cinco minutos, que puede consistir en caminar o marchar donde estés parado.

- 30 segundos de saltos laterales, de un lado a otro.
- 15 segundos de marcha lenta.
- 30 segundos de sentadillas normales o con salto.
- 15 segundos de marcha lenta.
- 30 segundos de lagartijas.
- 15 segundos de marcha lenta.
- 30 segundos de saltos de tijera, abriendo y cerrando los brazos en alto.
- 15 segundos de marcha lenta.
- 30 segundos de baile intenso.
- 15 segundos de marcha lenta.
- 30 segundos trotando, alternando las rodillas al pecho.
- 15 segundos de marcha lenta.
- 30 segundos de abdominales.

Después de completar cada serie de ejercicios, descansa durante 60 segundos y repite todo el circuito dos veces más.

Al finalizar la sesión, realiza un enfriamiento de 5 a 10 minutos con movimientos más lentos para que el ritmo cardíaco disminuya poco a poco; sería ideal que combines estos movimientos con estiramientos.

10 consejos para mantenerte en movimiento todos los días

Para que te ejercites de forma cotidiana y mejores considerablemente tu salud actual y propicies la prevención de enfermedades, es importante que un día que estés tranquilo y sin presiones te sientes a considerar las siguientes sugerencias:

Planifica tu ejercicio diario	Es crucial reservar un tiempo específico en tu agenda para hacer ejercicio. Anótalo y comprométete a seguirlo.
Establece una responsabilidad compartida	Busca un compañero de ejercicio para mantenerte motivado y responsable. La compañía puede marcar la diferencia para mantener el rumbo hacia tus metas de actividad física.
Cuenta tus pasos diarios	Considera el uso de un podómetro para seguir tus pasos diarios. Establece metas alcanzables y aumenta gradualmente tu recuento de pasos con el tiempo.
Haz caminatas rápidas	Al caminar, hazlo a un ritmo enérgico para maximizar los beneficios para la salud. Intenta caminar como si estuvieras llegando tarde a una cita.
Limita el tiempo sedentario	Apaga los dispositivos electrónicos y utiliza ese tiempo para realizar tareas domésticas, pasear por el vecindario o jugar con los niños.
Realiza movimiento creativo	Incorpora movimiento en tu rutina diaria, como hacer ejercicios simples mientras miras la televisión o realizas tareas sedentarias.

Haz ejercicio en la oficina	Encuentra formas de mantenerte activo mientras trabajas, como subir escaleras, estirarte o realizar ejercicios cortos durante los descansos.
Divide tu entrenamiento	Si el ejercicio continuo es desafiante, divide tus sesiones en periodos más cortos a lo largo del día para maximizar la energía y la intensidad.
Participa en clases o eventos	Únete a clases de fitness o eventos deportivos para mantener la motivación y la consistencia en tu rutina de ejercicio.
Fija recompensas y reconocimiento	Establece objetivos alcanzables y celébralos cuando los logres. Las recompensas pueden incluir artículos relacionados con el ejercicio o simplemente darte el permiso para relajarte y disfrutar del éxito.

Al seguir estos consejos, podrás mantener un estilo de vida activo y saludable, ¡y disfrutarás de los beneficios físicos y mentales que conlleva!

Ayuno intermitente

> Un poco de hambre, muchas veces puede ayudar más al enfermo que las mejores medicinas y los mejores médicos.
>
> MARK TWAIN

El ayuno...

No es una dieta.

No es una moda.

No es un trastorno de la conducta alimentaria.

No es la salida a una mala alimentación.

El ayuno es una práctica científica, amorosa, coherente, consciente, pacífica y serena de autoconocimiento donde te honras y te valoras porque estás en autocontrol. Es una práctica integral de tu alimentación.

Se remonta a siglos atrás y ha sido usada por diversas razones, como el crecimiento espiritual, el control del peso y la mejoría de la salud. En muchas religiones antiguas, como el judaísmo, el cristianismo, el islam, el hinduismo y el budismo, el ayuno era una práctica espiritual para purificar el cuerpo y el alma, así como para demostrar devoción religiosa. Se consideraba una forma de controlar los deseos mundanos, alcanzar un estado de claridad mental y conexión con lo divino, y expresar arrepentimiento o gratitud. En la antigua medicina tradicional, que incluía sistemas como la medicina ayurvédica, la medicina tradicional china y la medicina griega antigua, el ayuno era una herramienta común para promover la curación y el bienestar, porque desde entonces se dieron cuenta de que desintoxica el organismo, elimina enfermedades y restablece el equilibrio interno.

Hoy en día, con un creciente número de investigaciones que destacan sus numerosos beneficios, el ayuno ha experimentado un resurgimiento, sobre todo en los círculos de la salud y el bienestar. Dado que el ayuno prolongado no es fácil de llevar en el mundo actual, el ayuno intermitente es un punto intermedio que recoge todos los beneficios del ayuno prolongado, y es mucho más seguro de llevar en términos médicos. Este enfoque, considerado como un *biohack*, impulsa al cuerpo a volverse más flexible metabólicamente. Durante los periodos de ayuno, el cuerpo se ve obligado a utilizar la glucosa y las grasas almacenadas como fuente de energía, lo que facilita la pérdida de grasa y el desarrollo muscular. Este cambio metabólico mejora la salud en general y aumenta la resiliencia del cuerpo al reducir su dependencia de la ingesta constante de alimentos. Al entrenar al cuerpo para adaptarse a la disponibilidad variable de nutrientes, se promueve una mayor eficiencia en el uso de energía y se reduce el riesgo de problemas metabólicos. Además, esta adaptabilidad metabólica ayuda a mejorar la composición corporal, ya que aumenta la masa muscular magra y reduce la grasa corporal.

Cómo funciona

El éxito del ayuno intermitente radica en la alternancia entre dos estados metabólicos: el "estado de alimentación" y el "estado de ayuno". Durante el estado de alimentación, que dura entre tres y cinco horas después de comer, el cuerpo procesa y absorbe los nutrientes, elevando los niveles de insulina. Esta hormona permite que el cuerpo utilice la energía de los alimentos para su metabolismo y almacenamiento. En este estado, los carbohidratos se convierten en glucosa, utilizada como energía, y el exceso se almacena como grasa en las células adiposas. En cambio, durante los periodos de ayuno, los niveles de insulina disminuyen, lo que permite que las células grasas liberen la glucosa almacenada para ser utilizada como energía. Este mecanismo es clave para la pérdida de peso, ya que fomenta la quema de grasa al reducir el almacenamiento de energía en las células grasas. Además, el ayuno intermitente permite al cuerpo equilibrar los niveles de insulina, mejorar el uso de energía almacenada, estimular la reparación celular y la pérdida de grasa, y apoya procesos naturales de regeneración.

Autofagia celular

El estado de ayuno activa la autofagia, un proceso celular altamente regulado que implica la degradación y el reciclaje de componentes celulares dañados o no deseados. Es una función esencial para mantener la salud celular y el equilibrio interno en el cuerpo. El término "autofagia" proviene del griego, donde "auto" significa "uno mismo" y "fagia" significa "comer", lo que literalmente se traduce como "comerse a uno mismo". El proceso de autofagia comienza cuando se forman vesículas especiales llamadas "autofagosomas" alrededor de los componentes celulares que se deben degradar. Estos autofagosomas luego se fusionan con lisosomas, que contienen enzimas digestivas, formando así los llamados "autofagolisosomas". Dentro de los autofagolisosomas, los componentes celulares se descomponen en sus partes constituyentes, como aminoácidos, lípidos y carbohidratos, que luego se reciclan para ser usados en la síntesis de nuevas moléculas y para generar energía.

La autofagia está regulada por dos vías metabólicas principales. La primera es la inhibición de mTOR (*mammalian Target of Rapamycin*), un complejo que se inactiva durante el ayuno, permitiendo que la autofagia se active. La segunda es la activación de AMPK (proteína quinasa activada por AMP), una enzima que detecta niveles bajos de energía en las células y estimula procesos como la autofagia para mantener el equilibrio energético.

La ciencia aún no ha definido con exactitud el momento exacto en que comienza la autofagia, aunque algunos estudios sugieren que se activa tras 17 horas de ayuno. Durante este proceso, las células reaccionan a la ausencia de nutrientes enviando una señal: "No hay comida, debo convertirme en una mejor célula". La autofagia es un mecanismo esencial de limpieza celular que desintoxica, recicla componentes innecesarios y rejuvenece las células. También elimina virus, bacterias y otros patógenos. Este grado de limpieza y reparación celular solo se alcanza mediante el ayuno. La autofagia desempeña varios roles importantes en el cuerpo, incluyendo:

- *Eliminación de componentes celulares dañados o no deseados.* La autofagia ayuda a mantener la integridad celular al eliminar proteínas defectuosas, orgánulos dañados y otras estructuras celulares que podrían causar estrés celular o daño al ADN si no se eliminan adecuadamente.

- *Adaptación a condiciones de estrés celular.* La autofagia se activa en respuesta a condiciones de estrés celular, como la privación de nutrientes, la exposición a toxinas o la acumulación de proteínas mal plegadas. Al descomponer y reciclar componentes celulares, la autofagia puede ayudar a las células a adaptarse y sobrevivir en condiciones adversas.

- *Regulación del metabolismo celular.* La autofagia desempeña un papel importante en la regulación del metabolismo celular al proporcionar una fuente de nutrientes durante periodos de escasez de nutrientes. Esto puede ayudar a mantener la homeostasis energética y promover la supervivencia celular en condiciones de ayuno o ejercicio.

- *Protección contra enfermedades.* La disfunción en el proceso de autofagia se ha asociado con una variedad de enfermedades, como neurodegenerativas, cardiovasculares, cáncer y trastornos metabólicos. Mantener un nivel adecuado de autofagia puede ayudar a prevenir la acumulación de proteínas tóxicas y proteger contra el desarrollo de estas enfermedades.

BENEFICIOS DEL AYUNO INTERMITENTE

Alivia la enfermedad inflamatoria intestinal (EII). El ayuno intermitente ofrece múltiples beneficios para la salud gastrointestinal, principalmente al reducir la inflamación y mejorar la integridad intestinal. Disminuye la producción de citocinas proinflamatorias como TNF-α e IL-6, aliviando los síntomas de enfermedades inflamatorias intestinales. Durante el ayuno, el proceso de autofagia repara el revestimiento intestinal, cicatriza úlceras y fortalece la barrera intestinal al regular proteínas esenciales que mantienen la unión entre las células epiteliales. Además, el ayuno optimiza el microbioma intestinal, promoviendo el crecimiento de bacterias beneficiosas y reduciendo especies asociadas con inflamación. Este equilibrio mejora el eje intestino-cerebro, favoreciendo la absorción intestinal y combatiendo condiciones como disbiosis, intestino permeable y enfermedades autoinmunes. Asimismo, reduce la permeabilidad intestinal al estimular vías neurointestinales que restauran la integridad del recubrimiento intestinal y mejoran el complejo migratorio. Combinar el ayuno con alimentos de temporada y locales potencia sus efectos, asegurando una microbiota y un sistema digestivo saludables.

Protege contra el cáncer. El ayuno intermitente protege las células sanas al reducir radicales libres y regular la inflamación, disminuyendo el riesgo de mutaciones relacionadas con el cáncer. Mediante la autofagia, elimina células dañadas, potencialmente cancerosas y componentes celulares disfuncionales, evitando el crecimiento tumoral. Además, al reducir los niveles de insulina y la disponibilidad de glucosa en la sangre, desacelera la proliferación de tumores, que dependen de la glucosa para su avance. También, potencia la eficacia de la quimioterapia y radioterapia, haciendo que las células cancerosas sean más sensibles a estos tratamientos. Paralelamente, protege las células sanas y alivia efectos secundarios como la fatiga y la pérdida de apetito, mejorando la calidad de vida durante el tratamiento oncológico.

Favorece la salud cardiaca. El ayuno intermitente mejora la salud cardiovascular al promover la pérdida de peso, aumentar la sensibilidad a la insulina y reducir la inflamación. Mejora la función endotelial, esencial para regular el flujo sanguíneo y la presión arterial, reduciendo el riesgo de enfermedades como la coronaria y el accidente cerebrovascular. Al disminuir citocinas proinflamatorias y aumentar citocinas antiinflamatorias, protege contra la aterosclerosis y otras condiciones inflamatorias cardiovasculares. Además, reduce el estrés oxidativo al estimular la producción de antioxidantes endógenos y neutralizar los radicales libres, fortaleciendo así la salud del corazón y los vasos sanguíneos.

Mejora el rendimiento físico. El ayuno intermitente favorece el cambio de glucosa a ácidos grasos y cuerpos cetónicos como fuente de energía, mejorando la eficiencia energética y la resistencia en ejercicios prolongados. Estimula la oxidación de grasas, ideal para la pérdida de grasa corporal y mejora de la composición física. Además, incrementa la liberación de hormona del crecimiento, promoviendo la ganancia muscular y la recuperación tras el ejercicio. La autofagia que ocurre durante el ayuno optimiza la reparación muscular y reduce el riesgo de lesiones. También, activa respuestas adaptativas al estrés, fortaleciendo la capacidad del cuerpo para enfrentar las demandas físicas del ejercicio, maximizando el rendimiento y la recuperación.

Aumenta la longevidad. El ayuno intermitente favorece la longevidad celular al activar genes y vías moleculares asociadas con la protección celular y el envejecimiento saludable, como las vías de la insulina/IGF-1 y mTOR. Reduce el estrés oxidativo al estimular la producción de antioxidantes endógenos, mejorando la defensa celular y previniendo el daño y envejecimiento prematuro. Mediante la autofagia, elimina componentes celulares dañados, promoviendo la regeneración celular y disminuyendo el riesgo de enfermedades relacionadas con la edad. Además, al reducir la inflamación, mejorar la sensibilidad a la insulina y fortalecer la salud celular, el ayuno intermitente ayuda a prevenir enfermedades crónicas asociadas con el envejecimiento, favoreciendo una vida más larga y saludable.

Repara la producción de la energía celular. El ayuno estimula la producción de cetonas que reparan las mitocondrias, mejorando su capacidad para utilizar glucosa y promover la desintoxicación celular. Mitocondrias saludables activan la metilación y eliminan toxinas de las células. Sin embargo, cuando están dañadas, disminuyen los niveles de glutatión y fallan en eliminar toxinas, causando inflamación. Alternar entre ayuno y alimentación es clave para reparar mitocondrias y neuronas, favoreciendo la salud celular.

Combate la diabetes tipo 2. El ayuno intermitente reduce glucosa, insulina y leptina en ayunas, mejorando la sensibilidad a la insulina y aumentando adiponectina. Estudios indican que algunos pacientes supervisados médicamente lograron revertir su necesidad de terapia insulínica. Durante el ayuno, el cuerpo utiliza grasa almacenada como energía, disminuyendo picos de glucosa postprandiales. Al promover la pérdida de peso y reducir la grasa corporal, el ayuno intermitente disminuye el riesgo de diabetes tipo 2 y mejora el control glucémico en pacientes con esta condición. Además, reduce triglicéridos y aumenta el colesterol HDL, disminuyendo el riesgo cardiovascular asociado con la diabetes tipo 2.

Favorece la salud de los tejidos. La autofagia mantiene la salud de los tejidos al eliminar las células viejas o disfuncionales y promover la regeneración celular. Durante el ayuno, el cuerpo aumenta la producción de ciertos factores de crecimiento, como el factor de crecimiento similar a la insulina 1 (IGF-1), que estimula la reparación y el crecimiento de los tejidos. Esta estimulación del factor de crecimiento ayuda a mantener la integridad estructural de los tejidos y promover la salud. Además, como reduce el estrés oxidativo al disminuir la producción de radicales libres y aumentar la actividad de los antioxidantes endógenos, protege la salud de los tejidos.

Ayuda a perder peso. El ayuno intermitente limita el tiempo de ingesta de alimentos, reduciendo naturalmente la cantidad total de calorías consumidas al día. Al restringir el periodo para comer, se disminuye la probabilidad de excederse en calorías, generando un déficit calórico que favorece la pérdida de peso. Además, durante los periodos de ayuno, el cuerpo libera noradrenalina y otros compuestos que aumentan la tasa metabólica, promoviendo una mayor quema de calorías incluso en reposo. Este proceso facilita la pérdida de peso al mejorar la eficiencia del metabolismo. Muchas personas encuentran que el ayuno intermitente les ayuda a controlar mejor el hambre y sentirse satisfechas con porciones más pequeñas durante los periodos de alimentación, haciendo más sostenibles sus hábitos alimenticios.

Mejora cognitiva. El ayuno intermitente estimula la producción de factores neurotróficos como el BDNF, esenciales para la salud y plasticidad cerebral. La neuroplasticidad permite al cerebro adaptarse a nuevas experiencias, mejorando la comunicación neuronal, fortaleciendo conexiones sinápticas y fomentando la formación de nuevas neuronas, lo que potencia la función cognitiva. Además, el ayuno reduce el estrés oxidativo y la inflamación cerebral, disminuyendo el deterioro cognitivo y el envejecimiento. Estimula la autofagia neuronal, crucial para mantener la integridad y supervivencia de las células nerviosas, promoviendo una función cognitiva óptima a largo plazo. Durante el ayuno, el cuerpo utiliza cuerpos cetónicos como fuente de energía alternativa. Estos atraviesan la barrera hematoencefálica, proporcionando un suministro constante y eficiente de combustible para las neuronas, mejorando el rendimiento cognitivo, la claridad mental y reduciendo la neuroinflamación. Esto también disminuye el riesgo de enfermedades neurodegenerativas como el alzhéimer y el párkinson. Estudios han demostrado que el ayuno intermitente mejora la memoria de trabajo en animales y la memoria verbal en adultos. Además, afecta positivamente el estado de ánimo, mejora el sueño y la concentración, destacándose como una herramienta poderosa para la salud cerebral y el bienestar mental.

Cómo empezar con el ayuno intermitente

Biohackear tu cuerpo implica probar nuevas técnicas y averiguar lo que te funciona mejor. Existen diversas modalidades para practicar el ayuno intermitente, pero todas comparten la idea de establecer periodos regulares para comer y para ayunar. Por ejemplo, una alternativa consiste en restringir la ingesta de alimentos a un periodo de ocho horas cada día, dejando el resto del tiempo para el ayuno. Otra opción de ayuno intermitente consiste en ayunar durante un día completo dos veces a la semana y seguir una alimentación normal el resto de los días. Otra estrategia efectiva es practicar OMAD (*One Meal A Day*) los lunes, es decir, realizar una sola comida al día. Esto puede ayudarte a entrar en estado de cetosis más rápido, seguido de un régimen de ayuno intermitente el resto de la semana.

Antes de comenzar con el ayuno intermitente, es fundamental que busques la orientación de un médico. Una vez que hayas obtenido el visto bueno, la práctica puede ser relativamente sencilla de seguir. Los periodos prolongados sin ingerir alimentos, como los que duran 24, 36, 48 o 72 horas, no necesariamente son más benéficos y pueden ser potencialmente peligrosos. Pasar demasiado tiempo sin comer puede provocar que el cuerpo comience a almacenar más grasa en respuesta a la inanición. Toma en cuenta que el organismo puede tardar entre dos y cuatro semanas en adaptarse al ayuno intermitente. Durante este periodo de adaptación, quizá experimentes sensaciones de hambre o cambios de humor. Sin embargo, quienes superan esta fase inicial tienden a continuar con el plan de ayuno debido a los beneficios que perciben en su bienestar general.

TIPS PARA APROVECHAR AL MÁXIMO EL AYUNO INTERMITENTE

- Durante las horas de ayuno, puedes tomar agua y bebidas sin calorías, como el café negro y el té. No tomes bebidas con edulcorantes artificiales. Una excelente opción, que muchos *biohackers* usan, es tomar café con aceite MCT y ghee, pues no rompe la cetosis, y quema grasa. Así mismo, el caldo de hueso solito, agua mineral, agua con vinagre de manzana y el té tampoco rompen tu ayuno.
- Toma saborizantes naturales: jugo de limón, menta, canela, cúrcuma, jengibre.
- Toma en ayunas tus medicamentos para la tiroides y la presión arterial, no los suspendas.
- Durante los periodos de alimentación, evita tanto comer en exceso como el consumo de alimentos procesados, harinas, cereales, azúcar, soya, alcohol, etcétera. No es probable que logres perder peso o mejores tu salud si consumes comida chatarra alta en calorías, frituras abundantes y dulces durante estos periodos.
- Prefiere incluir en tu dieta alimentos integrales y frescos, evitando los procesados y optando por opciones ecológicas siempre que sea posible.
- Asegúrate de siempre romper tu ayuno con kéfir, un gran probiótico, fibra y proteína. Por ejemplo, un jugo verde sin fruta acompañado de unos huevos revueltos con espárragos y aguacate; también es recomendable consumir abundantes verduras de hojas verdes, una cantidad moderada de proteína animal de libre pastoreo, y utilizar grasas saludables como el aceite de oliva, aceite de aguacate, de coco y ghee, para aquellos que no presenten intolerancia a la lactosa. Incluye semillas, aceitunas y palmitos de frasco en tus comidas.
- También, puedes romper tu ayuno con un licuado de proteína vegetal de chícharo, arándano, sacha inchi o cáñamo y agregar chía, linaza, frutos rojos y una medida de colágeno.
- En este periodo de ventana para comer es importante que cubras tus requerimientos de 30 g de proteína en el desayuno, por ejemplo, un vasito de kéfir con chía, un licuado de proteína vegana en agua con 2 huevos, verduras verdes y 2 rebanadas de aguacate.
- Limita la ingesta de carbohidratos, priorizando aquellos de calidad y en cantidades reducidas.

- Incluye en tu alimentación vísceras y caldo de hueso, así como alimentos funcionales como la cúrcuma, el jengibre, el kombucha, el kéfir, el chucrut y las algas.
- Incorpora alimentos con propiedades antiinflamatorias, antioxidantes, fermentados y pre o probióticos.
- Añade fuentes ricas en omega 3, como pescado salvaje y mariscos, y asegúrate de incluir también fuentes saludables de omega 6, como aceite de oliva virgen extra, ghee, aguacate, coco, nueces y semillas.
- Incorpora suplementos nutricionales como butirato, magnesio, vitamina D con K, vitamina C, complejo B, incluyendo una fórmula de complejo B en forma metilada como methyl tetra folato + methyl B12, L- glutamina, urolithin A, astaxantina, tartary *buckwheat* o trigo sarraceno, polifenoles y hierbas a tu dieta.
- Asegúrate de mantenerte bien hidratado. Consume abundante agua con electrolitos sin azúcar o con sal de himalaya, colima o sal de Maldon y bebidas sin calorías, como infusiones, a lo largo del día. Esto te ayudará a garantizar una adecuada ingesta de electrolitos, incluyendo sodio y cloruro de potasio.
- Incluye el uso de senolítico (de las palabras senescencia y -lítico, "destructor"), que se encuentra entre una clase de moléculas pequeñas bajo investigación básica para determinar si pueden inducir selectivamente la muerte de las células senescentes y mejorar la salud en los seres humanos. Algunos ejemplos son: fisetina, quercetina, urolitina A, apigenina, kaempferol, NAD (sus precursores NR y NMN), espermidina (ver capítulo de suplementos que mejoran la incomodidad de la inflamación y estrés oxidativo celular).

Ayuno OMAD

El ayuno OMAD consiste en consumir todas las calorías diarias en una sola comida dentro de un periodo aproximado de una hora, dejando las otras 23 horas del día en ayuno. La única comida diaria en OMAD debe ser rica en proteínas, incluir verduras y grasas saludables para garantizar un aporte nutricional equilibrado. Es recomendable rotar entre diferentes tipos de ayuno, como el ayuno prolongado, la dieta de 5 días de imitación de ayuno, OMAD, el ayuno 16:8, o el ayuno del guerrero. Estas variaciones fomentan una mayor flexibilidad metabólica, optimizan la quema de grasa y contribuyen a la mejora de la microbiota intestinal.

Este tipo de ayuno es una práctica avanzada que requiere disciplina y adaptación progresiva para evitar efectos adversos. Durante las 23 horas de ayuno, el cuerpo entra en un estado metabólico en el que utiliza las reservas de grasa como fuente principal de energía, lo que activa la autofagia.

El ayuno OMAD ofrece múltiples beneficios que van más allá de la simple restricción alimentaria. En primer lugar, facilita la pérdida de peso al reducir el tiempo disponible para consumir calorías y promover el uso de grasa almacenada como fuente de energía durante el ayuno prolongado. Además, mejora la salud metabólica al disminuir los niveles de insulina y glucosa en sangre, lo que incrementa la sensibilidad a la insulina y reduce el riesgo de desarrollar diabetes tipo 2. También brinda la claridad mental, ya que estabiliza los niveles de energía y disminuye la inflamación, favoreciendo una mejor concentración, memoria y función cognitiva. Contribuye a la optimización hormonal al regular los niveles de varias hormonas, como la hormona del crecimiento, que desempeña un papel clave en la regeneración muscular y la salud general. Por último, destaca por su simplicidad, ya que elimina la necesidad de planificar varias comidas al día, lo que te ahorra tiempo y te permite un mayor enfoque en otras actividades importantes.

Ten en cuenta que el ayuno OMAD no es adecuado para todos y puede ser desafiante al inicio. Es fundamental que consultes a un médico antes de adoptarlo, sobre todo si tienes problemas de salud.

Dieta ProLon o dieta de imitación del ayuno

La dieta ProLon, también conocida como dieta de imitación del ayuno (*mimic fasting diet*), es un enfoque nutricional basado en la dieta mediterránea que simula los efectos del ayuno prolongado mientras proporciona nutrientes esenciales al cuerpo. Desarrollada por el doctor Valter Longo y su equipo de la Universidad del Sur de California, esta dieta ha ganado popularidad debido a sus beneficios, como la reducción de marcadores inflamatorios en menos de cinco días, la mejora de anticuerpos en enfermedades autoinmunes como Hashimoto y su impacto en la disminución de la edad biológica al optimizar la longitud de los telómeros, un biomarcador clave del envejecimiento.

La dieta ProLon se realiza en ciclos de cinco días, durante los cuales se consume una cantidad específica de alimentos bajos en calorías, carbohidratos y proteínas, pero ricos en grasas saludables, vitaminas y minerales. Esta combinación induce un estado de cetosis y activa procesos de limpieza y regeneración celular, similares a los del ayuno. Sin embargo, puede generar incomodidad debido a varios factores. La restricción calórica significativa puede causar hambre, sobre todo al inicio. La adaptación a la cetosis, provocada por la baja ingesta de carbohidratos, puede generar fatiga, irritabilidad y la llamada "gripa keto". A pesar de lo anterior, sus beneficios, como la pérdida de peso, la mejora de la salud metabólica y la promoción de la longevidad, suelen superar los inconvenientes temporales. Es importante consultar a un profesional de la salud antes de iniciar este tipo de dieta para garantizar que sea adecuada y segura según tus necesidades.

Ayuno de acuerdo a tu ciclo menstrual

Si eres mujer, es importante adaptar el ayuno a tu ciclo menstrual para maximizar sus beneficios y evitar afectar el equilibrio hormonal. El ciclo menstrual promedio dura 28 días, comenzando con el primer día de sangrado (que suele durar alrededor de seis días) y terminando el día previo al siguiente periodo. Durante este ciclo, tus niveles hormonales, como el estrógeno y la progesterona, fluctúan, lo que puede provocar diversos síntomas. Comprender estas fluctuaciones te permitirá ajustar tu práctica de ayuno de forma que trabaje a tu favor. Si estás en edad reproductiva, te recomiendo evitar ayunos prolongados (más de 14 horas) durante los días de ovulación, generalmente entre el día 13 al 15 del ciclo. También te sugiero limitar el ayuno a 14 horas una semana antes del periodo menstrual del 21 al 28 para prevenir un impacto negativo en el síndrome premenstrual, ya que ayunos más largos podrían causar estrés adicional en el balance hormonal. El ayuno debe estar alineado con tu ciclo hormonal femenino para optimizar tu salud, metabolismo y balance hormonal, sin alterar la función ovárica. En contraste, si has entrado en la menopausia, puedes practicar ayunos más prolongados, ya que las fluctuaciones hormonales han disminuido. Escucha a tu cuerpo y ajusta tu rutina de ayuno según tus necesidades para una salud hormonal equilibrada y un bienestar óptimo.

Ayuno, hormonas femeninas y baños de agua fría: biohacks con perspectiva cíclica

> El cuerpo femenino necesita ritmos, no rigidez.
> NATHALY MARCUS

Por años, los protocolos de *biohacking* han sido desarrollados —y validados— principalmente en cuerpos masculinos. Sin embargo, el cuerpo femenino es un ecosistema complejo y rítmico, influenciado profundamente por las fluctuaciones hormonales, el ciclo menstrual y la interacción entre el sistema nervioso e inmune. El *biohacking* masculino ha vendido la idea de que el frío endurece y despierta la mente, pero el cuerpo femenino opera bajo una lógica completamente diferente. Mientras que la cultura del *no pain, no gain* predica que debemos soportar cualquier desafío, la biología femenina nos enseña una verdad más profunda: a veces, la verdadera fortaleza radica en escuchar las necesidades reales de nuestro cuerpo.

El cuerpo femenino no tolera el frío extremo de la misma manera que el masculino, y esto no es una debilidad: es una característica biológica fundamental. Las mujeres poseemos más grasa subcutánea que retiene el frío y desacelera el calentamiento interno, menos masa muscular para generar calor endógeno, y una circulación más reactiva que provoca vasoconstricción rápida. Esta respuesta fisiológica desvía la sangre de la piel, los ovarios, el útero y los intestinos hacia los músculos y el cerebro, priorizando la supervivencia inmediata sobre la fertilidad, la calma y la digestión.

Los órganos reproductivos femeninos, sensibles e intrincadamente conectados al eje hormonal, reaccionan de forma negativa a los cambios térmicos bruscos. El frío puede alterar el ciclo menstrual, reducir la progesterona e inhibir la ovulación. Para las mujeres con hipotiroidismo, perimenopausia, insomnio, ansiedad o fatiga, el baño de hielo no es autocuidado, es desconexión. Es violencia camuflada de fortaleza. Esta búsqueda de la incomodidad como método de crecimiento ha hecho a un lado una verdad fundamental: el cuerpo femenino no está diseñado para ser forzado, sino para ser escuchado. Responde con salud, ritmo y sabiduría cuando recibe calor, descanso y seguridad. Lo que las mujeres necesitamos es más suavidad, más intuición y más compasión hacia nuestras propias fases, umbrales y necesidades reales.

La verdadera medicina para el cuerpo femenino reside en desarrollar la capacidad de discernir cuándo la incomodidad sirve al crecimiento y cuándo simplemente perpetúa patrones de desconexión. Esta distinción marca la diferencia entre la verdadera fortaleza y la resistencia autoimpuesta que, disfrazada de disciplina, nos aleja de nuestra sabiduría corporal innata.

El camino hacia la salud femenina requiere más escucha atenta, más receptividad a los mensajes que nuestro cuerpo nos envía constantemente. Eso es lo sano, lo salvaje y lo verdaderamente sabio.

Por ello, debemos aplicar las herramientas como el ayuno intermitente o las terapias de frío con sabiduría, ciclicidad y escucha profunda para evitar desequilibrios y potenciar sus beneficios.

Ayuno cíclico para mujeres

El ayuno intermitente, ampliamente promocionado como una herramienta universal de salud, revela diferencias fundamentales entre la fisiología masculina y femenina que requieren enfoques por completo distintos.

Mientras que los hombres tienden a responder favorablemente a ayunos prolongados y frecuentes debido a su sistema hormonal más estable y lineal, las mujeres enfrentamos una realidad biológica más compleja. El sistema endocrino femenino tiene una sensibilidad mucho mayor al déficit calórico y al estrés metabólico, y por ello interpreta los ayunos prolongados o frecuentes como señales de escasez que pueden comprometer la función reproductiva. Esta diferencia se manifiesta de manera crítica en la respuesta hormonal: mientras los hombres pueden mantener niveles hormonales relativamente estables durante periodos de ayuno extendido, las mujeres experimentamos la reducción de estrógenos, progesterona y hormonas tiroideas que pueden alterar nuestro ciclo menstrual, disminuir nuestra energía diaria e incluso afectar nuestra fertilidad. El hipotálamo femenino, que es sumamente sensible a las fluctuaciones energéticas, puede interpretar el ayuno como una amenaza ambiental y responder suprimiendo la liberación de GnRH, la hormona clave que regula la ovulación.

Romper el ayuno también difiere entre sexos. Los hombres pueden tolerar una variedad más amplia de alimentos postayuno, y las mujeres nos beneficiamos de romper el ayuno con alimentos ricos en proteínas de calidad y grasas saludables como nueces, aguacate, huevo o salmón salvaje, que nutren y estabilizan nuestro delicado sistema hormonal.

Guía de ayuno cíclico por fases del ciclo femenino

AYUNO CÍCLICO POR FASES

- Fase menstrual (días 1-5): ayuno corto (12 h). Priorizar descanso, alimentos ricos en hierro y mantener el cuerpo cálido.
- Fase folicular (días 6-13): ideal para ayunos de 14-16 h. Energía en aumento, buena flexibilidad metabólica.
- Ovulación (días del 13-15 aprox.): ayuno moderado (14 h). Hidratar bien y priorizar antioxidantes.
- Fase lútea (días 21-28): evitar ayunos largos. Escuchar señales del cuerpo y nutrir con grasas buenas, proteínas y magnesio.

BENEFICIOS DEL AYUNO CÍCLICO

- Mejor sensibilidad a la insulina.
- Favorece la autofagia y la regeneración celular.
- Ayuda a regular el apetito emocional y la inflamación crónica.
- Potencia la claridad mental y energía estable sin ansiedad.

En lugar de ayunos prolongados diarios, te recomiendo iniciar con ventanas de ayuno suaves de 12 a 14 horas, implementadas de manera no consecutiva. La sincronización con el ciclo menstrual es muy importante: evita ayunos estrictos durante la fase lútea (días 21-28), cuando el cuerpo requiere mayor estabilidad energética, y aprovecha la fase folicular (días 1-13), cuando existe mayor resiliencia metabólica para incorporar ayunos de hasta 16 horas.

En lugar de abordar el ayuno desde una postura rígida o controladora, es mucho mejor para ti adoptar una actitud de curiosidad y escucha interna, permitiendo que tu cuerpo guíe el proceso según sus verdaderas necesidades. Al momento de romper el ayuno, nútrete con alimentos que estabilicen el sistema hormonal y metabólico: proteínas de alta calidad, vegetales frescos y grasas saludables como el aguacate, el aceite de oliva o las semillas son aliados ideales para lograrlo. Además, el ayuno debe ser siempre flexible y estar adaptado al contexto: en momentos de fatiga, cambios de rutina, viajes o niveles elevados de estrés emocional o físico, lo más sabio es reducir la ventana de ayuno o incluso suspenderla temporalmente. En estos casos, menos es más, y la clave está en sostener una práctica compasiva y adaptativa que se alinee con tu bienestar integral, no con las exigencias externas. Recuerda que el ayuno cíclico no es castigo ni moda. Es sabiduría biológica aplicada con amor propio.

Terapia de frío: una terapia poderosa que debe adaptarse a las mujeres

En el caso de la poderosa terapia de frío, también debe adaptarse para las mujeres. Las duchas frías, inmersiones en hielo o baños en ríos helados se han popularizado como técnicas para elevar la dopamina, fortalecer la respuesta inmune y aumentar la resiliencia al estrés. Pero, como en el caso del ayuno, el cuerpo femenino tiene sus propios códigos, distintos a los masculinos.

La piel está equipada con sensores llamados termorreceptores TRP, que detectan los cambios de temperatura. En particular, el TRPM8 se activa con temperaturas entre 8 y 28 °C, las típicas de las terapias de frío. Las mujeres tenemos mayor densidad de estos receptores en zonas como manos, cuello y rostro, lo que aumenta nuestra sensibilidad. Los estrógenos pueden modular esa percepción térmica, al afectar la vasoconstricción y reducir la tolerancia al frío.

DIFERENCIAS FISIOLÓGICAS EN LA ADAPTACIÓN AL FRÍO: MUJERES VS. HOMBRES

Característica	Mujeres	Hombres
Distribución de grasa	Más grasa subcutánea, aislante pero menos metabólica	Más masa muscular, mayor termogénesis activa
Tasa metabólica basal	Menor (generalmente)	Mayor
Respuesta vasomotora	Más vasoconstricción periférica (frío en extremidades)	Mayor vasodilatación y adaptación al frío

Característica	Mujeres	Hombres
Tolerancia al frío	Más baja inicialmente	Más alta y estable
Hormonas	Estrógenos y progesterona modulan sensibilidad térmica	Testosterona apoya resistencia metabólica

Las diferencias biológicas entre hombres y mujeres crean respuestas completamente distintas ante la exposición al frío, revelando por qué los protocolos universales no funcionan para todos los cuerpos. Los hombres tienen una ventaja natural para tolerar bajas temperaturas gracias a su mayor masa muscular y densidad mitocondrial, lo que les permite generar calor endógeno con más eficiencia. Esta composición corporal, combinada con una distribución diferente de la grasa subcutánea, facilita la resistencia al frío y la recuperación posterior. Además, experimentan una euforia postfrío más pronunciada debido a una liberación más intensa de dopamina, lo que refuerza positivamente la experiencia y los motiva a repetir la práctica. Su sistema nervioso también es más estable ante los estímulos de alta intensidad, lo que permite que se adapten más rápido a estos desafíos térmicos. En contraste, las mujeres enfrentamos una realidad fisiológica completamente distinta. Aunque tenemos más grasa subcutánea, que en teoría actuaría como aislante, esta distribución particular genera una mayor percepción de incomodidad ante el frío. Nuestra respuesta al estrés térmico activa el eje hipotálamo-hipófisis-adrenales de forma más intensa que en los hombres, lo que puede resultar en fatiga o irritabilidad si no regulamos con cuidado la exposición al frío. Esta sensibilidad se amplifica bastante durante fases hormonales específicas como la menstruación, ovulación o perimenopausia, momentos en los cuales el cuerpo femenino requiere mayor estabilidad térmica para mantener el equilibrio hormonal. Estas diferencias subrayan la importancia de desarrollar enfoques personalizados que respeten la biología única de cada sexo, en lugar de aplicar protocolos universales que pueden beneficiar a unos mientras perjudican a otros.

La doctora y científica danesa Susanna Søberg ha revolucionado el entendimiento del frío como herramienta terapéutica. Su trabajo sugiere que no necesitas hielo extremo para obtener beneficios profundos. A continuación te comparto los hallazgos clave de sus estudios:

- 15 °C es suficiente para activar mecanismos de adaptación.
- 11 minutos por semana, repartidos en 2–3 sesiones, bastan para obtener efectos neurohormonales y metabólicos.
- 2 a 5 minutos por sesión elevan la dopamina, reducen la inflamación y potencian la claridad mental.
- El temblor es una señal positiva: activa la termogénesis y genera mitocondrias en músculo y grasa parda.
- Si buscas crecimiento muscular, espera 1 a 2 horas postejercicio antes de sumergirte en agua fría.

Guía de terapia de frío por fases del ciclo femenino

EXPOSICIÓN AL FRÍO POR FASES

- Fase folicular (días 1–12): ideal para baños fríos breves.
- Fase lútea (días 18–28): mayor sensibilidad, mejor usar agua templada o sesiones cortas.
- Menopausia/perimenopausia: iniciar con duchas frías y cortas, acompañadas de respiración nasal.

BENEFICIOS ESPERADOS

- Hasta más del 250 % de dopamina, lo que mejora el ánimo y la motivación.
- Mejora en la sensibilidad a la insulina.
- Activación de grasa parda y mitocondrias.
- Reducción de inflamación y mejora en la recuperación muscular y mental.
- Mayor resiliencia emocional y claridad mental.

Adapta las terapias de frío de forma progresiva y cíclica, según tu fase hormonal, para maximizar los beneficios sin activar el eje del estrés. Te recomiendo que empieces con exposiciones cortas de 30 segundos a 2 minutos, y aumentar así progresivamente. Usa la fase folicular como ventana ideal para baños fríos o duchas heladas. En la fase lútea o en los días de mayor inflamación, elige baños templados o técnicas más suaves. Es excelente que acompañes la exposición con respiración nasal consciente, intención clara y una actitud de calma. Esto evita que el cuerpo lo interprete como amenaza.

Lentes bloqueadores de tipos de luz

Los lentes bloqueadores están diseñados para filtrar la luz azul y otros tipos de radiación potencialmente dañina que emiten las pantallas digitales y fuentes de luz artificial, protegiendo de esta manera los ojos. Entre sus beneficios principales encontramos la reducción de la fatiga visual y el estrés ocular; la mejora del ciclo del sueño al bloquear la luz azul, que interfiere con la producción de melatonina; la prevención de dolores de cabeza relacionados con el uso prolongado de pantallas; la disminución del riesgo de degeneración macular y una mayor comodidad durante el uso prolongado de dispositivos.

Lentes azules

Los lentes de luz azul son una solución que puedes usar para proteger tus ojos de la radiación emitida por pantallas digitales, iluminación LED y luz natural. Están diseñados específicamente para bloquear la luz azul. Funcionan mediante un recubrimiento especial o material integrado que filtra selectivamente las longitudes de onda de luz azul más dañinas, típicamente entre 380-500 nanómetros (nm). Cuando uses estos lentes, notarás que pueden venir en diferentes presentaciones: sin graduación si no necesitas corrección visual, con graduación si requieres ajuste de visión, o como un tratamiento adicional en tus lentes actuales. Al elegir estos lentes, encontrarás que sus características incluyen un aspecto transparente o un sutil tinte amarillento; diferentes niveles de filtrado de luz azul que van del 20% al 100%, y en muchos casos, un tratamiento antirreflejante. Los beneficios que experimentarás al usar estos lentes son diversos: reducirás la fatiga visual que surge al pasar largas horas frente a pantallas, disminuirás la sequedad ocular, tendrás menos probabilidad de sufrir dolores de cabeza, y mejorarás tu calidad de sueño ya que no se alterará tu producción natural de melatonina. Además, proteges tus ojos contra posibles daños a largo plazo en la retina. Si trabajas muchas horas frente a la computadora, estudias constantemente con dispositivos digitales, eres sensible a la luz o utilizas dispositivos electrónicos durante la noche, estos lentes serán muy beneficiosos para ti. Para obtener el máximo provecho, te conviene adquirirlos con proveedores ópticos certificados y, de preferencia, consultar con un profesional de la salud visual que te recomiende el tipo específico de filtro más adecuado para tus necesidades particulares.

Lentes rojos

Los lentes rojos son una herramienta especializada para filtrar todas las longitudes de onda de luz, excepto la roja. Tienen un tinte rojizo pronunciado y están diseñados para bloquear ciertas longitudes de onda de luz, especialmente la luz azul, para minimizar la interferencia con el ritmo circadiano y ayudar a inducir la producción natural de melatonina, una hormona clave para el sueño. Cuando los uses, notarás que pueden filtrar casi todo el espectro visible de luz, dejando pasar principalmente la luz roja; los encuentras con graduación y sin ella, dependiendo de tus necesidades. Entre los beneficios que obtendrás al usarlos se encuentra la preservación de tu visión nocturna, lo que resulta muy útil si realizas actividades astronómicas o si necesitas mantener tu adaptación a la oscuridad. También experimentarás una reducción significativa del deslumbramiento y podrías notar mejoras en tu ciclo de sueño si los usas antes de dormir. Estos lentes pueden ser particularmente benéficos si sufres de cierta fotosensibilidad o estás buscando adaptarte a nuevos husos horarios. Sin embargo, debes tener en cuenta algunas consideraciones importantes: no están diseñados para uso diario regular, alterarán significativamente tu percepción del color, no son apropiados para manejar y requieren un periodo de adaptación inicial. Los podrás usar muy bien en actividades específicas como astronomía amateur o profesional, actividades nocturnas donde necesites mantener tu visión nocturna, o como parte de terapias de luz para ciertos trastornos del sueño. Es importante que sepas que estos lentes son una herramienta especializada y su uso debe limitarse a las aplicaciones específicas para las que fueron diseñados, de preferencia bajo la supervisión de un profesional cuando se utilizan con fines terapéuticos.

Fototerapia: luz natural y terapia de luz con baja intensidad

La luz beneficia a las plantas, y también a las células animales y humanas. Desde la luz roja hasta los rayos del sol, este espectro lumínico resulta beneficioso para la energía, la piel, la función cerebral y hasta el ciclo del sueño. Es crucial asegurarse de recibir una cantidad adecuada de luz, especialmente si se reside en un área con menor exposición solar durante todo el año. En este apartado vas a descubrir cómo aprovechar la fototerapia en tu beneficio y aprenderás sobre cómo diferentes longitudes de onda lumínicas mejoran tu calidad de sueño, tu proceso de recuperación y tu estado de ánimo.

La fototerapia tiene sus raíces en la India hace más de 3 000 años, donde se empleaba la luz solar con propósitos terapéuticos, como se registra en textos sagrados hindúes. Actualmente, es una modalidad terapéutica ampliamente reconocida que se basa en dos componentes fundamentales: la longitud de onda y la intensidad de la luz utilizada. La longitud de onda, que abarca desde el extremo rojo al extremo violeta del espectro visible, juega un papel crucial en la eficacia de esta terapia. Por ejemplo, la luz roja puede tener efectos diferentes en el cuerpo en comparación con la luz azul debido a sus diferentes longitudes de onda. Además, la intensidad de la luz, medida en luz o en vatios por metro cuadrado, es otro factor importante a considerar en la fototerapia. La cantidad de luz que recibe el paciente puede afectar directamente la respuesta terapéutica y los resultados obtenidos.

Es vital comprender cómo estos dos elementos interactúan para influir en los ritmos biológicos del cuerpo, como el ritmo circadiano. La fototerapia se centra justamente en el reloj biológico interno del ser humano y busca reajustar la fase de actividad del reloj en consonancia con los ciclos de luz y oscuridad. Por lo tanto, los principales objetivos de la fototerapia incluyen sincronizar el ciclo sueño-vigilia con la noche subjetiva, promover el sueño en momentos específicos del día o de la noche y generar efectos positivos indirectos en el estado de ánimo del paciente, además de reparar tejidos, dependiendo del tipo de luz que uses. Debes comprender tu ritmo circadiano individual y seleccionar el momento adecuado para una sesión óptima de fototerapia. Al diseñar un régimen de fototerapia, es esencial considerar la longitud de onda y la intensidad de la luz utilizada, teniendo en cuenta cómo estas variables pueden influir en el ritmo circadiano y en tu salud y bienestar.

Cómo funciona la fototerapia

Los efectos positivos de la fototerapia están sólidamente respaldados por evidencia científica, y abarcan el uso de luz visible y de luz ultravioleta (UV) no visible para tratar una amplia gama de condiciones médicas. Para comprender sus beneficios, es esencial explorar el funcionamiento interno de nuestras células. Las mitocondrias, esas pequeñas centrales eléctricas ubicadas dentro de nuestras células, desempeñan un papel crucial en la producción de energía celular en forma de trifosfato de adenosina (ATP). Estas estructuras son especialmente abundantes en órganos vitales como el cerebro, el corazón y los músculos, donde su actividad influye directamente en el funcionamiento general del cuerpo humano.

La luz, vista como un nutriente para nuestras células, desempeña una función esencial al interactuar con las mitocondrias. A través de señales específicas, la luz regula las actividades de estas centrales energéticas, dictando cuándo y cómo deben llevar a cabo sus funciones. Es importante destacar que diferentes frecuencias de luz pueden desencadenar señales distintas en nuestras células, lo que resulta en una variedad de respuestas biológicas.

Al considerar cómo la luz impacta en las mitocondrias, podemos apreciar la poderosa influencia que la fototerapia puede tener en nuestro bienestar. Esta terapia también puede ser vista como una forma de medicina en sí misma. La respuesta de los ojos a la luz ultravioleta (UV) es distinta a la de la piel. La exposición ocular a la luz solar incrementa la melanina, la cual influye en varios aspectos del rendimiento visual. Investigaciones revelan que la melanina puede estimular la producción de oxígeno y electrones en las mitocondrias celulares al transformar el agua en estos componentes. Sin embargo, es crucial tener en cuenta que las terapias de luz no son adecuadas para todos los casos y pueden requerir la supervisión y recomendación de un profesional médico. Antes de embarcarte en cualquier tratamiento de fototerapia, consulta con un médico para determinar la mejor opción para ti.

El sol: la fototerapia por excelencia

La fototerapia UV más efectiva y beneficiosa es una que es completamente gratuita y accesible para la mayoría de las personas: la luz solar.

El sol emite un espectro completo de luz, el mismo espectro con el que nuestro cuerpo ha evolucionado a lo largo de los milenios. A diferencia de la luz artificial emitida por lámparas LED y fluorescentes blancas, que a menudo carecen de muchos de los espectros necesarios para la función biológica óptima, la luz solar natural proporciona una gama completa de longitudes de onda que son esenciales para nuestra salud.

Se recomienda exponerse a la luz solar directa durante al menos 10-20 minutos al día, sin bloqueador solar, preferiblemente en la piel desnuda (aunque menos tiempo si tienes piel propensa a quemarse). Si es posible, es beneficioso hacerlo alrededor del mediodía, cuando los rayos UVB son más fuertes y la producción de vitamina D es más efectiva.

BENEFICIOS DE EXPOSICIÓN A LA LUZ SOLAR

Producción de vitamina D. Es crucial para la síntesis de vitamina D en la piel, un nutriente vital que desempeña un papel fundamental en la salud ósea, la función inmunológica y la salud general.

Regulación del ritmo circadiano. Ayuda a regular nuestro reloj biológico interno, influenciando la calidad y la regularidad del sueño, así como otros procesos fisiológicos importantes.

Mejora del estado de ánimo. Promueve la liberación de endorfinas y aumenta la producción de dopamina, receptores de dopamina y serotonina en el cuerpo. Estas respuestas hormonales ayudan a reducir el estrés, controlar el dolor y mejorar el estado de ánimo. La fototerapia se recomienda para tratar trastornos mentales como el trastorno afectivo estacional.

Propiedades antimicrobianas. Tiene propiedades antimicrobianas naturales, lo que ayuda a reducir la carga de microorganismos en la piel y promueve la curación de heridas.

Favorece la función hormonal. Los investigadores de la Universidad de San Diego encontraron que la exposición matutina al sol aumenta los niveles de testosterona, una hormona crucial para el tono muscular, la composición corporal y el deseo sexual, en hombres y en mujeres. También se observó que la luz brillante estimula la ovulación en las mujeres.

Mejora el fluyo sanguíneo. Aumenta la producción de óxido nítrico, una molécula de señalización que promueve la dilatación de los vasos sanguíneos y mejora la circulación sanguínea, lo que beneficia la salud cardiovascular, el rendimiento deportivo y la recuperación muscular. Además, el incremento en el flujo sanguíneo facilita el transporte de oxígeno y nutrientes a través del cuerpo, así como la eliminación eficiente de desechos celulares, lo que contribuye a reducir la inflamación.

Luz UVB de banda estrecha

Puedes obtener muchos de los beneficios de la luz solar natural de espectro completo con una lámpara solar de alto contenido en ondas UVB. La luz UVB de banda estrecha es una forma específica de radiación ultravioleta (UV) que utiliza lámparas que emiten luz UVB en un rango estrecho de longitudes de onda, generalmente alrededor de 311-313 nanómetros. Si tienes acceso a una, usa una lámpara UVB de 5 a 10 minutos, dos veces por semana, para obtener beneficios de vitamina D similares a los de la luz solar. La característica principal de la luz UVB de banda estrecha es su capacidad para penetrar la piel y afectar selectivamente las células implicadas en procesos inflamatorios e hiperproliferativos, como los queratinocitos en la psoriasis y otras enfermedades de la piel. La radiación UVB puede incrementar la síntesis de vitamina D, disminuir la inflamación, estimular la generación de neuroquímicos como la dopamina. Además, estudios de laboratorio sugieren que las lámparas UV también tienen la capacidad de erradicar bacterias que son resistentes a los antibióticos.

Terapia con luz de baja intensidad (LLLT)

La terapia con luz de baja intensidad, también conocida como terapia con láser de baja potencia (LLLT, por sus siglas en inglés *Low-Level Laser Therapy*) o fotobiomodulación, es un enfoque terapéutico que utiliza la luz de baja intensidad para estimular procesos biológicos en tejidos y células. En esta modalidad de fototerapia, se emplean dispositivos que emiten luz de baja intensidad, generalmente en el espectro visible o infrarrojo cercano, con longitudes de onda específicas. Estas longitudes de onda son seleccionadas con base en las propiedades ópticas de los tejidos y las respuestas biológicas deseadas.

La fototerapia con luz roja y otras formas de terapia con luz de baja intensidad se basan en un proceso conocido como fotobiomodulación, que involucra la capacidad de las células para activarse o responder de manera específica a diferentes longitudes de onda de luz. La luz de baja intensidad interactúa con las células y los tejidos a nivel celular, desencadenando una serie de respuestas fisiológicas. Estos efectos incluyen la estimulación del metabolismo celular, la mejora de la circulación sanguínea, la reducción de la inflamación, la promoción de la cicatrización de heridas y la modulación del dolor.

A veces denominada terapia con láser frío o terapia con luz LED, la terapia con luz de baja intensidad se utiliza en una amplia gama de aplicaciones clínicas, incluyendo el tratamiento del dolor musculoesquelético, la rehabilitación deportiva, la cicatrización de heridas, la dermatología, la odontología, entre otros. Es una opción terapéutica segura, no invasiva y es efectiva en el tratamiento de diversas condiciones médicas.

Si planeas realizar terapia de luz en casa, sigue las recomendaciones adecuadas. Para el trastorno afectivo estacional (TAE), la Clínica Mayo sugiere una caja de luz que emita 10 000 lux, colocada a 16-24 pulgadas de tu rostro. Existen diversas intensidades y dispositivos en el mercado, elige uno según tus objetivos y condiciones médicas. Consulta a tu médico para obtener orientación personalizada y garantizar un tratamiento seguro y efectivo. Existen diversas terapias con luz de baja intensidad, entre ellas se encuentran la luz roja, la luz infrarroja cercana, la luz azul, y la luz verde. En este apartado nos centraremos en la terapia con luz roja y la luz infrarroja cercana.

Terapia con luz roja

Los estudios han revelado que el cuerpo muestra una respuesta notable a las longitudes de onda específicas del rojo y del infrarrojo cercano, que oscilan entre 600 y 900 nanómetros. Estas ondas de luz penetran en la piel hasta una profundidad de unos 8 a 10 milímetros, donde son absorbidas por los cromóforos mitocondriales, lo que desencadena una serie de procesos metabólicos y neurológicos. Se ha comprobado que esta terapia alivia el dolor, reduce la inflamación y restaura la función, sin necesidad de recurrir a métodos invasivos o productos químicos, lo que la hace menos intimidante que otras formas de *biohacking*. Está disponible en varios lugares, incluidos consultorios de reumatólogos o dermatólogos, gimnasios, spas médicos e incluso se puede realizar en casa. Se ha usado durante años en una variedad de aplicaciones médicas, estéticas y de bienestar debido a sus efectos beneficiosos en la salud celular y tisular. La luz roja penetra en la piel hasta alcanzar las capas más profundas, donde interactúa con las mitocondrias, las "centrales energéticas" de las células.

La fotobiomodulación con luz roja desencadena una serie de respuestas biológicas a nivel celular. Por ejemplo, estimula la producción de ATP (trifosfato de adenosina), la molécula que proporciona energía a las células para sus funciones metabólicas y de reparación. La luz roja ofrece una gama impresionante de beneficios para la salud celular y el funcionamiento mitocondrial. Además de estimular la síntesis de ADN y ARN, esta forma de fototerapia activa el sistema linfático y mejora el flujo sanguíneo. Esto es crucial para transportar con eficiencia los desechos del cuerpo y promover la reparación de tejidos dañados. La luz roja también reduce la inflamación y la hinchazón, incluso en tejidos más profundos. Esta propiedad antiinflamatoria puede ser muy beneficiosa para quienes sufren de afecciones inflamatorias crónicas, como artritis o lesiones musculares. La terapia con luz roja se puede administrar mediante dispositivos de luz LED o láser de baja intensidad, que emiten luz roja con longitudes de onda específicas. Estos dispositivos se pueden usar en casa o en entornos clínicos bajo la supervisión de un profesional de la salud. Es importante que sigas las recomendaciones específicas de uso y que consultes con un profesional médico antes de comenzar cualquier régimen de fototerapia.

Luz infrarroja cercana

La luz solar tiene luz infrarroja cercana. No se puede ver este tipo de luz, pero se puede sentir, se experimenta como calor. Puedes obtener luz infrarroja cercana con una dosis saludable de exposición al sol, en focos incandescentes (en pequeñas cantidades) o con una sauna de infrarrojos. La luz infrarroja cercana tiene longitudes de onda más largas, entre 700 y 1 200 nm, lo que la hace invisible al ojo humano.

Las investigaciones sugieren que este tipo de luz aumenta la señalización mitocondrial. Tiene muchos beneficios para la salud, sobre todo por su capacidad para penetrar más profundo en los tejidos corporales y acelerar el proceso de cicatrización de heridas al estimular la proliferación celular y la síntesis de colágeno, fundamentales para la reparación de tejidos. Tiene propiedades antiinflamatorias reducen la inflamación en los tejidos afectados por lesiones, artritis u otras afecciones inflamatorias;

relaja los músculos tensos y alivia la rigidez muscular, lo que puede ser excelente para quienes sufren dolor muscular crónico o lesiones musculoesqueléticas. Ayuda a dilatar los vasos sanguíneos, mejorar el flujo sanguíneo, oxigenar los tejidos y eliminar toxinas. Se ha demostrado que la terapia con luz infrarroja cercana reduce el dolor al modular la actividad de los receptores del dolor y estimular la liberación de neurotransmisores como las endorfinas, que actúan como analgésicos naturales.

CONSEJOS PARA APROVECHAR AL MÁXIMO LOS BENEFICIOS DE LA LUZ Y LA OSCURIDAD

Evita la luz basura. Deja atrás los focos LED blancos y los fluorescentes compactos. Las fuentes de luz artificial más modernas suelen carecer de muchas de las frecuencias de luz presentes en la luz solar natural, esenciales para nuestro cuerpo y cerebro. Con las luces artificiales, hemos eliminado gran parte de la luz infrarroja, roja y violeta que se encuentra en la luz solar natural. Al combinar estos focos con la exposición constante a la luz azul de los dispositivos electrónicos durante todo el día y la noche, amplificamos la exposición a la llamada "luz basura" más allá de lo que nuestro organismo ha evolucionado para tolerar. Esto deriva en trastornos del sueño y, en el mejor de los casos, en un sueño de mala calidad. Cuando los ojos están expuestos a espectros de luz no naturales, se pueden dañar las mitocondrias de la retina, lo que resulta en una disminución de la producción de ATP (energía celular) y un aumento en la producción de radicales libres.

Abraza la oscuridad total. La ausencia de luz también desempeña un papel importante en nuestra salud e influye significativamente en nuestro ritmo circadiano y bienestar. Nuestros ojos albergan receptores de luz especiales que contienen melanopsina, que son diferentes de los receptores visuales y están involucrados en la regulación de nuestro ritmo circadiano. Estos receptores son altamente sensibles a la luz azul e influyen en nuestros ciclos de sueño-vigilia, incluso en personas ciegas, lo que indica que su función no está relacionada con la visión. Por eso, es crucial evitar la exposición a la luz azul después del anochecer y procurar dormir en una habitación completamente oscura para proteger estos receptores de melanopsina y garantizar un sueño de calidad. Invertir en cortinas opacas es una excelente manera de mejorar la calidad de nuestro sueño, ya que cuanto más oscura sea la habitación, mejor descansaremos. Puedes usar un antifaz para proteger los receptores de melanopsina, pero toma en cuenta que nuestra piel también puede responder a la luz, por lo que es preferible la oscuridad total.

Usa la luz a tu favor en la vida cotidiana. Recibir la cantidad adecuada de luz en los momentos apropiados del día tiene un impacto significativo en nuestros niveles de energía y estado de ánimo. Este es un ejemplo de un día óptimo de exposición a la luz, desde el amanecer hasta el anochecer:

Por la mañana. Al despertar, es crucial enviarle la señal al cuerpo de que es hora de comenzar el día. Las luces más brillantes, en especial las ricas en luz azul, ayudan a detener la producción de melatonina y aumentan nuestra energía. Aunque la luz solar natural es ideal por su espectro completo de luz y color, las luces blancas normales también funcionan. Las luces halógenas son las más similares a la luz solar natural, aunque no brindan un espectro completo. Exponerte brevemente a luces rojas brillantes por la mañana les da un impulso adicional a nuestras mitocondrias.

Durante el día. No permanezcas bajo luz artificial durante todo el día, ya que puede causar fatiga visual, cansancio y perturbar tu ritmo circadiano, sobre todo si continúas bajo esta luz después del anochecer. Para evitar la somnolencia diurna y mantener sincronizado nuestro ritmo circadiano, te recomiendo salir a pasear, realizar reuniones al aire libre y usar luces de espectro completo o luces halógenas en tus espacios de trabajo. Gradualmente, atenúa la intensidad de la luz con la puesta de sol para que tu cuerpo reciba la señal de que el día está llegando a su fin.

Por la noche. Bloquea lo más posible la luz azul, ya que suprime la producción de melatonina y eso dificulta conciliar el sueño y permanecer dormido. Te recomiendo que evites exponerte a dispositivos electrónicos con luz azul y que uses luces más tenues y cálidas para preparar tu cuerpo para el descanso nocturno. Para garantizar un sueño reparador, usa filtros o lentes que bloqueen la luz azul.

El poder transformador del sueño reparador

El sueño es mucho más que un simple periodo de descanso: es un proceso activo donde tu cuerpo y mente realizan funciones vitales para tu supervivencia y bienestar. Durante las fases de sueño profundo y REM, tu cerebro consolida memorias, regula emociones y repara el daño celular, mientras optimiza tu capacidad de aprendizaje y resolución de problemas. La falta de sueño tiene consecuencias devastadoras que van más allá del simple cansancio. Cuando no duermes lo suficiente, tu amígdala —la región cerebral responsable del procesamiento del miedo y el estrés— se vuelve hiperactiva, aumentando tu ansiedad y reactividad emocional. Es como vivir todo el tiempo en modo de supervivencia. Las repercusiones físicas también son alarmantes: dormir menos de seis horas por noche incrementa significativamente el riesgo de enfermedades cardiovasculares. Además, la privación crónica del sueño altera tu sensibilidad a la insulina, aumentando el riesgo de diabetes tipo 2, y debilita tu sistema inmunológico, dejándote vulnerable a infecciones.

LOS PILARES DEL SUEÑO REPARADOR

- **Consistencia es clave:** acostarte y despertarte a la misma hora todos los días, incluso los fines de semana, regula tu ritmo circadiano natural. Tu cuerpo funciona mejor con predictibilidad.
- **Maneja la luz estratégicamente:** exponerte a luz natural durante el día y reducir la luz azul de pantallas por la noche mantiene la producción óptima de melatonina, tu hormona natural del sueño.
- **Crea el ambiente perfecto:** un dormitorio oscuro, fresco y silencioso mejora significativamente la calidad del sueño. Piensa en tu habitación como un santuario del descanso.
- **Evita los saboteadores:** la cafeína y el alcohol antes de dormir alteran la arquitectura natural de tu sueño y causan despertares nocturnos que fragmentan tu descanso.

Las técnicas de relajación como la meditación *mindfulness* y la respiración profunda pueden transformar tu capacidad para conciliar el sueño, sobre todo si vives con estrés crónico. La práctica regular de yoga ha demostrado aumentar la eficiencia del sueño y reducir la fatiga diurna. Cuando priorizas el sueño de calidad, tu energía, claridad mental y capacidad de regulación emocional aumentan notablemente. Las personas que duermen bien tienen niveles más altos de satisfacción vital y una mejor capacidad para manejar el estrés. Además, el sueño está íntimamente ligado a la creatividad e intuición, ya que durante el descanso tu cerebro procesa información inconsciente y genera nuevas conexiones entre ideas.

Dormir bien no es un lujo, es una inversión fundamental en tu salud física, mental y emocional. Al optimizar tu higiene del sueño fortaleces tu capacidad cognitiva y emocional y abres la puerta a una vida más plena, energética y significativa. El sueño reparador es la base sobre la cual construyes tu mejor versión cada día.

Dispositivos de seguimiento del sueño

Vivimos en la era dorada de la tecnología del sueño. Nunca antes habíamos tenido acceso a tantas herramientas que prometen optimizar nuestro descanso y maximizar nuestra recuperación. Estos dispositivos han democratizado el monitoreo del sueño al traer directo a nuestras muñecas y dormitorios las capacidades que antes estaban reservadas para laboratorios clínicos. A continuación, te presento una lista de los mejores dispositivos del mercado:

- **Oura Ring.** Es el líder en monitoreo discreto del sueño. Este elegante anillo rastrea tu temperatura corporal, frecuencia cardíaca, variabilidad cardíaca y movimiento para generar puntuaciones detalladas de sueño, preparación y actividad. Su fortaleza radica en la correlación de datos biométricos para ofrecer recomendaciones personalizadas de recuperación.
- **WHOOP Strap.** Se enfoca intensamente en la recuperación y el rendimiento atlético. Mide continuamente la variabilidad de la frecuencia cardíaca, la temperatura de la piel y el sueño para calcular tu *strain* diario (o carga de estrés físico) y tu capacidad de recuperación. Es particularmente popular entre atletas profesionales por su enfoque en optimizar el entrenamiento basado en la recuperación.
- **Garmin Watches.** Integra monitoreo avanzado del sueño con métricas como Body Battery, que combina variabilidad cardíaca, estrés y actividad para predecir tus niveles de energía. También

incluyen análisis de fases de sueño y puntuaciones de calidad del descanso.

- **Apple Watch con WatchOS.** Ha mejorado mucho su capacidad de monitoreo del sueño, ofreciendo seguimiento de fases, tiempo en cama versus tiempo dormido, e integración con la aplicación Salud para un panorama completo del bienestar.
- **Eight Sleep Pod.** Revoluciona el monitoreo desde la cama, controlando la temperatura del colchón mientras rastrea movimiento, frecuencia cardíaca y patrones respiratorios.

Una de las innovaciones más prometedoras en el ámbito del bienestar y el monitoreo del sueño es la tecnología CeraThrive, que integra avances de múltiples disciplinas como las neurociencias, la nutrición, la biofísica, la fotobiomodulación y las terapias de luz. Este enfoque sinérgico busca optimizar el descanso profundo de manera natural, estimulando la producción intracelular de melatonina a través de la exposición a luz roja durante las horas vespertinas, sin interferir con los ritmos circadianos ni suprimir la melatonina endógena como lo hacen otros métodos artificiales. Además de mejorar la calidad del sueño, CeraThrive ofrece soluciones dirigidas al bienestar cerebral, la salud metabólica integral y el fortalecimiento del eje intestino-cerebro, lo que la convierte en una herramienta avanzada y holística para quienes buscan recuperar un descanso verdaderamente reparador a través de la ciencia. Mi experiencia con CeraThrive ha sido una reconexión profunda con mi eje intestino-cerebro. Mientras la luz infrarroja estimula mis mitocondrias, yo respiro, medito y me habito. Siento cómo se desinflama mi vientre, cómo mi mente se aclara. Es más que una tecnología: es un ritual de autorregulación y energía suave. CeraThrive me recuerda que sanar también es volver a la luz, al silencio y a la sabiduría interna.

Antes de ir directamente a comprar uno de estos dispositivos, es importante reconocer que estos avances tecnológicos han creado una paradoja inesperada. Imagínate despertar sintiéndote descansado y energizado, con tu cuerpo diciéndote que dormiste bien. Pero entonces revisas tu dispositivo y ves una puntuación roja: "Sueño deficiente: 58/100". De inmediato, esa sensación de bienestar se desvanece. Tu día ha comenzado con una profecía de bajo rendimiento que tú mismo vas a cumplir. Esta es la realidad de la ortosomnia: la obsesión por lograr un sueño perfecto según los números, que paradójicamente acaba siendo más perjudicial que reparadora. Hemos permitido que la tecnología reemplace nuestra sabiduría corporal, creando una generación que desconfía más de sus propias sensaciones que de un algoritmo imperfecto.

Los dispositivos de consumo miden variables indirectas —movimiento, frecuencia cardíaca, temperatura— para estimar algo tan complejo como las fases del sueño. Aunque la tecnología ha avanzado en gran medida, estos dispositivos no tienen la precisión de una polisomnografía clínica, pero les otorgamos la autoridad de determinar cómo nos sentimos y qué podemos lograr cada día. El verdadero peligro surge cuando estos dispositivos se convierten en profetas del rendimiento. El efecto nocebo hace el resto: rindes mal no porque realmente estés cansado, sino porque crees que lo estás.

Esta obsesión métrica puede alejarnos de los pilares fundamentales del sueño reparador: horarios consistentes, un ambiente propicio, gestión del estrés y técnicas de relajación. El sueño es un sistema complejo que no puede reducirse a unas pocas métricas en una pantalla. Factores como el estado de ánimo, el estrés mental, la carga emocional y las circunstancias de vida influyen enormemente en la recuperación, pero rara vez se reflejan completamente en los datos de un dispositivo. La sabiduría está en usar estas herramientas como información complementaria, nunca como autoridad absoluta. Tu cuerpo sigue siendo el mejor indicador de tu estado de recuperación. La tecnología debe apoyar, no reemplazar, tu capacidad innata de autoconocimiento.

Estos dispositivos pueden ser aliados valiosos cuando se usan correctamente: para identificar patrones a largo plazo, reconocer tendencias en tu salud del sueño, y proporcionarte datos objetivos que complementen tu percepción subjetiva. Pero recuerda que el sueño verdaderamente reparador viene de crear las condiciones para que tu cuerpo haga lo que mejor sabe hacer: restaurarse, repararse y prepararte para un nuevo día. Confía en tu cuerpo. Ha estado regulando tu sueño y recuperación mucho antes de que existieran las aplicaciones, y seguirá siendo tu guía más confiable si aprendes a escucharlo.

A lo largo de este capítulo hemos explorado cómo el verdadero *biohacking* trasciende la obsesión por las métricas y los protocolos rígidos para convertirse en un arte de escucha profunda. Hemos descubierto que el frío, el ayuno, la luz y todas estas herramientas poderosas solo encuentran su máximo potencial cuando las aplicamos con sabiduría, respetando los ritmos únicos de nuestro cuerpo y honrando las diferencias entre la biología masculina y femenina. La tecnología puede ser nuestra aliada, pero nunca debe reemplazar la voz ancestral de nuestra intuición corporal. El *biohacking* con alma nos recuerda que no somos máquinas que necesitan calibración constante, somos ecosistemas vivos que requieren amor, paciencia y comprensión. Cada regaderazo frío, cada hora de ayuno, cada momento de exposición a la luz se convierten en una oportunidad para reconectar con nuestra sabiduría interna y recordar que la verdadera optimización viene del equilibrio entre ciencia y sentir.

En el siguiente capítulo, "Longevidad saludable: el arte de transformar el envejecimiento en evolución", profundizaremos en esta filosofía integrativa para explorar cómo cultivar una vida larga y significativa va mucho más allá de simplemente agregar años a nuestra existencia. Descubriremos cómo la longevidad auténtica surge cuando honramos nuestro cuerpo como el sagrado hogar de nuestra conciencia, integrando prácticas ancestrales con ciencia moderna para crear una vida más larga, una existencia más profunda, conectada y plena. Te invito a este viaje donde cada célula se convierte en un templo y cada respiración en una oportunidad de renovación consciente.

¡No lo olvides! Escanea este código QR y descarga tus protocolos y rituales para rejuvenecer.

Este recurso exclusivo incluye:
- Protocolos diarios para:
  - Mejorar tu calidad de vida.
  - Apagar la inflamación crónica y silenciosa.
  - Mejorar tu edad biológica, revertir y ralentizar el envejecimiento celular.
- Guías prácticas para:
  - Optimizar tu sueño, metabolismo, mitocondrias y equilibrio hormonal.
  - Elegir tus suplementos y nutracéuticos epigenéticos.
- *Checklists* de estudios clave para:
  - Prevenir enfermedades antes de que aparezcan.
  - Personalizar tu estilo de vida y calidad de vida.

CAPÍTULO 3

Longevidad saludable: el arte de transformar el envejecimiento en evolución

> Nuestra longevidad depende de nuestro estilo de vida y de cómo elegimos romper los paradigmas del envejecimiento. Porque envejecer no es sinónimo de deterioro, es una invitación a evolucionar con conciencia, a habitar la incomodidad con valentía y a transformar cada arruga en sabiduría.
>
> NATHALY MARCUS

El cuerpo humano no empieza a envejecer a los 50 años, como muchos creen. En realidad, el proceso de envejecimiento inicia mucho antes, de forma silenciosa y progresiva. Desde los 25 o 30 años, comienza una leve disminución en funciones esenciales como la regeneración celular, la producción de colágeno, la masa muscular y la capacidad pulmonar. A partir de los 35, esta desaceleración se vuelve más evidente: la densidad ósea comienza a disminuir, la piel pierde elasticidad, las hormonas fluctúan y la agilidad mental puede empezar a resentirse si no se cultivan buenos hábitos. Para los 40 o 50, si no has tomado medidas preventivas, estos cambios se vuelven más notorios y pueden agudizarse.

No te digo esto para alarmarte, te lo digo para para empoderarte. El envejecimiento no es un evento súbito ni un castigo inevitable, es un proceso natural que es influido por nuestras decisiones diarias. De hecho, incluso desde los 20 años ya se presentan pequeñas señales internas, como la disminución progresiva de la masa muscular o el desgaste mitocondrial, aunque aún no sean perceptibles a simple vista. Estos cambios son una invitación a tomar acción ahora y no esperar a que los síntomas se acumulen. Porque la longevidad no se construye en la vejez: se cultiva desde la juventud. Cuidar tu sueño, tu alimentación, tu movimiento y tu mente es la base de una vida larga, plena y con propósito. Apostar por la salud hoy es sembrar claridad, fuerza y vitalidad para cada etapa que viene.

Un ser viviente legendario por su impresionante longevidad es el árbol de olivo. Vive cientos o miles de años, por cómo transforma las dificultades en sabiduría biológica. En suelos áridos, bajo el sol implacable y con poca agua, el olivo no se marchita: se fortalece. Ante el estrés, activa respuestas bioquímicas poderosas —como la producción de oleocanthal, oleuropeína e hidroxitirosol— que protegen su estructura y, al ser ingeridos por los humanos, activan genes de longevidad como NRF2 y FOXO3, y reducen la inflamación, uno de los motores silenciosos del envejecimiento. Esta alquimia vegetal es una lección directa para nosotros. En realidad, al consumir aceite de olivo extra virgen bebemos la memoria de un árbol que ha vivido mucho y bien. Pero, más allá de la nutrición, la gran enseñanza es que el cuerpo humano, como el olivo, no necesita vivir sin estrés para alcanzar la longevidad. Necesita aprender a dialogar con él, a usarlo como una señal, no como una amenaza. Envejecer con salud es cuestión de activar con inteligencia nuestras capacidades internas para repararnos, adaptarnos y florecer. El olivo no sobrevive a pesar del estrés. Sobrevive gracias a él. Y nosotros también podemos hacerlo.

En la naturaleza nada es inútil, ni siquiera el veneno. Los caracoles, tan lentos y aparentemente indefensos, no liberan su veneno si no se sienten amenazados. Lo reservan como una herramienta de defensa, no de ataque. Lo mismo pasa con los árboles: cuando un insecto los daña, no se resignan y liberan taninos y compuestos amargos para protegerse y advertir de la amenaza a los árboles cercanos. Esta inteligencia natural es la misma que habita en nuestro cuerpo.

Nuestro sistema límbico —el guardián emocional de nuestro cerebro— funciona de forma similar: detecta amenazas, activa respuestas y muchas veces nos inunda con hormonas del estrés como si estuviéramos en peligro, aunque vivamos en un entorno moderno. Si no procesamos esa sobrecarga, nos enfermarnos. Pero si aprendemos a escucharla, metabolizarla y transformarla, el estrés deja de ser veneno y se convierte en fertilizante para nuestra evolución.

Porque incluso los caracoles, cuando mueren, nutren la tierra con sus conchas llenas de minerales, convirtiéndose en abono para nuevas formas de vida. Así también nuestro dolor: si lo integramos, puede volverse semilla. Cuando comprendemos el mismo trauma que activa una alarma, podemos aprender a vivir más despiertos, más sabios. La clave está en transformar la respuesta. El veneno puede ser medicina. El estrés puede ser el inicio de una nueva biología.

Centenarios ancestrales y modernos

La longevidad auténtica no es la acumulación de años, es la preservación de la vitalidad a través del tiempo, una sabiduría que late en el corazón de culturas milenarias y comunidades extraordinarias que han descifrado los códigos secretos de una vida larga y plena.

En las profundidades de la Sierra Madre Occidental, los tarahumaras —que se llaman a sí mismos rarámuri, "los de pies ligeros"— a lo largo de más de mil años han convertido la resistencia en un arte vital. Su longevidad no reside solo en sus cuerpos legendarios capaces de correr 200 kilómetros sin parar: reside en una cosmovisión que entiende el movimiento como oración, la tierra como madre y la comunidad como medicina. Su maíz criollo, cultivado generación tras generación, es memoria genética, resistencia cultural y conexión sagrada con los ciclos de la naturaleza. Cada grano contiene la sabiduría de siglos, adaptado al clima extremo y la altitud de su territorio. Los también conocidos como rarámuri han comprendido que la longevidad se teje en la cotidianidad: correr como ritual, comer lo que la tierra ofrece, vivir en armonía con las estaciones y mantener vínculos comunitarios que sostienen el cuerpo y el espíritu. Su juego ancestral del Rarajipari —correr persiguiendo una pelota de madera por días enteros— es una ceremonia de resistencia colectiva, una celebración de la capacidad humana para trascender límites.

A miles de kilómetros, en el lugar más aislado del planeta, el pueblo Rapa Nui nos susurra desde la Isla de Pascua una lección aún más profunda sobre la inmortalidad. Al enfrentarse a la extinción total tras la esclavitud, las epidemias y el colapso ecológico, los pascuenses lograron algo que desafía toda lógica: preservar su alma colectiva. Las mil estatuas enormes Moái que contemplan el horizonte son ancestros de piedra que mantienen viva la memoria, guardianes que conectan a cada rapanui con una identidad que trasciende la catástrofe. Su concepto de maná —la fuerza vital que fluye entre personas, tierra y espíritus— les enseñó que la verdadera longevidad no solo reside en el cuerpo individual, sino en la capacidad de mantener vivos los hilos invisibles que nos conectan con algo más grande que nosotros mismos. Hoy, mientras luchan por recuperar su lengua y proteger su territorio sagrado, los rapanui demuestran que un pueblo puede renacer desde las cenizas cuando preserva su esencia más profunda.

Pero la longevidad extraordinaria no es solo patrimonio de culturas ancestrales. En pequeñas islas y valles remotos de nuestro planeta, existen comunidades modernas donde vivir más de 100 años no es una excepción, es una norma natural. En Okinawa, Japón, hogar de la mayor concentración de centenarios del mundo, los ancianos cultivan el *ikigai* —razón de ser— como quien cultiva un jardín. Aunque la dieta de Okinawa no es la más saludable, como ya lo sabemos, sí lo son su vida comunitaria y el cómo comparten su microbiota. Allí, las abuelas de 105 años aún practican tai chi al amanecer, comen del mar y la tierra con reverencia, y mantienen círculos sociales llamados *moai* (tomando el nombre de las estatuas de la Isla de Pascua), donde el apoyo mutuo es medicina preventiva. En la isla griega de Icaria, donde uno de cada tres habitantes llega a los 90 años, han descubierto que la longevidad brota de tomar siestas sagradas, consumir aceite de oliva como elixir diario, comer hierbas silvestres recolectadas en montañas y practicar una filosofía de vida que privilegia el disfrute sobre la prisa. En Loma Linda, California, la comunidad adventista del Séptimo Día vive una década más que el promedio estadounidense porque sigue principios ancestrales: una dieta basada en plantas, el descanso como mandamiento, su propósito espiritual como brújula y la comunidad como refugio.

Estos pueblos —desde las cumbres de la Sierra Tarahumara hasta las costas de Okinawa— convergen en una revelación luminosa: la longevidad auténtica surge cuando regresamos a lo sano (alimentos reales que nutren en lugar de inflamar), lo salvaje (movimiento natural, conexión con la tierra, adaptación inteligente al estrés) y lo sabio (propósito que trasciende el ego, comunidad que sostiene, tradiciones que anclan el alma). No han descubierto una fuente de juventud externa, más bien han activado fuentes internas: genes de longevidad que despiertan por decisiones conscientes, células que se regeneran bajo el influjo de la esperanza, corazones que laten más tiempo cuando están conectados con algo más grande que ellos mismos.

La longevidad no es un privilegio genético reservado para unos cuantos elegidos. Es un arte disponible para quien se atreva a vivir como sus ancestros más sabios: con reverencia por el cuerpo, respeto por la naturaleza y una fe inquebrantable en que cada día es una oportunidad para elegir la vida en su expresión más plena. Estos pueblos no han evitado el envejecimiento: lo han transformado en una danza de sabiduría, donde cada arruga narra una historia de resistencia y cada año más es una victoria silenciosa contra la resignación. La longevidad es añadir vida, propósito y belleza a cada año que respiramos.

El estrés positivo que protege la microbiota de los centenarios

Los centenarios de las zonas azules como Cerdeña, Okinawa y Nicoya comparten una microbiota intestinal extraordinaria que refleja su longevidad, resiliencia emocional y estilo de vida ancestral. Es un reflejo de una vida más lenta, conectada y adaptativa. Esta microbiota es diversa y robusta, y está profundamente influenciada por cómo viven, perciben el estrés y se relacionan con el entorno y las personas.

Mientras que el estrés crónico moderno altera de forma negativa la microbiota —favoreciendo disbiosis, inflamación intestinal y permeabilidad—, los centenarios muestran una relación opuesta: su manejo emocional, su conexión con la naturaleza y sus ritmos pausados protegen sus bacterias y su sistema inmune. Estudios recientes revelan que estas personas tienen abundantes bacterias productoras de butirato como *Faecalibacterium prausnitzii*, *Akkermansia muciniphila* y *Bifidobacterium spp*., asociadas con la reducción de la inflamación, mejor función cognitiva y longevidad. Esta composición microbiana está relacionada con la dieta que llevan y con su forma de manejar el estrés.

La coherencia emocional, la regulación del eje HPA (hipotálamo-hipófisis-adrenal), la disminución de la producción crónica de cortisol y el aumento de la activación del nervio vago promueven un ambiente intestinal simbiótico. Su microbiota se beneficia de los estados neurofisiológicos de seguridad, gratitud y pertenencia.

CONSEJOS PARA VIVIR COMO CENTENARIO

- Recrea microambientes de seguridad como meditación, comunidad y propósito, pues ayudan a restaurar tu microbiota.
- Realiza prácticas de regulación emocional y ritmo natural, como *grounding*, respiración y contacto con plantas.
- Come alimentos de temporada, fermentados, ricos en polifenoles y fibra ancestral.
- Muévete a diario, sin ejercicio forzado, con funcionalidad.
- Ten un propósito claro y fuertes lazos comunitarios.
- No hagas multitareas constantes. Date el tiempo necesario para hacer cada actividad conectado con el momento presente.
- Evita la exposición tóxica a los dispositivos digitales.
- ¡Ayuna! Antes pensábamos que el ayuno era solo para bajar de peso. Hoy sabemos que es una ceremonia interna, una pausa sagrada donde el cuerpo y la microbiota recuerdan quiénes fueron cuando la escasez era una maestra y no una amenaza. Cuando ayunamos, el cuerpo descansa y se reprograma. La microbiota apaga el caos digestivo, silencia las bacterias inflamatorias que piden azúcar y le da paso a especies de bacterias longevas, como la *Akkermansia*, que limpian, reparan y restauran el orden. El intestino entra en modo ancestral. Las bacterias compiten, sí, pero también cooperan. Vuelven a su sabiduría de escasez. Dejan de inflamar y empiezan a regenerar. Ayunar no es privarse: es darle al cuerpo la oportunidad de recordar. Recordar que fue diseñado para resistir. Para vivir ciclos. Para florecer también en la pausa.

La piel, las bacterias y el estrés como estimulador de la mitocondria

Nuestra piel no es solo un límite entre el mundo y nuestro interior. Es un ecosistema, un sensor emocional, un reflejo de la salud interna y una puerta de entrada a la microbiota que nos comunica con la naturaleza. Al ser un órgano inmunológico y sensorial, responde a estos pulsos naturales. La piel tiene su propio microbioma, que es tan único como una huella digital: nos protege de patógenos, y además, se comunica con el sistema nervioso y con las bacterias del intestino. Es un puente bioeléctrico entre emociones, luz solar, temperatura y señalización mitocondrial.

Las bacterias que viven en nuestra piel y mucosas se estimulan con el movimiento, el contacto con la tierra, la fricción del cepillado en seco, el sudor, los abrazos, las caricias, el canto. El cuerpo reconoce estos estímulos como señales de vida, no de amenaza. Y, en respuesta, se encienden vías como el Nrf2, se modulan los receptores de dopamina y oxitocina, y las mitocondrias reciben la orden de producir más energía.

En Japón, muchas familias aún practican una tradición silenciosa y poderosa: el baño en secuencia, donde la mujer se sumerge primero, luego el esposo, y después los hijos, todos en la misma tina de agua caliente. A simple vista, puede parecer una práctica de ahorro de agua o una costumbre cultural. Pero a nivel biológico, esta secuencia ancestral guarda un misterio profundo: la transferencia de microbiota. La piel de la mujer, al entrar primero en el agua, deja su huella microbiana. Ese caldo cálido relaja y transporta al agua las bacterias simbióticas de la mujer que comunican salud, equilibrio y seguridad. Esa agua se convierte en un campo informacional que alimenta a toda la familia. La mujer no solo gesta vida en su útero: también la cultiva desde sus hábitos, su piel, su energía y su manera de habitar el cuerpo. Lo mismo sucede en la cocina. Una madre no solo les pasa su microbiota por el parto o la lactancia, sino también por sus manos al preparar alimentos, por sus bacterias orales al probar la comida, por su estado emocional al cocinar. La mujer es el canal de transmisión de una ecología invisible que se extiende a la salud de generaciones.

Cuidar a la mujer es un acto de amor y de inteligencia biológica. Su microbioma, su ritmo, su descanso, su placer, su alimentación y su regulación emocional impactan directamente la salud familiar. Por eso, una mujer agotada, inflamada, desconectada o estresada transmite ese estado a través de sus bacterias, sus hormonas o su energía. En cambio, una mujer nutrida, contenida, libre y respetada es medicina viva para su entorno. Durante el embarazo, esta dimensión se multiplica. La microbiota intestinal, vaginal y placentaria de la madre es la primera escuela inmunológica del bebé. Las bacterias que colonizan al recién nacido forman la base de su metabolismo, su sistema inmune, su estado emocional y hasta su apetito futuro. No hay herencia más poderosa. Por eso, en este camino de volver a lo sano, salvaje y sabio, necesitamos recordar que la mujer merece ser cuidada y honrada como portadora de sabiduría bacteriana, emocional, energética. En ella habita una alquimia silenciosa que teje la salud o la enfermedad, la vitalidad o la fragilidad de toda una familia. Es momento de devolverle a la mujer su centro, su dignidad biológica y su poder regenerador.

Este lenguaje bacteriano-mitocondrial está profundamente entrelazado con nuestras emociones. Cuando vivimos en coherencia, cuando habitamos nuestra piel con gratitud y presencia, nuestros órganos, células y bacterias lo sienten. Por eso los centenarios tienen una piel vital, activa, que respira vida. Porque han sabido mantenerse en contacto con lo simple, lo esencial, lo que no viene en cápsulas.

Durante años creí que el estrés solo destruía. Pero en la sabiduría de lo salvaje, aprendí que no todo estrés es igual. El estrés agudo, breve, cíclico —como un baño de sol, un contacto con el frío, una caminata al amanecer— no daña, estimula. Activa rutas de reparación, enciende genes de longevidad, despierta las mitocondrias y fortalece nuestras bacterias. Es la hormesis, el arte de fortalecerse al borde del caos. Ser sano, salvaje y sabio implica recordar que nuestras bacterias necesitan nutrición, estímulo y libertad. Que el estrés bien usado nos refuerza. Y que en cada poro vive la posibilidad de sanar desde adentro hacia afuera.

La mentalidad de la longevidad

La longevidad que han cultivado los rarámuri, los rapanui y los centenarios de las zonas azules es un legado del pasado y una brújula hacia el futuro. Estos pueblos nos han enseñado que vivir más y mejor no depende solo de la genética o la suerte, sino de decisiones conscientes y una mentalidad que abraza la vida como un arte perpetuo de regeneración. Y hoy la ciencia moderna nos ofrece herramientas extraordinarias que amplifican y aceleran estos principios ancestrales. La revolución tecnológica que experimentamos no reemplaza la sabiduría milenaria, más bien la potencia y tiende un puente luminoso entre las intuiciones de nuestros ancestros y lo que la ciencia actual demuestra y aplica.

Hoy, por primera vez en la historia humana, podemos imitar las estrategias de las culturas más longevas y superarlas con tecnologías que hace unos años parecían ciencia ficción. Con la genómica podemos leer nuestro código genético, como los tarahumaras leen las señales de la montaña; la medicina regenerativa restaura nuestros tejidos, como la naturaleza restaura los bosques después del fuego; la inteligencia artificial analiza nuestros patrones de salud con la misma precisión de los ancianos de Okinawa al observar los ciclos de la luna y las mareas. Esta nueva frontera de la longevidad plantea que cultivemos una mentalidad del envejecimiento como un proceso moldeable, donde cada día es una oportunidad para elegir la regeneración sobre el deterioro. La verdadera revolución de la longevidad comienza en la mente que se atreve a reimaginar los límites de lo posible.

Peter Diamandis, mi mentor, conocido por su enfoque en la innovación y el futuro de la humanidad, afirma que estamos al borde de una revolución en la longevidad. Si adoptas una mentalidad proactiva y aprovechas estas tecnologías emergentes, puedes aspirar a ganar otros 10 o 20 años de vida, o tal vez más. Mi propia visión y experiencia sobre cómo quiero extender mi esperanza de vida es que la idea de "ganar otros 10 o 20 años" es una meta alcanzable. Y no se trata solo de vivir más tiempo, sino de vivir mejor, con vitalidad y plenitud. ¿Cómo lo visualizo? Bueno, creo firmemente en el poder de la prevención y la personalización.

En este camino hacia una salud personalizada, la tecnología se ha convertido en una aliada indispensable. La inteligencia artificial, por ejemplo, nos permite interpretar enormes volúmenes de datos médicos con rapidez y exactitud, facilitando así tratamientos diseñados a la medida de nuestras necesidades específicas. Al mismo tiempo, la nanotecnología abre nuevas posibilidades para reparar y regenerar tejidos a nivel celular. La medicina regenerativa ya no es una promesa futura, es una realidad tangible. El uso de células madre, exosomas y la bioimpresión 3D nos brinda herramientas revolucionarias para restaurar órganos dañados, regenerar tejidos y revertir el envejecimiento celular. Esta nueva era médica redefine los límites de la longevidad y la calidad de vida. La clave está en adoptar una mentalidad proactiva y aprovechar estas tecnologías emergentes para un:

- **Diagnóstico temprano:** la detección temprana de enfermedades mediante análisis genómicos y otras herramientas de diagnóstico mejora de forma significativa los resultados del tratamiento.
- **Tratamiento personalizado:** la medicina personalizada, basada en el perfil genético y otros datos individuales, optimiza la eficacia de los tratamientos.
- **Prevención:** la modificación del estilo de vida, la nutrición y otros factores ambientales ayuda a prevenir la aparición de enfermedades relacionadas con la edad.

- **Regeneración:** la medicina regenerativa repara o reemplazar tejidos y órganos dañados, prolongando la vida útil y la calidad de la misma.

Ningún avance tecnológico sustituye el papel fundamental del estilo de vida saludable. Alimentarte de forma equilibrada, practicar ejercicio regularmente, manejar bien el estrés y construir un entorno emocionalmente sano siguen siendo los pilares esenciales para conservar nuestra vitalidad y prevenir enfermedades. Más allá de la tecnología y la medicina, la mentalidad juega un papel crucial: adoptar una actitud proactiva hacia tu salud, asumir la responsabilidad de tu bienestar y cultivar una mentalidad de crecimiento y aprendizaje constante. Para mí, "ganar otros 10 o 20 años" significa abrazar la innovación, personalizar mi cuidado y cultivar un estilo de vida saludable, con una mentalidad positiva y proactiva. Es un viaje emocionante y estoy convencida de que todos podemos lograrlo.

Secretos para una longevidad óptima

La longevidad óptima es el arte de tejer una vida donde cada elección consciente es como un hilo dorado que fortalece el tapiz de nuestros años futuros. Tiene que ver con redescubrir verdades fundamentales sobre cómo honrar el milagro de estar vivos y cómo lograr que envejecer se convierta en sinónimo de florecer. Aquí te comparto algunos principios clave que te ayudarán a mantener tu cuerpo, mente y espíritu en equilibrio:

- **Protege tu ADN.** Evita toxinas siempre que puedas. Lo que comes, respiras y aplicas sobre tu piel tiene un impacto directo en tu biología. Cuidar tu estilo de vida es cuidar tus células desde la raíz.
- **Cuida tus relaciones.** Rodéate de personas que nutran tu bienestar emocional. La comunidad, la amistad verdadera y un sentido de pertenencia nos hacen más felices y más longevos.
- **Reta tu cuerpo y tu mente.** No te conformes. Si puedes hacer una repetición más de tu rutina, hazla. Con el tiempo, el esfuerzo constante es vital para mantener tu fuerza, agilidad y claridad mental. No te abandones ni te acomodes, tu futuro depende de lo que hagas hoy.

- **Nútrete con alimentos con colores.** La dieta mediterránea rica en omega-3, fibra y grasas monoinsaturadas y el "arcoíris en el plato" son aliados naturales para tu salud, en especial los polifenoles, compuestos vegetales con múltiples anillos fenólicos que son mensajeros moleculares de longevidad. Son compuestos inteligentes que conversan con nuestros genes; regulan la inflamación; protegen las mitocondrias; equilibran el sistema nervioso e inmune; neutralizan radicales libres y actúan como epinutrientes. Consúmelos en bebidas fermentadas, aceite de oliva extra virgen, pescado salvaje, hierbas, frutas, verduras, alcaparras, romero, salvia, tomillo, cebolla morada, uva morada, granada, té verde, albahaca, orégano, menta y cítricos. Modulan vías como SIRT1, AMPK, FOXO3, Nrf2, HDAC, DNMT y mTOR; activan la autofagia, la reparación celular y las vías antioxidantes; inhiben los inflamasomas (NLRP3) y las citoquinas inflamatorias, y ayudan a silenciar genes de inflamación y activar genes de longevidad.

- **Consume una gran variedad de frutas, verduras y grasas saludables.** Incluir muchos tipos de frutas, verduras y grasas saludables garantiza que tu cuerpo reciba un amplio espectro de vitaminas, minerales y antioxidantes. La diversidad fortalece tus defensas, mantiene tu digestión activa y despierta tus sentidos, haciendo que comer sea un placer y un acto de cuidado diario.

- **Cuida tu peso y composición corporal.** Más allá del número en la báscula, enfócate en mantener un porcentaje adecuado de grasa y músculo. Esto previene enfermedades, mejora tu estado de ánimo y te da energía.

- **Muévete todos los días.** El movimiento es medicina. Caminar, bailar, estirarte o ejercitarte genera endorfinas, fortalece tu sistema nervioso y mantiene a tu cuerpo joven.

- **Cultiva la espiritualidad y la gratitud.** Conectar con algo más grande, reconocer lo que tienes y vivir con propósito reduce el estrés y sana emociones profundas.

- **Perdona, y perdónate.** El rencor envejece. Liberarte del pasado te abre las puertas a un presente más ligero y pleno.

- **Duerme como prioridad.** Dormir bien no es un lujo, es una necesidad biológica. El sueño de calidad rejuvenece, regenera y alarga tus telómeros, lo cual impacta directamente en tu longevidad.

- **Libérate del cigarro y el alcohol.** Cambia estos hábitos destructivos por placeres conscientes como la lectura, una caminata o una buena conversación. Tu cuerpo y mente te lo agradecerán.
- **Maneja tu estrés con herramientas reales.** Medita, respira, escribe, busca ayuda profesional. Nunca es tarde para sanar y mejorar tu mundo interno.
- **Vive con propósito.** ¿Qué te inspira? ¿Qué te mueve? Un proyecto, un *hobby*, aprender algo nuevo o ayudar a otros le da dirección y sentido a tu vida. Eso también te mantiene joven.

Estos secretos son invitaciones a que cada día despiertes y elijas la vitalidad sobre la resignación, la conexión sobre el aislamiento, el crecimiento sobre el estancamiento. La belleza de estos principios radica en su simplicidad: no necesitas tecnologías complejas ni tratamientos costosos para comenzar a transformar tu futuro. Solo necesitas la valentía de elegir, momento a momento, la versión más vibrante de ti mismo. La longevidad óptima no es llegar a los 100 años como un superviviente cansado, es entrar en cada década como un aventurero renovado, con la mirada brillante de quien aún tiene sueños por cumplir, amor por dar y maravillas por descubrir. En lo personal, yo todavía tengo mucho que ofrecer: libros por escribir, lugares por conocer, personas por abrazar. Quiero vivir 100 años por todo lo que aún deseo compartir con el mundo.

Nootrópicos y longevidad

La mente lúcida es el tesoro más preciado del envejecimiento consciente. Aunque el cuerpo puede mostrar las huellas del tiempo, la agudeza mental, la creatividad y la capacidad de aprender se pueden mantener —e incluso florecer— a lo largo de décadas si cultivamos las condiciones adecuadas para ello. El cerebro es el director de orquesta de nuestra experiencia humana, el guardián de nuestros recuerdos más preciados y el arquitecto de nuestros sueños futuros. Es el órgano más extraordinario del universo conocido, capaz de adaptarse, aprender y regenerarse de maneras que aún estamos descubriendo. Esta plasticidad neuronal es tu mayor ventaja para construir una mente que se fortalezca con el tiempo y que no se deteriore. Debemos preservar y potenciar su funcionamiento óptimo como estrategia para la longevidad y como un acto de amor propio. Los nootrópicos representan una de las fronteras más emocionantes de la optimización humana, una llave dorada hacia el potencial ilimitado de nuestra mente.

El término "nootrópico" fue acuñado en 1972 por el visionario Corneliu Giurgea y combina las palabras griegas *nous* (mente) y *tropos* (cambio): literalmente significa "aquello que transforma la mente". Y esa transformación está al alcance de tus manos. Los nootrópicos estimulan el factor neurotrófico derivado del cerebro (BDNF, por sus siglas en inglés), esa proteína que actúa como arquitecta de nuevas neuronas y que fortalece las conexiones sinápticas. El ejercicio, la restricción calórica inteligente y las hormonas bioidénticas como el estradiol también elevan los niveles de BDNF y promueven la neurogénesis, pero los nootrópicos ofrecen una vía adicional y específica para nutrir esta regeneración cerebral. Esto te ayuda a convertirte en tu versión más brillante, clara y poderosa, aprovechando cada herramienta disponible para que tu mente florezca con cada década que vives.

La naturaleza nos ha regalado tesoros increíbles: la L-teanina del té verde que calma tu mente sin adormecer tu espíritu, el Ginkgo Biloba que hace fluir la sangre hacia tu cerebro como un río de vitalidad, la Bacopa Monnieri que los sabios ayurvédicos han usado durante milenios para agudizar la memoria, o el extraordinario hongo Melena de León que estimula el crecimiento de nuevas neuronas. Cada uno de estos aliados naturales ha sido perfeccionado por millones de años de evolución para optimizar nuestra función cerebral.

Pero la ciencia moderna no se ha quedado atrás. Los nootrópicos sintéticos como los racetams, el Noopept y otros compuestos de vanguardia están empujando los límites de lo que creíamos posible para el rendimiento mental humano. No son simples estimulantes que te dan energía temporal y luego te dejan agotado, son herramientas precisas que optimizan la comunicación entre neuronas, protegen tu cerebro del estrés oxidativo, estimulan la producción de neurotransmisores esenciales como la dopamina y la acetilcolina y, lo más emocionante de todo: promueven la neuroplasticidad, que es la capacidad extraordinaria de tu cerebro para formar nuevas conexiones y regenerarse constantemente. La clave está en entender que los nootrópicos no son píldoras mágicas que reemplazan el esfuerzo y los buenos hábitos; más bien son amplificadores poderosos que potencian todo lo bueno que ya estás haciendo. Cuando combinas un nootrópico bien elegido con ejercicio regular, sueño reparador, alimentación nutritiva y desafíos mentales constantes, estás creando las condiciones perfectas para que tu cerebro mantenga su rendimiento a lo largo de los años y que incluso mejore con el tiempo.

BENEFICIOS DE LOS NOOTRÓPICOS EN LA SALUD CEREBRAL Y LA LONGEVIDAD

- **Protección contra el envejecimiento cerebral:** reducen la inflamación y el estrés oxidativo.
- **Mejora de la memoria y el aprendizaje:** favorecen la conexión entre neuronas.
- **Optimización del flujo sanguíneo cerebral:** aseguran un mejor suministro de oxígeno y nutrientes.
- **Aumento de la energía celular:** mejoran la función mitocondrial.
- **Reducción del riesgo de enfermedades neurodegenerativas:** como alzhéimer y párkinson.
- **Estimulación de la neurogénesis:** promueven el nacimiento de nuevas neuronas y el crecimiento dendrítico.
- **Incremento de la neuroplasticidad:** facilitan la formación de nuevas conexiones sinápticas y la adaptabilidad cerebral.
- **Equilibrio de neurotransmisores:** optimizan los niveles de dopamina, serotonina, acetilcolina y GABA.
- **Aceleración de la velocidad de procesamiento:** mejoran la rapidez mental y los tiempos de reacción cognitiva.
- **Fortalecimiento de la concentración sostenida:** aumentan la capacidad de mantener el foco durante periodos prolongados.
- **Potenciación de la creatividad:** facilitan el pensamiento divergente y la conexión de ideas innovadoras.
- **Mejora de la regulación emocional:** estabilizan el estado de ánimo y reducen la ansiedad cognitiva.
- **Protección de la barrera hematoencefálica:** mantienen la integridad de esta barrera crucial contra toxinas.
- **Optimización de los ritmos circadianos:** mejoran la calidad del sueño y la sincronización de los ciclos naturales.
- **Aumento de la resistencia al estrés mental:** desarrollan tolerancia cognitiva ante demandas intelectuales intensas.

PRINCIPALES NOOTRÓPICOS PARA LA LONGEVIDAD

Nootrópicos naturales y adaptógenos	Nootrópicos sintéticos y de uso médico	Suplementos nootrópicos relacionados con la longevidad
Bacopa Monnieri: favorece la memoria y la función cognitiva. Melena de León: estimula el crecimiento neuronal (NGF) y protege contra la neurodegeneración. Ginkgo Biloba: mejora la circulación cerebral y la concentración. L-Teanina: aumenta la energía y la concentración sin generar ansiedad.	Racetams (Piracetam, Aniracetam, Oxiracetam): potencian la memoria y la neuroplasticidad. Noopept : potente potenciador cognitivo que favorece la sinapsis neuronal. Modafinilo: aumenta la alerta y la función ejecutiva.	NAD+ y NMN: claves para la regeneración celular y el envejecimiento saludable. Colina (Alpha-GPC o CDP-Colina): esencial para la memoria y la salud neuronal. Coenzima Q10 y PQQ: aumentan la energía celular y protegen contra el envejecimiento mitocondrial.

Microdosis de psicoactivos: despierta tu genio dormido

Durante décadas, el potencial terapéutico de los compuestos psicoactivos permaneció oculto bajo el velo de los tabúes sociales y las restricciones legales. Pero desde hace algunos años la ciencia moderna está redescubriendo lo que culturas ancestrales intuían hace milenios: que ciertas sustancias, si las usamos con sabiduría y precisión, son llaves maestras para desbloquear niveles extraordinarios de bienestar mental, creatividad y longevidad cognitiva. Los últimos avances en neurociencia revelan que compuestos como la psilocibina, el LSD y la ibogaína transforman los estados de conciencia, y en dosis mínimas y controladas actúan como catalizadores poderosos de la neuroplasticidad. Investigaciones pioneras en universidades como Johns Hopkins, Imperial College London y UC San Francisco han demostrado que estos compuestos estimulan la neurogénesis, reducen la inflamación cerebral, potencian la creatividad e incluso revierten patrones depresivos arraigados. Otros estudios sugieren que la microdosificación regular es una estrategia revolucionaria para mantener la agudeza mental y la flexibilidad cognitiva a lo largo del envejecimiento. Lo que hace algunos años se consideraba contracultura, hoy es una frontera legítima de la medicina preventiva y la optimización humana.

La microdosificación consiste en consumir dosis subperceptuales de ciertas sustancias —cantidades tan pequeñas que no producen efectos psicoactivos perceptibles— para mejorar la función cognitiva, la creatividad y el bienestar emocional de manera sutil, pero profunda. En el contexto de la longevidad y la optimización cerebral, esta práctica se ha explorado como una herramienta poderosa para potenciar la neuroplasticidad —la capacidad del cerebro para reorganizarse y formar nuevas conexiones neuronales— y mantener la claridad mental a lo largo de los años. A continuación te explico en qué consiste la microdosis de los psicoactivos más comunes y sus efectos:

- **Psilocibina en microdosis.** Este compuesto natural, presente en ciertos hongos, actúa sobre los receptores de serotonina en el cerebro, específicamente el receptor 5-HT2A, que juega un papel crucial en el estado de ánimo y la percepción. En dosis microscópicas (típicamente entre 0.1 a 0.3 gramos de hongos secos), la psilocibina promueve la neurogénesis —el nacimiento de nuevas neuronas—, sobre todo en el hipocampo, la región cerebral responsable de la memoria y el aprendizaje. Estudios recientes muestran que también fortalece las conexiones entre diferentes regiones cerebrales, creando una red neuronal más integrada y eficiente. Los usuarios reportan mejoras significativas en la regulación emocional, mayor capacidad para procesar experiencias difíciles y una sensación general de bienestar que persiste días después de cada dosis.
- **LSD en microdosis.** La dietilamida del ácido lisérgico, en cantidades infinitesimales (entre 5 a 20 microgramos, una fracción de una dosis recreativa), es un potente estimulador de la creatividad y la flexibilidad cognitiva. A nivel neurobiológico, el LSD aumenta la comunicación entre regiones cerebrales que normalmente no "conversan" entre sí, un fenómeno que los científicos llaman "conectividad funcional aumentada". Esto explica por

qué los usuarios experimentan mejoras notables en la resolución de problemas, la capacidad de ver conexiones nuevas entre ideas aparentemente no relacionadas, y una mayor fluidez en el pensamiento divergente. Empresarios de Silicon Valley y artistas han adoptado esta práctica para mantener una ventaja creativa y superar bloqueos mentales.

- **Ibogaína en microdosis.** Extraída de la corteza del arbusto africano *Tabernanthe iboga*, esta sustancia única tiene propiedades neuroregenerativas extraordinarias. A diferencia de otros psicodélicos, la ibogaína actúa sobre múltiples sistemas de neurotransmisores, incluyendo la dopamina, la serotonina y los receptores opioides. En microdosis (1 a 5 miligramos), favorece procesos profundos de introspección y autorreflexión sin efectos alucinógenos. Lo más fascinante es su capacidad para estimular la producción de GDNF (factor neurotrófico derivado de células gliales), una proteína que literalmente repara y regenera neuronas dañadas. Por eso es muy valiosa para la recuperación neuronal y la optimización de la función cerebral a largo plazo.
- **Cafeína con L-teanina en microdosis.** Esta combinación es la microdosificación más accesible y estudiada. La cafeína (20-50 mg, equivalente a un cuarto de taza de café) bloquea los receptores de adenosina y mantiene el estado de alerta, mientras que la L-teanina (100-200 mg) modula las ondas cerebrales alfa y promueve un estado de calma concentrada. Juntas, crean lo que los neurocientíficos llaman "alerta relajada": energía sostenida sin la ansiedad o el nerviosismo típicos de la cafeína sola. Sin embargo, es importante considerar las variaciones genéticas: las personas con polimorfismos en el gen CYP1A2 (alrededor del 40 % de la población) metabolizan la cafeína más despacio y pueden experimentar efectos prolongados o intensificados, por lo que quizá necesiten dosis aún menores o incluso evitar consumirla.

El protocolo típico de microdosificación sigue un patrón de "un día sí, dos no" o ciclos de cuatro días con descanso de tres, permitiendo que el cerebro mantenga su sensibilidad natural a estas sustancias mientras experimenta beneficios acumulativos. La clave está en la consistencia y la paciencia: los efectos más profundos de la microdosificación se manifiestan después de semanas o meses de práctica regular, cuando el cerebro ha tenido tiempo de establecer nuevos patrones neuronales más eficientes y resilientes. Es muy importante que consideres que la exploración de la microdosificación de psicoactivos como la psilocibina, el LSD y la ibogaína requiere navegación responsable: supervisión profesional especializada, comprensión profunda de la legalidad en cada estado y país y respeto por la individualidad bioquímica de cada persona.

Adaptógenos como nootrópicos: guerreros de la resistencia mental

En las montañas más inhóspitas de Siberia, las estepas áridas de Asia Central y las alturas extremas del Himalaya, la naturaleza ha forjado durante milenios a los supervivientes más extraordinarios del reino vegetal: los adaptógenos. Estas plantas resilientes han aprendido a prosperar en condiciones que destruirían a cualquier otra forma de vida y han desarrollado compuestos bioquímicos tan sofisticados que pueden transferir esa misma resistencia sobrehumana a quienes las consumen. Durante siglos, los guerreros vikingos consumían rhodiola antes de las batallas, los astronautas soviéticos utilizaban eleuterococo para mantener la claridad mental en el espacio, y los sherpas del Everest han dependido de estas plantas sagradas para conservar la agudeza cognitiva a altitudes que desafían la supervivencia humana. Actualmente, la ciencia moderna está validando lo que las tradiciones ancestrales siempre supieron: que estos adaptógenos son nootrópicos naturales de una potencia extraordinaria, capaces de optimizar la función cerebral, fortalecer la resistencia mental y crear una barrera impenetrable contra el estrés que devora la mente moderna.

Los adaptógenos son compuestos naturales extraordinarios que funcionan como entrenadores personales para tu sistema nervioso, ya que le enseñan al cuerpo a resistir y adaptarse al estrés físico, emocional y ambiental de manera más inteligente y eficiente. A diferencia de los estimulantes que obligan al cuerpo a entrar en un estado temporal de alerta, seguido de un colapso, los adaptógenos actúan como reguladores sabios que modulan la respuesta al estrés, al fortalecer tu capacidad natural de resistencia sin agotarte. Su genialidad radica en su naturaleza bidireccional: cuando necesitas energía, te la dan; cuando necesitas calma, te tranquilizan. Cuando tu mente está dispersa, te enfocan; cuando está rígida, te flexibilizan. Es como tener un sistema de navegación neurológico que siempre te lleva hacia el equilibrio óptimo, sin importar las tormentas externas que enfrentes. A continuación te comparto los mejores adaptógenos que recomiendo, empezando por mi favorito: el cacao.

- **Cacao.** Desde tiempos precolombinos, el cacao ha sido mucho más que un alimento. En Mesoamérica era conocido como "la bebida de los dioses", símbolo de sabiduría, corazón abierto y conexión con lo sagrado. Para los mayas y los aztecas, era la moneda y también era medicina. Se usaba en rituales de nacimiento, matrimonio, duelo y decisiones importantes. Era una planta maestra: se ofrecía al espíritu, se bebía para abrir el corazón y se compartía en comunidad para unir las almas. En estas culturas, el cacao representaba el centro del ser: el corazón. Su efecto físico —ligero aumento de serotonina, dopamina y oxitocina— no era casualidad: era una forma natural de inducir estados de amor, lucidez y coherencia. Beber cacao en ritual era honrar la vida, prepararse para hablar desde la verdad, sanar una herida o celebrar un ciclo. También es un alimento funcional de longevidad porque es rico en polifenoles, flavonoides, magnesio y teobromina, y protege el sistema cardiovascular, calma el sistema nervioso, mejora el flujo sanguíneo cerebral y apoya la microbiota. Culturas longevas como la de los Kuna, en Panamá —que consumen grandes cantidades de cacao sin azúcar ni procesar—, tienen tasas extremadamente bajas de enfermedades cardiovasculares y neurodegenerativas.

EL CACAO: NOOTRÓPICO DEL CORAZÓN PARA LA LONGEVIDAD EMOCIONAL

En mi búsqueda de la longevidad verdadera, entendí que esta se trata de momentos habitados con presencia, claridad y conexión. Descubrí que la longevidad también tiene sabor, temperatura, aroma. Y, en mi caso, tiene forma de una taza humeante de cacao puro. En su forma ancestral, el cacao es un puente entre el placer y la salud, entre lo emocional y lo físico. No estimula como el café, más bien nutre, armoniza y sintoniza.

Antes, yo creía que para ser escuchada en una reunión o una negociación debía endurecerme, levantar la voz o disfrazarme de lógica implacable. Como si llevar puesta una armadura de razón y control me diera autoridad. Hoy sé que la verdadera fuerza femenina no grita ni impone: respira, observa y elige desde la coherencia interna. Por eso, cuando me preparo para una conversación importante —ya sea para pedir algo, poner límites o tomar una decisión— recurro a un ritual ancestral e íntimo, me preparo una taza de cacao ceremonial. Solo agua caliente y cacao puro. A veces le añado canela. Otras, lo fundo suavemente dentro de un café expreso intenso. Es mi medicina emocional: cálida, lúcida, amorosa. Ese elixir oscuro, cálido y profundo eleva mi serotonina, relaja mi sistema nervioso, abre mi corazón y despierta mis palabras sabias.

Este nootrópico dulce:

- Estimula neurotransmisores clave como dopamina, serotonina y anandamida, generando claridad mental, motivación y apertura emocional.
- Mejora la circulación cerebral y la oxigenación gracias a sus flavonoides.
- Calma el eje HPA (hipotálamo–pituitaria–adrenal), disminuyendo el cortisol y facilitando respuestas más sabias frente al conflicto.
- Rico en magnesio y triptófano, ayuda a modular el estado de ánimo de forma suave pero profunda.

El cacao y la longevidad femenina

Para las mujeres, el cacao no solo es un alimento funcional: es medicina. Acompaña nuestros ciclos hormonales, suaviza el síndrome premenstrual, regula la transición de la menopausia, y nos recuerda el poder de regresar al cuerpo. Una mujer regulada es una mujer longeva. No porque no envejezca, sino porque sabe envejecer con alma, placer y propósito.

Ritual de cacao para claridad y conexión

Antes de una conversación importante:

- Hierve agua filtrada y disuelve 1 a 2 cucharaditas de cacao puro ceremonial.
- Si lo deseas puedes añadir canela en polvo o mezclarlo con un café expreso.

- Sostén la taza con ambas manos. Respira profundo tres veces.
- Coloca tu intención: "Que esta conversación nazca desde mi verdad y mi paz".
- Toma sorbos lentos. Permite que el cacao abra tu cuerpo y tu escucha.

Negociar desde el placer es también una forma de liderazgo. El cacao no es un lujo: es parte del regreso a lo sano, salvaje y sabio.

- **Rhodiola rosea.** Esta "rosa dorada" de las tierras árticas es el adaptógeno más estudiado para la optimización cognitiva. Su poder reside en dos compuestos únicos: la rosavina y la salidrosida, que actúan como llaves maestras para desbloquear tu resistencia mental. A nivel neurobiológico, la rhodiola modula los niveles de neurotransmisores clave, como la dopamina, la serotonina y la norepinefrina, creando un estado mental de *flow* donde la fatiga se desvanece y la concentración se intensifica. Estudios clínicos demuestran que dosis de 200-400 mg pueden reducir la fatiga mental hasta un 40 % en personas sometidas a estrés extremo, mientras mejoran significativamente la velocidad de procesamiento de información y la precisión en tareas cognitivas complejas.

- **Ashwagandha.** Conocida como el "ginseng indio" o "cereza de invierno", esta raíz milenaria es quizás el adaptógeno más poderoso para combatir el enemigo silencioso de la longevidad cerebral: el cortisol crónico elevado. Sus compuestos activos, llamados "withanólidos", actúan directo sobre el eje hipotálamo-hipófisis-adrenal, reduciendo los niveles de cortisol hasta un 30 % en estudios controlados. Sin embargo, su verdadera magia es su capacidad para estimular la neurogénesis —el nacimiento de nuevas neuronas— sobre todo en el hipocampo, la región cerebral más vulnerable al daño por estrés crónico. Dosis de 300-500 mg de extracto estandarizado mejoran la memoria y la velocidad de procesamiento cognitivo y, además, literalmente revierten el daño neurológico causado por años de estrés acumulado.

- **Ginseng (Panax ginseng).** El "rey de las hierbas" asiáticas ha sido venerado durante más de cuatro mil años como el elixir para la longevidad mental. Sus ginsenósidos únicos cruzan con eficiencia la barrera hematoencefálica y actúan como neuroprotectores potentes, aumentando la producción de ATP mitocondrial en las neuronas y mejorando la circulación cerebral hasta un 25 %. Lo que hace al ginseng verdaderamente especial es su capacidad para potenciar la memoria de trabajo y la atención sostenida sin causar sobreestimulación. Estudios recientes muestran que dosis de 200-400 mg de extracto estandarizado mejoran la memoria episódica un 20 % y aumentan la velocidad de reacción mental en tareas complejas.

- **Eleuthero (*Eleutherococcus senticosus*).** Mal llamado "ginseng siberiano", este adaptógeno extraordinario fue el secreto mejor guardado del programa espacial soviético. Los eleuterósidos que contiene actúan como optimizadores de la función mitocondrial, lo que aumenta la producción de energía celular sin el colapso posterior típico de los estimulantes. Su efecto más notable es la mejora en la resistencia mental —la capacidad de mantener un rendimiento cognitivo óptimo durante periodos prolongados de demanda intelectual—. Dosis de 300-600 mg aumentan la resistencia mental hasta un 35 % y mejoran la capacidad de concentración durante tareas prolongadas.

- *Schisandra chinensis.* Esta "baya de cinco sabores" china es el adaptógeno más sofisticado para la claridad mental y la adaptabilidad cognitiva. Tiene la capacidad extraordinaria de mejorar la comunicación entre los hemisferios cerebrales, creando un estado de coherencia neurológica donde el pensamiento analítico y la intuición creativa funcionan en perfecta armonía. A nivel bioquímico, la *schisandra* optimiza la función del neurotransmisor GABA mientras potencia la acetilcolina, lo que genera calma y alerta mental al mismo tiempo. Estudios clínicos muestran que dosis de 500-1000 mg mejoran la flexibilidad cognitiva —la capacidad de cambiar con eficiencia entre diferentes tareas mentales— un 30 %.

- **Maca (*Lepidium meyenii*).** Esta raíz extraordinaria de los Andes peruanos es un potenciador de energía y un nootrópico holístico que optimiza la función cognitiva a través del equilibrio hormonal. Los macamidas y macaenos que contiene actúan sobre el sistema endocrino de manera tan precisa que restauran el equilibrio hormonal óptimo necesario para una función cerebral de alto rendimiento. Su efecto más notable es la mejora en la neuroplasticidad y la estabilización del estado de ánimo a través de la modulación natural de hormonas como el cortisol, la testosterona y el estrógeno. Dosis de 1.5-3 gramos de polvo de raíz gelatinizada proporcionan energía mental sostenida durante 6-8 horas sin picos ni caídas, mientras mejoran la memoria de trabajo y la velocidad de procesamiento cognitivo.

- **Ajo negro.** Su consumo regular reduce el estrés oxidativo; gracias a su alto contenido en antioxidantes ayuda a neutralizar los radicales libres en el organismo. La S-alil-L-cisteína que contiene cruza la barrera hematoencefálica y protege contra la neurotoxicidad, lo que beneficia la memoria y la función cognitiva. Algunos estudios sugieren que ayuda a combatir la ansiedad y la depresión porque aumenta los niveles de serotonina en el cerebro.

- **Shilajit.** Es una sustancia resinosa de color negro parduzco que se forma en las rocas de alta montaña, sobre todo en la región del Himalaya. Ha sido usado durante siglos por la medicina ayurvédica y es excelente para la función cerebral y la memoria, ya que contiene ácido fúlvico, un potente antioxidante que ayuda a proteger las neuronas del daño oxidativo y mejorar la comunicación entre las células cerebrales. Estudios sugieren que puede inhibir la acumulación de proteínas tau, asociadas con enfermedades neurodegenerativas como el alzhéimer. Estimular la producción de energía cerebral puede mejorar la función mitocondrial, aumentando la producción de ATP, lo que proporciona más energía al cerebro y mejora la concentración y el enfoque. Además, actúa como adaptógeno al ayudar al cuerpo a adaptarse al estrés, reduciendo los niveles de cortisol y promoviendo un estado de calma mental.

El protocolo óptimo para los adaptógenos nootrópicos requiere paciencia y consistencia, ya que sus efectos más profundos se desarrollan gradualmente conforme reentrenan tu sistema nervioso hacia un estado superior de resistencia. A diferencia de los estimulantes que dan resultados inmediatos, pero temporales, los adaptógenos construyen una base sólida de resistencia mental que se fortalece con el tiempo, creando una transformación duradera en tu capacidad cognitiva que persiste mucho después de dejar de tomarlos. Es como desarrollar músculo mental: cada día de uso consistente añade una capa adicional de fuerza y resistencia a tu arsenal cognitivo.

MI RECOMENDACIÓN DE ADAPTÓGENOS NOOTRÓPICOS

Adaptógeno Nootrópico	Horario recomendado	Dosis recomendada
Rhodiola rosea	Mañana	200-400 mg
Panax ginseng	Mañana	200-400 mg
Eleuthero	Mañana	300-600 mg
Maca	Mañana	1.5-3 g (polvo gelatinizado)
Shilajit	Mañana en ayunas	250-500 mg (extracto estandarizado)
Ashwagandha	Noche	300-500 mg
Ajo negro	Noche	1-2 dientes diarios
Schisandra chinensis	Noche	500-1000 mg

CÓMO INTEGRAR LOS NOOTRÓPICOS EN TU ESTRATEGIA DE LONGEVIDAD

- Acompañarlos de hábitos saludables como nutrición funcional, ejercicio, sueño optimizado y manejo del estrés.
- Comenzar con dosis bajas y observar sus efectos en la cognición y la energía.

- Rotar los nootrópicos para evitar tolerancia y maximizar beneficios.
- Consultar con un profesional para asegurar su compatibilidad con cada organismo.

Desactivadores de longevidad: ladrones silenciosos de la vitalidad

La longevidad es el resultado de lo que incorporamos a nuestra vida, y también de lo que tenemos la sabiduría de eliminar. Existen fuerzas invisibles que, día tras día, roban años de nuestra existencia y drenan la vitalidad de nuestras células, como vampiros que operan en las sombras de nuestros hábitos cotidianos. Estos desactivadores de longevidad son más peligrosos que cualquier enfermedad aguda porque actúan poco a poco, acumulando un daño imperceptible, hasta que se manifiesta como deterioro "inevitable" del envejecimiento. Sin embargo, reconocer y neutralizar estos saboteadores celulares es uno de los actos más poderosos de amor propio: es declararle la guerra a todo lo que conspira contra tu futuro más brillante y tomar control absoluto de tu destino biológico.

Estrés crónico. Es quizás el asesino más sofisticado de la longevidad, un maestro del disfraz que se presenta como "vida normal", mientras en secreto devora tus reservas vitales. Cuando el cortisol permanece elevado durante meses o años, se convierte en ácido para tus telómeros, que son las estructuras protectoras al final de tus cromosomas y determinan la velocidad de tu envejecimiento celular. Estudios longitudinales muestran que las personas sometidas a estrés crónico envejecen hasta 10 años más rápido a nivel celular, experimentando acortamiento acelerado de telómeros, inflamación sistémica crónica y deterioro de la función inmunitaria. El cortisol elevado también destruye neuronas en el hipocampo, la región cerebral crucial para la memoria y el aprendizaje, mientras suprime la producción de BDNF, la proteína mágica que mantiene tu cerebro joven y adaptable. La solución no es eliminar todo el estrés —eso es imposible e indeseable—, sino desarrollar herramientas para manejarlo: meditación, ejercicio regular, técnicas de respiración y la capacidad de distinguir entre estrés productivo (que te fortalece) y estrés tóxico (que te devora).

Privación del sueño. Cada noche que no duermes adecuadamente cometes un crimen contra tu futuro yo. Durante el sueño profundo, tu cerebro activa su sistema de "limpieza nocturna" —el sistema glinfático— que literalmente lava las toxinas acumuladas durante el día, incluyendo las proteínas beta-amiloide asociadas con el alzhéimer. La privación crónica del sueño reduce la reparación celular hasta un 40 %, compromete la producción de la hormona de crecimiento (esencial para la regeneración de tejidos) y altera dramáticamente los ritmos circadianos que gobiernan cientos de procesos biológicos críticos. Las personas que duermen menos de seis horas por noche tienen un riesgo del 48 % mayor de desarrollar enfermedades cardiovasculares y viven en promedio cuatro a cinco años menos que quienes duermen de siete a ocho horas. Una sola noche de sueño insuficiente reduce la actividad de las células asesinas naturales —tu primera línea de defensa contra el cáncer— un 70 %. Priorizar el sueño no es pereza, es medicina preventiva de la más alta calidad.

Alimentación destructiva. La dieta occidental moderna, cargada de azúcares refinados, grasas trans y alimentos ultraprocesados, es una máquina perfectamente diseñada para acelerar el envejecimiento desde tu interior. Los picos constantes de glucosa en sangre desencadenan un proceso llamado "glicación", donde las moléculas de azúcar se adhieren a las proteínas de tu cuerpo, creando productos finales de glicación avanzada (AGEs) que literalmente "carameliza" tus tejidos desde adentro. Este proceso es irreversible y contribuye directamente a la rigidez arterial, el envejecimiento de la piel, la formación de cataratas y el deterioro renal. Los alimentos ultraprocesados contienen aditivos químicos que actúan como disruptores endocrinos, lo que altera la producción hormonal y promueve la inflamación crónica de bajo grado que acelera todos los procesos de envejecimiento. Por cada 10 % de aumento en el consumo de alimentos ultraprocesados, el riesgo de mortalidad prematura aumenta un 14 %. La buena noticia: tu cuerpo comienza a repararse desde el primer día que eliminas estos saboteadores de tu nutrición.

Sedentarismo. Fuimos diseñados para movernos, y la falta de movimiento es una sentencia de muerte gradual. El sedentarismo reduce la masa muscular a una tasa de un 3-8 % por década después de los 30 años, disminuye la densidad ósea, compromete la función cardiovascular y suprime la producción de BDNF hasta un 50 %. Sin BDNF en niveles adecuados, tu cerebro pierde su capacidad de formar nuevas conexiones neuronales y reparar el daño existente. El sedentarismo también altera negativamente la expresión de más de 100 genes relacionados con la longevidad, mientras que tan solo 150 minutos de ejercicio moderado por semana pueden añadir de tres a cuatro años a tu expectativa de vida. Las mitocondrias —las centrales energéticas de tus células— se atrofian sin el estímulo del ejercicio, lo que reduce tu capacidad de generar energía celular y acelerar el proceso de envejecimiento a nivel molecular.

Toxinas químicas. En la actualidad vivimos en una sopa química invisible que nuestros ancestros nunca enfrentaron. El exceso de alcohol genera acetaldehído, un compuesto tóxico que daña el ADN y acelera el envejecimiento celular, mientras que el tabaco introduce más de siete mil químicos tóxicos que generan estrés oxidativo masivo y destruyen los mecanismos naturales de reparación celular. La intoxicación por metales pesados —plomo, mercurio, cadmio, aluminio— que se acumulan silenciosamente en tejidos durante décadas, interfiere con la función mitocondrial, altera la expresión genética y promueve inflamación crónica. Estos metales actúan como óxido celular y corroen poco a poco tus sistemas internos. Las fuentes de estas toxinas son omnipresentes: pescados grandes (mercurio), tuberías viejas (plomo), cigarros (cadmio), cosméticos (aluminio). La quelación regular y la desintoxicación eliminan estas cargas tóxicas acumuladas y añaden años de vida saludable.

Aislamiento social. La soledad mata tan eficientemente como fumar 15 cigarros al día. El aislamiento social crónico activa vías inflamatorias específicas, suprime la función inmunitaria y acelera el deterioro cognitivo de manera tan dramática que aumenta el riesgo de demencia un 50 % y la mortalidad prematura un 26 %. Los seres humanos somos criaturas sociales, y la falta de conexiones significativas desregula sistemas biológicos fundamentales. Las personas socialmente aisladas tienen niveles crónicamente elevados de cortisol, función inmunitaria comprometida y mayor propensión a la depresión, que a su vez acelera el envejecimiento celular. Invertir en relaciones auténticas y comunidad no es lujo social, es medicina preventiva esencial.

Privación solar. La falta de exposición solar adecuada es un crimen contra tu biología circadiana. El sol es necesario para la síntesis de vitamina D —crucial para la función inmunitaria, la salud ósea y la regulación hormonal— y actúa como el sincronizador maestro de tus ritmos biológicos internos. La exposición solar matutina regula la producción de melatonina, optimiza el cortisol y mantiene sincronizados los relojes moleculares en cada una de tus células. Las personas con deficiencia crónica de vitamina D tienen un riesgo del 19 % mayor de mortalidad prematura y mayor susceptibilidad a enfermedades autoinmunes, cáncer y deterioro cognitivo. Tan solo 15-20 minutos de exposición solar directa diaria pueden transformar tu salud hormonal y metabólica.

Deshidratación crónica. Tu cuerpo es un 60 % agua, e incluso una deshidratación leve del 2 % compromete dramáticamente la función cognitiva, la regulación de temperatura, la eliminación de toxinas y la reparación celular. La deshidratación crónica espesa la sangre, fuerza al corazón a trabajar con más intensidad, reduce la eficiencia de todos los procesos metabólicos y acelera la formación de arrugas al reducir la hidratación de la piel desde adentro. Además, compromete la función del sistema glinfático cerebral, lo que reduce la capacidad de tu cerebro para eliminar desechos tóxicos durante el sueño.

Negligencia dental. Tu boca es una ventana directa a tu sistema circulatorio, y la mala higiene dental puede envenenar todo tu cuerpo. Las bacterias patógenas de las encías inflamadas (gingivitis y periodontitis) ingresan al torrente sanguíneo y viajan a órganos vitales, causando inflamación sistémica crónica que acelera la aterosclerosis, aumenta el riesgo de ataques cardíacos un 25 % y contribuye al deterioro cognitivo. Las personas con enfermedad periodontal avanzada tienen un riesgo del 70 % mayor de desarrollar alzhéimer.

Vacío existencial. Quizás el desactivador más devastador de la longevidad es la falta de propósito y conexión espiritual. Las personas que viven sin un sentido claro de propósito experimentan niveles crónicamente elevados de inflamación, mayor susceptibilidad a la depresión y mayor probabilidad de reducir un aproximado de siete años en su expectativa de vida. El propósito vital actúa como un escudo protector contra el estrés, brinda motivación para mantener hábitos saludables y activa redes neuronales asociadas con la resiliencia y la adaptabilidad.

Al reconocer estos desactivadores tienes el poder de evitarlos. Cada uno que neutralices es una victoria contra el envejecimiento prematuro, una declaración de que tu futuro te pertenece y que estás dispuesto a luchar por cada año de vida vibrante que mereces.

Activadores de longevidad: guardianes de tu inmortalidad celular

Si los desactivadores de longevidad son los villanos silenciosos que conspiran contra tu futuro, los activadores son los superhéroes celulares que despiertan poderes extraordinarios dentro de ti. No son simples tratamientos o suplementos, son llaves maestras que desbloquean códigos genéticos antiguos, activan mecanismos de reparación que creías que habías perdido y convierten tu cuerpo en una máquina de regeneración imparable. Estos activadores trabajan en sinergia, creando una cascada de beneficios que se amplifica exponencialmente: cuando estimulas la reparación mitocondrial, mejoras la función cerebral; cuando fortaleces las conexiones sociales, potencias tu sistema inmunitario; cuando desafías a tu cuerpo conscientemente, despiertas genes de supervivencia que han estado dormidos durante décadas. A continuación, vamos a descubrir las armas más poderosas en la guerra contra el envejecimiento, herramientas que están al alcance de tus manos y que pueden empezar a transformar tu trayectoria biológica hoy mismo.

Terapia de luz infrarroja. Como ya vimos en el capítulo anterior, la luz infrarroja es como darle vitaminas a tus mitocondrias de forma directa. Cuando la luz infrarroja de 660-850 nanómetros penetra profundamente en tus tejidos, activa una enzima llamada "citocromo c oxidasa" (COX) en la cadena de transporte de electrones mitocondrial, incrementando la producción de ATP hasta un 30 %. Este es el combustible puro que necesitan tus células para repararse, regenerarse y funcionar a niveles óptimos. Estudios clínicos demuestran que sesiones regulares de 10 a 20 minutos de terapia infrarroja reducen la inflamación sistémica medida por la proteína C reactiva un 36 %; aceleran la cicatrización de heridas hasta un 200 %, y mejoran la función cognitiva al aumentar el flujo sanguíneo cerebral. Los astronautas de la NASA usan esta tecnología para mantener la salud muscular y ósea en el espacio, y a los atletas de élite les sirve para acelerar la recuperación y prevenir lesiones. En tu hogar, puede ser tan simple como usar paneles LED infrarrojos durante tu rutina matutina.

Hipoxia intermitente. El entrenamiento de hipoxia intermitente es como llevar a tus células a un campo de entrenamiento de élite en las montañas del Himalaya. Cuando reduces temporalmente los niveles de oxígeno disponible —ya sea a través de máscaras de entrenamiento, cámaras de altitud simulada o ejercicio en alturas reales—, activas el factor inducible por hipoxia (HIF-1α), un regulador maestro que despierta docenas de genes de supervivencia y adaptación. Este proceso estimula la creación de nuevos vasos sanguíneos (angiogénesis), aumenta la producción de glóbulos rojos, optimiza la eficiencia mitocondrial y activa poderosas vías antioxidantes. Las personas que viven en altitudes superiores a 2 500 metros tienen tasas significativamente menores de enfermedades cardiovasculares y cáncer y, en promedio, viven de uno a cuatro años más que quienes habitan a nivel del mar. El entrenamiento hipóxico controlado puede simular estos beneficios en tan solo 15-30 minutos por sesión, de tres a cuatro veces por semana, creando adaptaciones que mejoran tu capacidad cardiovascular, aumentan tu resistencia y optimizan la utilización de oxígeno a nivel celular durante el resto del día.

Propósito vital. Tener un propósito de vida claro es medicina preventiva de la más alta potencia. Las personas con un fuerte sentido de propósito tienen telómeros más largos, niveles más bajos de cortisol, mejor función inmunitaria y una reducción del 23 % en el riesgo de mortalidad por todas las causas. El propósito activa el nervio vago, la súper vía de comunicación entre el cerebro y el cuerpo, que regula la inflamación, optimiza la variabilidad del ritmo cardiaco y mantiene el sistema nervioso en un estado de coherencia regenerativa. Neurológicamente, vivir con propósito fortalece las redes de atención ejecutiva en la corteza prefrontal, mejora la toma de decisiones y brinda resistencia contra el estrés y la adversidad. Cultivar propósito es tan simple como identificar cómo tus talentos únicos pueden servir a algo más grande que tú mismo, creando un ancla existencial que nutre tu alma y tu biología.

Ejercicio como medicina regenerativa. El ejercicio es quizás la intervención más poderosa conocida para activar múltiples vías de longevidad al mismo tiempo. El entrenamiento de resistencia estimula la síntesis de proteínas musculares, preserva la masa ósea y activa la vía mTOR, que promueve el crecimiento y la reparación celular. El entrenamiento intervalado de alta intensidad (HIIT) desencadena la autofagia y estimula la biogénesis mitocondrial, creando nuevas centrales energéticas en tus células. Tan solo 150 minutos de ejercicio moderado por semana aumentan la producción de BDNF un 60 %, mejoran la sensibilidad a la insulina, reducen la inflamación crónica y añaden entre tres y siete años a tu expectativa de vida. Los *super agers* —personas de más de 80 años con función cognitiva de alguien de 50— comparten un denominador común: actividad física regular durante décadas. El ejercicio es literalmente una píldora de juventud que reprograma tu expresión genética hacia patrones asociados con la longevidad y la vitalidad.

Conexiones sociales. Las relaciones auténticas son tan vitales para la longevidad como el ejercicio y la nutrición, ya que funcionan como un sistema inmunitario social que protege contra el deterioro físico y mental. Las personas con redes sociales sólidas tienen un 50 % menos de riesgo de mortalidad prematura, función inmunitaria un 40 % más fuerte y menor incidencia de demencia y depresión. A nivel neurobiológico, las interacciones sociales positivas estimulan la liberación de oxitocina, serotonina y dopamina que reducen el cortisol, mejoran el estado de ánimo y optimizan la función cardiovascular. Las conexiones sociales también brindan apoyo emocional durante crisis, motivación para mantener hábitos saludables y sentido de pertenencia que activa genes asociados con la longevidad.

Desafíos conscientes. Enfrentar desafíos voluntarios y mantener una mentalidad de crecimiento es como hacer entrenamiento de resistencia para tu cerebro y tu sistema nervioso. Cuando te desafías conscientemente —aprendiendo nuevas habilidades, asumiendo proyectos complejos, saliendo de tu zona de confort— activas la neuroplasticidad y fortaleces las redes neuronales asociadas con la adaptabilidad y la resiliencia. Este proceso estimula la neurogénesis en el hipocampo y mejora la función ejecutiva. Las personas que mantienen desafíos intelectuales y emocionales a lo largo de la vida tienen menor riesgo de deterioro cognitivo y mayor capacidad para adaptarse a cambios inesperados. El estrés positivo (*eustress*) de los desafíos elegidos conscientemente es contrario al estrés tóxico: fortalece en lugar de agotar, y construye recursos internos que sirven para toda la vida.

Suplementación estratégica. Los suplementos para la longevidad no son píldoras mágicas, son herramientas moleculares precisas que optimizan procesos biológicos específicos. El resveratrol activa las sirtuinas, proteínas llamadas "genes de la longevidad" que promueven la supervivencia celular y la resistencia al estrés. La coenzima Q10 optimiza la producción de energía mitocondrial y actúa como antioxidante potente. La astaxantina proporciona protección antioxidante seis mil veces más potente que la vitamina C. El magnesio participa en más de 300 reacciones enzimáticas y la mayoría de las personas tienen deficiencia. La vitamina D3 con K2 optimiza la absorción de calcio y la función inmunitaria. Los postbióticos mantienen un microbioma saludable crucial para la inmunidad y la función cerebral. Los omega-3 reducen la inflamación y protegen la función cardiovascular y cognitiva. La clave está en la personalización basada en los análisis de laboratorio y las necesidades individuales.

Nutrición antiinflamatoria personalizada. Este tipo de nutrición reconoce que no existe una dieta universal perfecta, más bien de principios adaptables a tu genética, microbioma y necesidades específicas. La inflamación crónica de bajo grado es el denominador común de todas las enfermedades del envejecimiento, y la alimentación es tu herramienta más poderosa para controlarla. Los alimentos ricos en polifenoles como arándanos, té verde y aceite de oliva extra virgen activan vías antioxidantes endógenas. Los pescados grasos proporcionan omega-3 que son antiinflamatorios. Los vegetales crucíferos contienen sulforafano que activa genes de desintoxificación. El ayuno intermitente activa la autofagia y mejora la sensibilidad a la insulina. Sin embargo, la personalización es crucial: a algunas personas les funciona consumir más carbohidratos, a otras más grasas; algunos necesitan más proteína, otros se benefician de periodos de restricción. Los análisis genéticos, las pruebas de microbioma y los marcadores inflamatorios pueden guiar tus decisiones nutricionales precisas para optimizar tu biología única.

Estos activadores de longevidad funcionan en sinergia armoniosa, creando una sinfonía de optimización biológica donde cada elemento amplifica los beneficios de los demás. Tu longevidad no está predeterminada por tus genes, es una obra maestra que esculpes cada día con cada decisión consciente que tomas para nutrir, desafiar y optimizar el milagro de tu existencia física.

Tu salud como proyecto consciente

Los activadores de longevidad son las herramientas fundamentales que tienes a tu disposición, y los protocolos —que exploraremos en profundidad en el capítulo "Rituales y protocolos para una vida sana, salvaje y sabia"— son las estrategias inteligentes que organizan y maximizan el impacto de esas herramientas. Sin embargo, antes de diseñar cualquier estrategia efectiva, necesitas un sistema de navegación GPS que te diga exactamente dónde estás en tu viaje hacia una vida extraordinariamente larga y vibrante, ese es precisamente el chequeo anual personalizado. No puedes optimizar lo que no puedes medir, y no puedes medir lo que no decides investigar con la precisión de un científico y la pasión de un explorador de tu propia biología. En este apartado descubrirás los distintos tipos de pruebas y análisis que puedes realizarte para obtener un mapa detallado de tu terreno interno actual: saber qué nutrientes necesita tu genética única, qué toxinas están saboteando silenciosamente tu energía, cuál es tu edad biológica real comparada con tu edad cronológica, y qué alimentos específicos están inflamando tu cuerpo. Este conocimiento es información fundamental que transforma el cuidado reactivo de la salud en un proyecto proactivo de optimización humana: desde estudios genéticos y epigenéticos, hasta análisis de vanguardia que revelan tu edad biológica real y el estado de cada sistema de tu cuerpo.

Tu cuerpo es el laboratorio más sofisticado del planeta y todo el tiempo envía señales sobre su estado interno a través de biomarcadores que puedes aprender a leer como un médico lee una radiografía. La diferencia entre envejecer con gracia y luchar contra el deterioro radica en detectar los desequilibrios de 10 a 20 años antes de que se conviertan en síntomas o enfermedades. Cuando conviertes tu salud en un proyecto consciente, cada año de análisis se convierte en una década de ventaja sobre quienes esperan a que su cuerpo grite para finalmente escucharlo.

Personalizar tu salud no es una moda pasajera, es un acto profundo de responsabilidad y amor propio hacia el único hogar que habitarás toda tu vida. La medicina funcional y la epigenética han revolucionado la comprensión de que no existe una fórmula mágica universal, sino un protocolo vivo, dinámico y exquisitamente adaptado a tu momento biológico único. Tu cuerpo no es una máquina estática con manual de instrucciones fijo, es un ecosistema en constante evolución que requiere atención personalizada y ajustes inteligentes conforme navegas las diferentes estaciones de tu vida.

El estudio de tu genética —tu código base que puedes obtener a través de un simple análisis de saliva— se realiza una sola vez en la vida y funciona como el manual de instrucciones permanente de tu fábrica interna. Este mapa genético revela con precisión quirúrgica qué suplementos o nutrientes no sintetizas bien por las variaciones específicas en tus genes: si tu cuerpo tiene dificultades para convertir el ácido fólico en su forma activa, si procesas lentamente la vitamina D, si necesitas dosis superiores de omega-3, o si tu sistema de desintoxicación necesita apoyo adicional. Al conocer estas predisposiciones puedes implementar estrategias preventivas de por vida, evitando las fallas que se acumulan en décadas y se manifiestan como enfermedades aparentemente inevitables.

Tu epigenética —que se analiza por medio de estudios anuales de sangre y cabello— es la parte dinámica de tu historia biológica, el documento vivo que cambia todo el tiempo en respuesta a tu edad, niveles de estrés, hábitos diarios, exposición a tóxicos y las presiones de tu entorno. A diferencia de tu genética fija, tu epigenética es moldeable y responde dramáticamente a tus decisiones de estilo de vida. Los estudios anuales de epigenética revelan cómo tu cuerpo se está adaptando —o luchando— en tiempo real, y te indican qué suplementos, antioxidantes, hormonas bioidénticas o protocolos de desintoxicación necesitas en este momento específico de tu vida. Es como tener una consulta anual con tu biología interna, donde tus células te dicen qué necesitan para funcionar de manera óptima.

¿Por qué es fundamental medir con esta precisión? Porque lo que no se mide no se puede mejorar de manera inteligente. Tu colesterol elevado no produce dolor de pecho hasta que tienes un infarto; tu hígado sobrecargado no duele hasta que está al borde del colapso; tu intestino permeable no grita hasta que desarrollas autoinmunidad o inflamación sistémica. Tu cuerpo es un maestro de la adaptación silenciosa, ya que compensa desequilibrios durante años o décadas antes de rendirse y manifestar síntomas obvios. No avisa con gritos desesperados, avisa con susurros constantes a través de biomarcadores sutiles que solo son visibles si sabes dónde y cómo buscar.

Por fortuna, vivimos en una era dorada donde la medicina preventiva de vanguardia ha transformado por completo las posibilidades de monitoreo de la salud. Desde resonancias magnéticas de cuerpo completo que escanean cada órgano en busca de señales tempranas de enfermedad, hasta análisis de inteligencia artificial que predicen tu riesgo de deterioro cognitivo. Estas opciones representan la democratización de tecnologías que antes estaban reservadas para centros de investigación de élite. Si estás listo para invertir en el conocimiento más profundo sobre tu cuerpo y transformar la incertidumbre en datos *actionables*, estas son las herramientas que están redefiniendo lo que significa ser proactivo con tu salud en el siglo XXI.

CHEQUEO RECOMENDADO MÍNIMO UNA VEZ AL AÑO

MARCADORES EN SANGRE	ESTUDIOS COMPLEMENTARIOS
• Hemograma completo, perfil lipídico (HDL, LDL, triglicéridos). • Glucosa, insulina, hemoglobina glucosilada (HbA1c). • Hormonas tiroideas (TSH, T3, T4 libre, anticuerpos). • Panel hormonal femenino/masculino (estrógenos, DHEA-S, progesterona, testosterona total y libre, SHBG). • Vitamina D3, B12, ácido fólico. • Homocisteína (importante si tienes mutaciones genéticas como MTHFR). • Apo A y Apo B: evaluación avanzada del riesgo cardiovascular. • PCR ultrasensible (marcador de inflamación). • Ferritina, hierro, transferrina. • Función hepática y renal. • Perfil hepático (ALT, AST, GGT, bilirrubina). • Zinc, magnesio, cobre, selenio. • Cortisol (salival o sanguíneo, según el caso).	• Análisis de cabello o pelo: para medir metales pesados, minerales y exposición tóxica acumulada. • Prueba de microbiota intestinal (1-2 veces al año). • Estudio de edad biológica y ritmo de envejecimiento celular. • Densitometría ósea, medición corporal con DEXA (si hay menopausia, historial familiar o baja masa muscular). • Estudio de saliva de ritmo circadiano / melatonina / cortisol si hay insomnio, fatiga o estrés crónico.

Además, te recomiendo lo siguientes estudios para buscar la raíz de tus problemas y síntomas desde el punto de vista de la medicina funcional. Profundicemos en cada uno de ellos, desglosando su propósito, utilidad y lo que pueden revelar sobre tu salud:

GI-MAP (GASTROINTESTINAL MICROBIAL ASSAY PLUS)

Propósito: este estudio analiza el ADN de la microbiota intestinal para identificar y cuantificar diversos microorganismos presentes en el tracto digestivo, incluyendo bacterias, hongos, parásitos y virus. Permite evaluar el equilibrio y la diversidad de la microbiota, y detectar la presencia de patógenos y marcadores de inflamación.

Utilidad: ayuda a identificar las causas subyacentes de problemas digestivos como el síndrome del intestino irritable (SII), la enfermedad inflamatoria intestinal (EII), la disbiosis y otras afecciones gastrointestinales. Brinda información para personalizar la dieta, los suplementos y los probióticos con el fin de mejorar la salud digestiva y el bienestar general.

Qué revela: el estado de equilibrio de la microbiota intestinal; la presencia de patógenos y marcadores de inflamación; la función digestiva y la capacidad de absorción de nutrientes; la predisposición a ciertas enfermedades relacionadas con la microbiota.

ESTUDIO DE ADN GENÉTICO

Propósito: analiza el ADN para identificar variaciones genéticas que pueden influir en la salud, la predisposición a enfermedades y la respuesta a ciertos tratamientos. Puede incluir pruebas de polimorfismos de un solo nucleótido (SNPs), que son variaciones en un solo punto del ADN.

Utilidad: evalúa el riesgo genético de desarrollar enfermedades como cáncer, diabetes, cardiopatías y enfermedades neurodegenerativas. Brinda información para personalizar la dieta, el ejercicio y los suplementos para optimizar la salud y prevenir enfermedades. También ayuda a determinar la respuesta individual a ciertos medicamentos.

Qué revela: la predisposición genética a ciertas enfermedades; la respuesta individual a ciertos medicamentos; la necesidad de nutrientes específicos; la capacidad de desintoxicación del cuerpo.

ESTUDIO DE EDAD BIOLÓGICA (COMO *TRUE AGE*)

Propósito: utiliza marcadores epigenéticos, como la metilación del ADN, para estimar la edad biológica de una persona, que puede diferir de su edad cronológica. La edad biológica refleja el estado funcional del cuerpo y el riesgo de enfermedades relacionadas con la edad.

Utilidad: evalúa el ritmo de envejecimiento y el riesgo de enfermedades relacionadas con la edad. Brinda información para implementar cambios en el estilo de vida y tratamientos que puedan desacelerar el envejecimiento y mejorar la salud. Permite monitorear la efectividad de las intervenciones antienvejecimiento.

Qué revela: la edad biológica actual, el ritmo de envejecimiento, el riesgo de enfermedades relacionadas con la edad, el impacto del estilo de vida en el envejecimiento.

ESTUDIO DE HISTAMINAS

Propósito: la histamina es una sustancia química involucrada en las reacciones alérgicas y otras funciones corporales. Este estudio mide los niveles de histamina en el cuerpo.

Utilidad: ayuda a diagnosticar la intolerancia a la histamina, que puede causar síntomas como migrañas, problemas digestivos, erupciones cutáneas y ansiedad. Proporciona información para personalizar la dieta y los suplementos para reducir los síntomas de la intolerancia a la histamina.

Qué revela: los niveles de histamina en el cuerpo, la presencia de intolerancia a la histamina, los alimentos y factores que desencadenan los síntomas.

ESTUDIO P 88 SENSIBILIDADES

Propósito: es una prueba de sensibilidad alimentaria. Analiza la respuesta del cuerpo a 88 alimentos diferentes, midiendo la reactividad de los linfocitos.

Utilidad: ayuda a identificar alimentos que contribuyen a la inflamación, los problemas digestivos, la fatiga y el dolor. Brinda información para eliminar los alimentos problemáticos de la dieta para mejorar la salud y el bienestar.

Qué revela: la reactividad del cuerpo a 88 alimentos diferentes, los alimentos que causan inflamación y otros síntomas, la necesidad de eliminar ciertos alimentos de la dieta.

ESTUDIO DE EPIGENÉTICA

Propósito: analiza los cambios en la expresión génica que no implican cambios en la secuencia del ADN. Estos cambios epigenéticos pueden ser influenciados por factores ambientales como la dieta, la microbiota, el estrés y la exposición a toxinas.

Utilidad: evalúa el impacto del estilo de vida y el entorno en la expresión génica y la salud. Brinda información para implementar cambios en el estilo de vida y tratamientos que reviertan los cambios epigenéticos negativos y mejorar la salud. Ayuda a optimizar la expresión de los genes relacionados con la salud y la longevidad.

Qué revela: el impacto del estilo de vida y el entorno en la expresión génica, la presencia de cambios epigenéticos negativos, el potencial para revertir los cambios epigenéticos negativos.

Es muy importante que tomes en cuenta que la interpretación de estos estudios debe realizarse en conjunto con un profesional de la salud, quien podrá integrar los resultados con el historial clínico y otros factores individuales para brindar una atención personalizada. Alberto, mi pareja, y yo nos hicimos el escaneo de cuerpo completo con Prenuvo cuando estábamos en Miami por trabajo. Como verás en la siguiente tabla, hay varias otras opciones, pero en ese momento Prenuvo fue lo más conveniente. Me gustó el resultado: fue rápido, amigable y sin radiación. Es una excelente herramienta de chequeo preventivo, sobre todo para quienes buscamos detectar a tiempo y cuidar nuestra salud de forma proactiva.

OPCIONES DE *CHECK-UP'S*

NOMBRE	QUÉ INCLUYE Y CUÁLES SON SUS BENEFICIOS
Prenuvo	Análisis completo de órganos principales. Identifica tumores en etapa 1 antes de síntomas. Detecta más de 500 condiciones: desde tumores hasta aneurismas cerebrales. No requiere inyecciones de medio de contraste. Identifica aneurismas cerebrales asintomáticos. Identifica signos tempranos de EM. Alta tasa de detección de diagnósticos potencialmente salvavidas.
Ezra	MRI de cuerpo completo o por zonas, detección de cáncer, análisis genético, PSA, sangre. Libre de radiación, seguro y sin dolor. Evalúa cerebro, tiroides, pulmón, hígado, páncreas, bazo, riñón, vejiga, ovarios y útero. Detecta más de 500 condiciones, desde hígado graso hasta endometriosis y cáncer.

NOMBRE	QUÉ INCLUYE Y CUÁLES SON SUS BENEFICIOS
Cleerly	Escaneo cardíaco por CT, análisis de arterias coronarias, placas, riesgo cardiovascular. Evalúa específicamente arterias coronarias y riesgo de infarto. Genera modelo 3D de arterias coronarias con precisión. Identifica enfermedad antes de los síntomas en más del 50 % de los casos. Verifica efectividad de cambios de estilo de vida y medicamentos.
QBio	MRI cuerpo completo, genética, sangre, metabolismo, crea gemelo digital del cuerpo. Primera plataforma que crea un modelo virtual completo del paciente. Examen integral en 60 minutos: sangre, saliva, orina, signos vitales y MRI completo en una hora. Sin radiación, automático y no invasivo. Análisis completo de más de 400 marcadores de salud.
Human Longevity (Health Nucleus)	MRI completo, secuenciación del genoma, microbioma, estudios de longevidad avanzados. Análisis genético integral, no solo partes pequeñas del genoma. MRI de cuerpo completo. Encuentra cánceres, aneurismas y otros hallazgos en etapas tempranas. Mide huellas químicas únicas de procesos celulares. Enfoque en 4 áreas críticas: cáncer, cardíaco, metabólico y neurodegenerativo/neurovascular.
Brainkey	MRI cerebral, análisis por IA del envejecimiento cerebral, riesgo de alzhéimer, cognición. Detecta demencia más de 10 años antes de que aparezcan síntomas. Análisis de materia blanca que evalúa hiperintensidades y lesiones asociadas con el alzhéimer. Combina genética con imágenes para predisposición y estado actual. Mide qué tan joven o viejo es tu cerebro comparado con tu edad.

Medicina funcional: cuidado preventivo inteligente

Mientras que la medicina tradicional se enfoca en diagnosticar y tratar enfermedades después de que aparecen, la medicina funcional es una revolución paradigmática que busca las raíces de los desequilibrios antes de que se conviertan en patologías manifiestas. Este enfoque de chequeo funcional trasciende por completo los análisis convencionales, pues actua como un detective molecular que investiga lo que está sucediendo en tu cuerpo, por qué y cómo se puede optimizar cada sistema para funcionar a su máximo potencial.

La medicina funcional no se conforma con que estés bien según los rangos normales, aspira a que florezcas en un estado de vitalidad extraordinaria, donde cada órgano, cada hormona y cada proceso metabólico opere en armonía perfecta. Su objetivo es prevenir enfermedades, optimizar activamente tu salud y maximizar tu potencial de longevidad a través de intervenciones personalizadas, que incluyen desde medicina regenerativa de vanguardia hasta terapias avanzadas. Es la diferencia entre sobrevivir y prosperar, entre envejecer con resignación y evolucionar conscientemente hacia una mayor vitalidad. Por eso, te recomiendo que tengas una consulta de medicina funcional y te platico de qué se trata:

Consulta de medicina funcional

- Icluyen la medición de una amplia gama de biomarcadores que van más allá de los análisis de sangre estándar. Pueden incluir marcadores de inflamación, estrés oxidativo, función hormonal, salud cardiovascular y función metabólica para evaluar la función de órganos y sistemas.
- Análisis genéticos para evaluar la predisposición a enfermedades y la respuesta a tratamientos.
- Análisis de microbiota para evaluar la salud intestinal y bucal.
- Análisis de edad biológica para determinar la edad real del cuerpo en comparación con la edad cronológica.
- Evaluación de hormonas en sangre, saliva o de orina (de la marca Dutch Plus) para evaluar el equilibrio hormonal.
- Estudios de imagen, como resonancias magnéticas y tomografías, para evaluar la salud de órganos y tejidos.
- Medición corporal con DEXA, análisis preciso de la composición corporal, incluyendo grasa visceral, masa muscular y densidad ósea, permitiendo un monitoreo detallado de la salud metabólica.
- Evaluación de la salud cardiovascular con electrocardiogramas y pruebas de esfuerzo.
- Tomografía computarizada de coronarias (angiografía CCTA).
- Modulación de la expresión génica por medio del uso de estrategias de estilo de vida para desactivar genes asociados a enfermedades y potenciar la longevidad.
- Evaluación de la salud metabólica con análisis de glucosa, insulina y lípidos.
- Medición de la exposición a altas concentraciones de esporas de moho, alergénos, entre otros.

- Medición de microplásticos, metales pesados y otras toxinas ambientales
- Medición de sensibilidad de alimentos.
- Asesoramiento nutricional y de estilo de vida para personalizar un plan de salud.

Los programas que se enfocan en la medicina regenerativa y la optimización de la salud suelen incluir los siguientes tratamientos:

- Terapia de células madre para regenerar tejidos y órganos dañados.
- Terapia de exosomas para promover la comunicación celular y la regeneración.
- Terapia de hormonas bioidénticas para equilibrar los niveles hormonales.
- Terapia de quelación para eliminar metales pesados del cuerpo.
- Terapia de ozono para mejorar la oxigenación y la función inmunológica.
- Terapia de nutrientes intravenosos para optimizar los niveles de vitaminas y minerales.
- Programas de desintoxicación con medicina biológica (marca Heel, entre otras) para eliminar toxinas del cuerpo y apoyar al sistema linfático, al riñó, hígado y colon.
- Asesoramiento nutricional y de estilo de vida para optimizar la salud y el bienestar.

En el capítulo "Rituales y protocolos para una vida sana, salvaje y sabia" encontrarás más información sobre todas estas terapias y tratamientos.

El río de tu salud fluye hacia el futuro

La medicina del futuro ya está aquí y opera bajo cuatro pilares transformadores que redefinen la relación entre tú y tu bienestar. Es preventiva, como un guardián que vigila antes de que aparezcan los síntomas, manteniendo tu salud en estado óptimo a través de intervenciones inteligentes que anticipan problemas décadas antes de que se manifiesten. Es predictiva, ya que analiza tu código genético único y tu historial personal para crear mapas de riesgo tan precisos que anticipan posibles desafíos de salud relacionados contigo, no con estadísticas generales de población. Es personalizada, porque diseña tratamientos y recomendaciones como trajes a medida para tu biología particular, reconociendo que tu cuerpo es tan único como tu huella digital y requiere soluciones específicas. Y es participativa, pues tú te conviertes en el director de orquesta de tu propia sinfonía de salud, colaborando activamente con los profesionales en medicina funcional, en lugar de ser receptor pasivo de la atención médica. Este enfoque revolucionario te coloca en el centro de tu propio cuidado, aprovechando tecnología de vanguardia y avances científicos para crear soluciones adaptadas a tu biología única.

Cuando recibas tus resultados médicos, actúa e intervén rápidamente en todo lo que muestre signos de deterioro para detener su progresión antes de que se convierta en problema irreversible; mantén y nutre con cuidado los aspectos que se encuentran estables para preservar esa fortaleza y evitar que la complacencia permita que empeoren; y honra proactivamente lo que deseas prevenir, poniendo especial atención a tu historia familiar y a las condiciones que no quieres ver repetidas en tu narrativa personal. La información sobre tu salud es poder real, conocimiento transformador que, interpretado correctamente, es la manera más inteligente y efectiva de cuidar tu bienestar a largo plazo.

Como los ríos que han tallado los cañones más profundos de la Sierra Tarahumara, tu salud es un flujo vital continuo que se adapta, persiste y se fortalece a través del tiempo. Un río abraza la geografía, rodea obstáculos con gracia, su caudal puede disminuir durante sequías, pero siempre vuelve a crecer con las lluvias de la renovación. El río sigue fluyendo, sin cesar, con una persistencia que eventualmente erosiona hasta la roca más dura. Los tarahumaras han comprendido esta sabiduría fluvial: se han adaptado a los desafíos más extremos de la sierra, encontrando maneras de continuar su curso vital generación tras generación.

Tu viaje hacia la longevidad óptima es como este río ancestral: no tiene una "edad" finita como un individuo, representa la persistencia de la vida, la conexión profunda a través del paisaje de tu existencia y las generaciones que te han precedido y que vendrán después de ti. Es una forma de longevidad que trasciende lo individual y se convierte en legado colectivo. Con cada chequeo anual, cada decisión consciente, cada protocolo que implementes, estás tallando tu propio cañón de vitalidad, creando un curso de vida que fluye hacia un futuro donde envejecer significa evolucionar, donde cada año añadido es una victoria silenciosa contra la resignación, y donde tu bienestar se convierte en el río que nunca deja de fluir hacia la versión más extraordinaria de ti mismo.

A continuación, adéntrate en uno de los capítulos más reveladores de este libro, donde descubrirás cómo tres sistemas aparentemente independientes —tu intestino, tus mitocondrias y el estrés— trabajan en perfecta sincronía para determinar tu vitalidad. Aprenderás por qué tu segundo cerebro intestinal es la clave para una energía sostenible, cómo despertar el poder regenerativo de las fábricas de energía celular que llevas dentro, y la paradoja fascinante de cómo ciertos tipos de estrés pueden convertirse en tu mejor aliado para la longevidad.

¡NO LO OLVIDES! ESCANEA ESTE CÓDIGO QR Y DESCARGA TUS PROTOCOLOS Y RITUALES PARA REJUVENECER.

Este recurso exclusivo incluye:

- Protocolos diarios para:
  - Mejorar tu calidad de vida.
  - Apagar la inflamación crónica y silenciosa.
  - Mejorar tu edad biológica, revertir y ralentizar el envejecimiento celular.
- Guías prácticas para:
  - Optimizar tu sueño, metabolismo, mitocondrias y equilibrio hormonal.
  - Elegir tus suplementos y nutracéuticos epigenéticos.
- *Checklists* de estudios clave para:
  - Prevenir enfermedades antes de que aparezcan.
  - Personalizar tu estilo de vida y calidad de vida.

CAPÍTULO 4

Intestino, mitocondrias y el poder del estrés bueno

> Hay receptores para estas moléculas en tu sistema inmunológico, en tu intestino y en tu corazón. Así que cuando dices "tengo un presentimiento" o "tengo el corazón triste" o "estallo de alegría", no estás hablando en sentido figurado. Estás hablando literalmente.
>
> DEEPAK CHOPRA

Son las tres de la tarde y sientes como si alguien hubiera desconectado tu batería interna. Tu mente está envuelta en una neblina espesa y no puedes concentrarte. El café ya no funciona como antes; te despiertas cansado aunque hayas dormido ocho horas; tu estómago parece tener vida propia, algunos días está hinchado y molesto, y otros días está perfectamente normal, sin razón aparente. Los cambios de humor llegan como tormentas repentinas, un momento estás bien, al siguiente te sientes abrumado por una ansiedad que no puedes explicar. Tu médico te dice que tus análisis están "normales", pero tú sabes que algo no está bien. ¿Te suena familiar?

Si es así, no estás solo. Y lo más importante: no estás loco. Lo que estás experimentando tiene una explicación científica fascinante que la mayoría de médicos no conocen. Dentro de tu cuerpo existe una red de comunicación más sofisticada que cualquier tecnología humana, y cuando esta red se desconecta, toda tu experiencia de vida cambia. En este capítulo vas a descubrir por qué te sientes así y, más importante, qué puedes hacer al respecto.

La red de comunicación del eje intestino-cerebro orquestada principalmente por el nervio vago —el décimo par craneal y la autopista neural más larga de nuestro cuerpo— transmite información constante entre los billones de microorganismos que habitan nuestro intestino y los centros neurológicos que gobiernan nuestras emociones, pensamientos y comportamientos. El nervio vago actúa como un mensajero sofisticado que lleva señales del cerebro al intestino para regular la digestión, y transporta también información crítica desde nuestra microbiota intestinal hacia el cerebro, influenciando directamente nuestro estado de ánimo, niveles de ansiedad y capacidad de motivación.

Esta comunicación es todavía más fascinante por la relación entre la hipometilación —un proceso epigenético donde los genes no se expresan adecuadamente debido a la deficiencia de grupos metilo— y el estado de nuestra microbiota intestinal. Cuando nuestro microbioma se encuentra desequilibrado por estrés crónico, alimentación inadecuada o exposición a toxinas, se genera un estado de hipometilación que compromete la producción de neurotransmisores esenciales como la serotonina, dopamina y GABA. Esto crea un círculo vicioso donde la microbiota disfuncional envía señales inflamatorias a través del nervio vago hacia el cerebro, alterando la química neuronal y manifestándose como depresión, ansiedad crónica, falta de motivación y niebla mental. En este capítulo exploraremos cómo optimizar esta comunicación intestino-cerebro, fortalecer nuestras mitocondrias como centrales energéticas celulares, y usar el estrés de la hormesis como herramienta de transformación para crear un ecosistema interno que sostenga una mente clara, un ánimo estable y una motivación inquebrantable.

Tu sistema de comunicación interno

El nervio vago:
tu autopista de comunicación vital

El nervio vago es mucho más que un simple cable de conexión. Es el supervisor principal de tu sistema nervioso autónomo, esa red invisible que controla todas las funciones que no tienes que pensar conscientemente:

tu respiración, los latidos de tu corazón, la digestión de tus alimentos, y sí, también la salud de tu intestino. ¿Por qué se llama "vago"? Su nombre proviene del latín *vagus*, que significa "errante" o "vagabundo", porque literalmente vaga por todo tu cuerpo como un explorador incansable. Nace en tu cerebro y serpentea hacia abajo, enviando ramificaciones a tu corazón, pulmones, estómago e intestinos, creando una red de comunicación bidireccional extraordinariamente sofisticada.

Tu cuerpo tiene dos modos de operación principales:

* **Modo supervivencia (sistema simpático).** Es como tener activada una alarma constante. Tu cuerpo se prepara para huir, luchar o congelarse. En este estado, la energía se desvía hacia los músculos y el cerebro, y las funciones como la digestión pasan a segundo plano.
* **Modo tranquilidad (sistema parasimpático).** Es tu estado de "descanso y digestión". Tu cuerpo se relaja, se repara y tu sistema digestivo puede funcionar de manera óptima.

El nervio vago es el director de orquesta que decide cuándo cambiar entre estos dos modos. Actúa como un sensor ultrasensible que todo el tiempo evalúa si estás a salvo o en peligro, tanto por estímulos externos (como el ruido del tráfico) como internos (como el estado de tu microbiota intestinal).

Tu intestino: el segundo cerebro

Aquí viene lo fascinante: tu intestino no es solo un tubo digestivo. Es prácticamente un segundo cerebro. Tiene más de 100 millones de neuronas que forman el sistema nervioso entérico, y puede procesar información, tomar decisiones y comunicarse directo con tu cerebro a través del nervio vago. Esta comunicación es bidireccional y constante. Tu microbiota intestinal —esa comunidad de billones de bacterias que viven en tu intestino— envía señales químicas que el nervio vago traduce y transmite a tu cerebro. A su vez, tu cerebro responde enviando instrucciones de vuelta a tu intestino sobre cómo debe comportarse.

¿Qué significa esto en términos prácticos? Que cada pensamiento, cada emoción, cada momento de estrés o calma, se traduce en mensajes químicos que tu nervio vago transporta hacia tu intestino. Y viceversa:

el estado de tu microbiota intestinal influye directamente en tu estado de ánimo, tus niveles de energía y tu capacidad de manejar el estrés.

Cuando tu nervio vago funciona bien, tu intestino digiere con eficiencia, tu microbiota se mantiene en equilibrio y tu cuerpo permanece en ese estado ideal de "descanso y digestión" que permite la reparación y la regeneración celular. Pero cuando este sistema se ve comprometido —por estrés crónico o dieta inadecuada, entre otras causas— toda la comunicación se distorsiona. El nervio vago no es solo un mensajero, es literalmente tu protector interno contra la inflamación crónica y las enfermedades autoinmunes.

El estrés crónico: cuando el sistema se descompensa

Nuestro estilo de vida moderno está plagado de factores estresantes: desde las notificaciones de nuestro teléfono hasta las presiones laborales, pasando por la mala calidad del sueño y una alimentación con productos procesados. Todos estos elementos activan una y otra vez nuestro sistema nervioso simpático, lo que dificulta enormemente mantener la homeostasis, o el equilibrio, entre los sistemas simpático y parasimpático.

El cortisol es la hormona principal del estrés que producen nuestras glándulas suprarrenales. En pequeñas cantidades facilita el funcionamiento del sistema inmunológico, pero su exceso a largo plazo es dañino ya que:

- Debilita nuestro sistema de defensas.
- Altera los anticuerpos que nos protegen.
- Reduce las células defensoras.
- Compromete nuestras barreras naturales.
- Nos vuelve más propensos a enfermarnos.

El sistema inmunológico está conectado con la función intestinal. Como los alimentos que ingerimos han estado en contacto con el mundo exterior, el intestino absorbe organismos patógenos que el sistema inmune identifica como ajenos. Al atacarlos se genera una inflamación. Y, por eso, el signo más común y revelador de un tono vagal bajo es la presencia de inflamación crónica. Cuando tu nervio vago no puede cumplir su función antiinflamatoria natural, tu cuerpo permanece en un estado de alerta inflamatoria que daña tejidos, compromete la función celular y acelera el envejecimiento.

SEÑALES DE ALARMA: TU NERVIO VAGO PIDE AYUDA

SISTEMA AFECTADO	SÍNTOMAS
General	Ansiedad persistente, ataques de pánico, sudoración excesiva, tinnitus, mareos, falta de aire, alteraciones del sueño, neblina mental.
Gastrointestinal	Estreñimiento crónico, distensión abdominal, SIBO, candidiasis recurrente, sensibilidades alimentarias, síndrome de intestino irritable.
Cardiovascular	Hipertensión, hipotensión, POTS, pérdidas de conocimiento.
Inmunológico	Condiciones autoinmunes, inflamación sistémica crónica, elevación de citoquinas inflamatorias.
Psiquiátrico	Ansiedad constante, episodios de pánico, depresión, disociación.

La bioquímica oculta de tus emociones

Detrás de cada emoción que experimentas —esa ansiedad que aparece sin razón aparente, esa tristeza persistente que no logras explicar, o esa irritabilidad que surge ante el menor estrés—, existe una compleja red de reacciones bioquímicas que determina cómo te sientes momento a momento. Durante décadas, hemos separado las emociones de la biología, como si fueran fenómenos independientes, pero la realidad es que cada pensamiento y cada sentimiento está íntimamente conectado con procesos moleculares específicos que ocurren en tus células. Muchos de los desequilibrios emocionales que experimentas no son simplemente "problemas psicológicos", son manifestaciones de alteraciones bioquímicas profundas que afectan la forma en que tu cuerpo produce y regula los neurotransmisores que gobiernan tu estado de ánimo. Por ejemplo, la sobreactivación crónica del sistema simpático explica por qué experimentamos ataques de ansiedad y pánico con mayor frecuencia: es una manifestación de la sobreactivación del sistema de "lucha o huida" de tu cuerpo. Los ataques de pánico son síntoma de un fallo del sistema nervioso para regular apropiadamente tus emociones y respuestas fisiológicas. Al comprender esta bioquímica emocional, puedes abordar la raíz de tus desequilibrios, en lugar de solo tratar los síntomas.

Nervio vago alterado: la causa silenciosa

Cuando el nervio vago no funciona bien, la causa bioquímica profunda y frecuentemente ignorada es la hipometilación y la consecuente desregulación del sistema límbico. La metilación es un proceso epigenético fundamental que actúa como el interruptor maestro de innumerables funciones celulares. Este mecanismo bioquímico controla la expresión genética decidiendo qué genes se activan o desactivan, optimiza la desintoxicación del hígado, facilita la producción de neurotransmisores como serotonina y dopamina, y asegura la reparación adecuada del ADN, manteniendo la integridad celular. Sin una metilación adecuada, tu cuerpo no puede funcionar de manera óptima.

LA CONEXIÓN FATAL

Estrés crónico → Agotamiento nutricional → Hipometilación

Cuando el estrés crónico mantiene activado tu sistema simpático, se desencadena una secuencia fatal que muchos desconocen. Primero, se agotan las reservas de nutrientes esenciales para la metilación. Los cofactores críticos se consumen rápidamente, especialmente las vitaminas B (folato, B12, B6), betaína, magnesio, zinc y aminoácidos como la metionina. Sin estos elementos fundamentales, el proceso de metilación se ralentiza dramáticamente, llevando al estado conocido como hipometilación: una condición donde tus células pierden su capacidad de funcionar óptimamente.

Esta hipometilación trasciende de ser un problema bioquímico abstracto y termina por generar consecuencias devastadoras que comprometen a los procesos celulares fundamentales y la comunicación intestino-cerebro. Cuando tus células no pueden metilar adecuadamente, se produce una cascada de disfunciones que afecta múltiples sistemas simultáneamente.

A nivel de neurotransmisores, la producción se colapsa completamente, dejándote vulnerable a ansiedad, depresión y desregulación emocional severa. La desintoxicación se vuelve ineficiente, permitiendo que las toxinas se acumulen y dañen progresivamente el tejido nervioso. La expresión genética se altera de manera dramática, activando genes proinflamatorios mientras desactiva los genes responsables de la reparación celular. Simultáneamente, la comunicación celular se distorsiona, incluyendo las señales críticas que mantienen al nervio vago funcionando óptimamente.

Esta cascada bioquímica eventualmente conduce a lo que los expertos denominan el **síndrome de desregulación del sistema límbico**: un estado donde tu cerebro primitivo queda literalmente atrapado en modo alarma, incapaz de distinguir entre amenazas reales e imaginarias.

El sistema límbico, tu centro de procesamiento emocional y sensorial, normalmente trabaja en perfecta armonía con el nervio vago para evaluar amenazas y mantener la homeostasis. Este sistema sofisticado regula emociones, memoria y respuestas de supervivencia, controla tu percepción de seguridad, determina tu tolerancia al estrés, influye en cómo interpretas tu entorno y modula la activación de tu sistema nervioso autónomo.

Sin embargo, cuando la hipometilación compromete la función neurológica, este sistema puede quedar atrapado en un estado de hipervigilancia crónica. Los disparadores son diversos y pueden incluir traumas emocionales no resueltos, infecciones crónicas como Epstein-Barr o Lyme, exposición a químicos tóxicos, o experiencias prolongadas de peligro real o percibido. Una vez que el sistema límbico se desregula, mantiene al cuerpo en estado de alerta constante, saboteando sistemáticamente la capacidad del nervio vago para restaurar la calma.

En un cuerpo ya comprometido por la hipometilación y ante un sistema límbico alterado, cualquier exposición adicional actúa como un gatillo neuroinmune devastador. La exposición a mercurio, plomo, cadmio, aluminio, moho, pesticidas, químicos domésticos, parásitos, virus latentes y coinfecciones de Lyme crea una sobrecarga que el cuerpo simplemente no puede procesar. Esta sobrecarga:

- Agota las glándulas suprarrenales completamente.
- Aumenta la reactividad del sistema inmune de forma desproporcionada
- Produce "sensibilidades cruzadas" extremas, incluso a sustancias básicas como agua o luz.
- Impide que el sistema nervioso entre en modo vagal de reparación y digestión.

Los síntomas incluyen fatiga crónica que no mejora con descanso, niebla mental persistente y problemas severos de concentración, disautonomía con alteraciones en frecuencia cardíaca, presión arterial y temperatura corporal. Además, aparece reactividad emocional desproporcionada a estímulos menores, hipersensibilidad social que hace abrumadoras las situaciones sociales normales, e hipersensibilidad física con dolor o malestar ante estímulos táctiles ligeros.

Es particularmente frustrante cómo estas condiciones afectan múltiples sistemas del cuerpo sin una explicación médica convencional clara, con síntomas que migran de un sistema a otro y respuestas paradójicas a tratamientos que deberían proporcionar alivio.

Cuando tu cuerpo no puede bajar la guardia

Las personas con hipometilación desarrollan rasgos de personalidad característicos que, lejos de ser defectos de carácter, son mecanismos de supervivencia sofisticados ante entornos impredecibles o traumáticos. Estas personas tienden a mostrar personalidades obsesivas y analíticas, con autoexigencia extrema e hipervigilancia constante. Esta configuración no es accidental, es una expresión epigenética del trauma donde el estrés crónico modifica la metilación del ADN, silenciando genes de regulación emocional mientras potencia vías inflamatorias y ansiosas. El resultado es un sistema biológico que permanece bloqueado en modo supervivencia.

La hipometilación y un sistema límbico desregulado crean un círculo vicioso devastador: el cerebro interpreta constantemente señales de amenaza, manteniendo activas las respuestas de estrés incluso cuando no hay un peligro real. Esta desregulación mantiene al sistema inmune, digestivo y nervioso en tensión crónica, comprometiendo la capacidad de sanación, el sueño reparador y la digestión eficiente.

No todo "está en tu cabeza", muchas respuestas emocionales aparentemente sin sentido son manifestaciones legítimas de estas alteraciones bioquímicas que requieren un enfoque integral y específico. La clave para romper este ciclo destructivo radica en abordar simultáneamente la optimización de la metilación, la regulación del sistema límbico y la restauración de la función del nervio vago, reconociendo que la sanación emocional y la bioquímica son inseparables.

El equilibrio mineral que gobierna tus emociones

Es crucial entender que la hipometilación no solo surge por estrés emocional. Vivimos en una era de depleción mineral masiva debido a suelos empobrecidos, alimentos procesados y la constante demanda de minerales para desintoxicar las toxinas ambientales omnipresentes.

Los minerales como magnesio, zinc, manganeso y molibdeno no son "suplementos opcionales"; son cofactores esenciales para que la metilación y la función del nervio vago operen correctamente. Sin estos elementos es imposible restaurar el equilibrio neurológico, sin importar cuánta terapia psicológica o técnicas de manejo del estrés implementes.

EL EJE ZINC-COBRE

Mineral	Función	Desequilibrio	Síntomas
Zinc	Modula receptores NMDA, calma inflamación cerebral, neutraliza exceso de cobre	Deficiencia	Dificultad para relajarse, trastornos obsesivos, baja inmunidad.
Cobre	Necesario en pequeñas cantidades	Exceso	Hiperestimulación, ansiedad, paranoia, insomnio.

La medición de histamina y ceruloplasmina es fundamental para evaluar estados de metilación, inflamación, estrés oxidativo y equilibrio de minerales como zinc y cobre. Estos análisis son clave en protocolos para diagnosticar disfunciones metabólicas y personalizar intervenciones.

MARCADORES CLAVE PARA EVALUAR
ESTADOS DE METILACIÓN

Marcador	Elevado	Bajo
Histamina	Hipometilación, DAO deficiente	Hipermetilación, uso de antihistamínicos
Ceruloplasmina	Inflamación, exceso de cobre	Cobre libre alto, disfunción hepática

Evaluar estos marcadores de manera conjunta permite intervenir de forma precisa en procesos de metilación, desintoxicación, salud neurológica e inmunológica; además es esencial en medicina funcional y bioindividualizada.

Por otro lado, la metilación regula procesos epigenéticos vitales, y si es insuficiente, genera:

*   **Débil desintoxicación hepática** → el cuerpo no elimina metales, micotoxinas ni químicos eficientemente.
*   **Déficit en neurotransmisores** → ansiedad, insomnio, dificultad para manejar el estrés.
*   **Mala reparación celular y del ADN** → envejecimiento acelerado y daño acumulativo.
*   **Desregulación inmune** → fallos en distinguir entre "yo" y "no-yo", base de enfermedades autoinmunes.

Esto crea un terreno interno hipersensible y saturado, propicio para la inflamación crónica, las infecciones persistentes y la inflamación neurológica.

Las personas con hipometilación o mutaciones genéticas en enzimas clave como MTHFR, CBS y COMT desarrollan un patrón característico de desequilibrios que perpetúa su disfunción neurológica: disminución del zinc, aumento del cobre libre, reducción de vitamina B6 activa, y metilación comprometida con niveles bajos de SAMe, betaína, metil-B12 y folato activo.

LOS EFECTOS DEVASTADORES DE LOS DESEQUILIBRIOS MINERALES

Desequilibrio	Consecuencia Fisiológica
Cobre alto	Hiperexcitabilidad, ansiedad, pánico, psicosis, insomnio.
Zinc bajo	Inmunosupresión, piel frágil, mala cicatrización, disbiosis intestinal.
B6 baja	Baja síntesis de GABA, serotonina y dopamina, que provocan ansiedad, depresión, irritabilidad.
Hipometilación	Obsesión, rigidez mental, sensibilidad extrema a estímulos y químicos.

Los tratamientos para cada desequilibrio mineral requieren suplementación con donadores de metilo (metil-B12, metilfolato, TMG, SAMe), reducción de factores bloqueadores como estrés crónico y tóxicos ambientales, corrección de deficiencias minerales fundamentales, e implementación de una dieta rica en nutrientes metilantes, como vegetales verdes, remolacha, hígado y huevos.

Esta aproximación integral reconoce que la hipometilación es un patrón complejo de disfunción metabólica que requiere intervención simultánea en múltiples niveles para restaurar el equilibrio neurológico y emocional óptimo.

Prácticas para recablear tu sistema nervioso

PRIMAL TRUST

El método Primal Trust, creado por la doctora Cathleen King, propone que muchas enfermedades crónicas, síntomas del *burnout* y trastornos neuroinmunes son consecuencias de un sistema nervioso desregulado, principalmente por un sistema límbico atrapado en modo defensa. Este enfoque ayuda a:

* Reconectar con un estado de seguridad interna.
* Reentrenar el sistema límbico a través de neuroplasticidad, respiración, visualización y conciencia somática.

- Liberar patrones antiguos basados en trauma, condicionamiento y supervivencia.

Primal Trust no reemplaza la intervención bioquímica, pero sí activa la vía ascendente de curación, apoyando al sistema nervioso a salir del estado de hiperalerta que la hipometilación tiende a perpetuar.

TÉCNICAS PARA ACTIVAR EL SISTEMA PARASIMPÁTICO

- Meditación de atención plena: las técnicas de atención plena modulan el nervio vago con efectos terapéuticos. La relajación muscular progresiva, visualización y meditación de bondad amorosa aumentan el tono vagal.
- Respiración consciente: los ejercicios de respiración lenta y profunda activan el sistema nervioso parasimpático. La respiración rítmica influye en la actividad eléctrica del cerebro al estimular el nervio vago desde el diafragma.
- Yoga y movimiento: las posturas de yoga y prácticas de respiración pranayama estimulan directamente el nervio vago, mejorando la regulación autonómica, el estado de ánimo y la función cognitiva.
- Estimulación física: masajes, especialmente automasaje abdominal.
- Cantar, tararear, reír y hacer gárgaras: estimulan los músculos conectados al nervio vago.
- Exposición al frío: duchas frías o aplicación de frío en la cara activan el nervio vago.
- Sauna y terapia con luz infrarroja.
- Dieta antiinflamatoria para sanar la microbiota.
- Regulación de cortisol con adaptógenos específicos.
- Higiene del sueño optimizada.
- Terapias emocionales para manejo del estrés.

AUTOINMUNIDAD Y EL MODELO FUNCIONAL DEL "BALDE QUE SE DESBORDA"

El cuerpo es como un balde. Si ya está lleno de estrés crónico, tóxicos, infecciones ocultas, trauma no resuelto e hipometilación genética, el último factor (una vacuna, un virus, un alimento, una emoción fuerte) lo desborda. El sistema inmune empieza a disparar contra el cuerpo, no porque sea "tonto", sino porque está desregulado y confundido. Por eso, te propongo el siguiente:

PROTOCOLO REAL DE SANACIÓN

Sistema nervioso	Primal Trust, DNRS, BrainTap, flores de Bach, homeopatía, terapia somática y Ondamed.
Hipometilación	SAMe, metil-B12, TMG, metilfolato, vitamina B6 piridoxal activa.
Desintoxicación	Glutatión, NAC, zeolita, baños de sal, *binders* o queladores como carbón activado, clorella, arcilla, DMSO, pectina, EDTA, entre otros.
Inmunomodulación	Adaptógenos, ácidos grasos omega-3, vitamina D.
Trauma epigenético	EMDR, IFS, constelaciones, *breathwork*, medicinas ancestrales, MDMA, ketamina.
Suprarrenales	Adaptógenos según la curva del cortisol, B5, descanso y ritmo circadiano.
Toxinas y metales	Test y quelación gradual y segura de acuerdo a la respuesta de kinesiogía del cuerpo de cada paciente.

La hipometilación es una señal de que el cuerpo ha perdido su capacidad de adaptarse. La combinación de una vulnerabilidad epigenética (como MTHFR), un sistema límbico sobrecargado, y una historia de trauma, infecciones o toxicidad es la fórmula perfecta para enfermedades crónicas complejas que la medicina convencional no sabe tratar. No basta con diagnosticar enfermedades, hay que mirar el terreno. La hipometilación, sumada a deficiencias de zinc, B6 y toxicidad por cobre, es una de las causas más ignoradas del sufrimiento moderno. Necesitamos volver al centro: sanar desde el sistema nervioso, el intestino, la bioquímica y la memoria emocional. Cuando damos al cuerpo lo que necesita para metilar, desintoxicar, nutrirse y sentirse seguro, la sanación es una consecuencia natural.

Comprender estas alteraciones no es etiquetar, es liberar. Cuando restauramos los niveles de zinc, regulamos la metilación y reentrenamos el sistema límbico con prácticas como respiración, *grounding*, trabajo somático, primal, neuroplasticidad y reconexión corporal, el cuerpo deja de luchar y empieza a sanar.

Cuando la hipometilación guía nuestras decisiones sin que lo sepamos...

Evidentemente, una homocisteína elevada, por encima de 10, indica un desbalance bioquímico. Pero también es la expresión de una mente que no se detiene y de las emociones a las que nos aferramos y no sabemos soltar. Sí perdonamos, pero no olvidamos. Somos fuertes, determinados y con una voluntad férrea. Pero también somos obstinados, impacientes y exigentes con nosotros mismos. Vivimos con el acelerador emocional y mental a fondo. La adrenalina nos empuja a cambiar de vida, a huir, a buscar respuestas afuera: en selvas, plantas psicoactivas, retiros espirituales; en vez de enfrentar las cosas y transformarnos a nosotros mismos, nos divorciamos, nos reinventamos en lo externo y tomamos caminos espirituales abruptos. La verdadera medicina no está afuera. La medicina es volver al corazón, escucharnos, sentirnos, rendirnos sin perdernos.

La hipometilación también nos empuja a ayudar a otros, a buscar sentido y propósito, pero a veces lo hacemos desde el desbalance, no desde la paz. Las mujeres lo pagamos con nuestra salud hormonal: endometriosis, síndrome de ovario poliquístico, nódulos tiroideos, enfermedades autoinmunes. Los hombres lo pagan con su corazón y su cerebro: infartos, alzhéimer, parkinsón, envejecimiento acelerado.

Cuando entendemos esto, algo cambia. Dejamos de correr. Empezamos a sentir. Sanar no es hacer más, es hacer algo distinto. Menos es más. Es escuchar al cuerpo, confiar en su sabiduría y soltar el control. Es regresar al corazón. Es permitir que el cuerpo, poco a poco, nos muestre el camino hacia la verdadera salud. Volver a lo sano, salvaje y sabio implica recordar que nuestra biología necesita raíces simples, nutrientes esenciales, seguridad emocional y coherencia interna.

Tu ecosistema interno

Dentro de tu cuerpo vive una ciudad microscópica llena de trabajadores que se dedican día y noche a mantenerte saludable. Esta ciudad se llama "microbioma intestinal", y está formada por billones de bacterias buenas que hacen mucho más que solo ayudarte a digerir la comida. Son como tus aliados internos más importantes, y cuando los cuidas bien, ellos te cuidan a ti.

El microbioma, tu ciudad microscópica personal

En medicina funcional, el microbioma intestinal ha evolucionado de ser considerado un simple grupo de microorganismos digestivos a reconocerse como un órgano dinámico y multifuncional que regula desde el sistema inmune hasta el estado de ánimo. Este ecosistema está compuesto por billones de bacterias, arqueas, virus, hongos y otros microorganismos que forman una red de comunicación bioquímica integral con todos los sistemas corporales.

Estas bacterias no están distribuidas al azar; cada zona del sistema digestivo funciona como un barrio diferente donde viven distintos tipos de microorganismos según las condiciones específicas del lugar. El intestino delgado proximal, con su ambiente ácido y rico en oxígeno, favorece bacterias facultativas como *Lactobacillus* y *Enterococcus*. En el estómago, donde predomina la acidez extrema, prosperan bacterias resistentes como *Helicobacter pylori*. En contraste, el colon, con su ambiente anaeróbico y pH más neutro, alberga la mayor diversidad microbiana, dominada por bacterias estrictamente anaeróbicas como *Bacteroides*, *Firmicutes* y *Actinobacteria*.

La mucosa intestinal actúa como una interfaz dinámica que regula la proximidad de estas comunidades microbianas a las células epiteliales, manteniendo un equilibrio delicado entre la comunicación beneficiosa y la protección contra la invasión patógena. Piensa en ello como una gran orquesta donde cada músico tiene su papel específico: cuando todos tocan en armonía, la música suena hermosa y tu cuerpo funciona de maravilla. Sin embargo, si algunos músicos faltan o están desafinados, toda la sinfonía se ve afectada.

El microbioma intestinal funciona como el entrenador principal del sistema inmunológico, educando a alrededor del 70 % de nuestras células inmunes que residen en el tejido linfoide asociado al intestino (GALT). Esta educación inmunológica comienza desde el nacimiento y continúa a lo largo de la vida, estableciendo la capacidad del sistema inmune para distinguir entre amenazas legítimas y antígenos benignos.

Las bacterias beneficiosas, como *Bifidobacterium* y *Lactobacillus*, entrenan constantemente a tu sistema inmune para que responda de manera equilibrada y calmada, manteniéndolo en un estado de "alerta inteligente", lo bastante fuerte para defenderte de infecciones reales, pero sin atacar cosas inofensivas como los alimentos que consumes o las bacterias beneficiosas que necesitas. Sin embargo, cuando las bacterias patógenas superan a las beneficiosas (disbiosis), el sistema inmune se vuelve agresivo y confuso, e incluso ataca elementos que no debería, causando así alergias y enfermedades autoinmunes.

Una de las funciones más sorprendentes del microbioma es su capacidad para fabricar medicinas naturales específicas. Especies bacterianas particulares poseen la maquinaria enzimática para sintetizar neurotransmisores clave: los *Lactobacillus* producen GABA, el principal neurotransmisor inhibitorio que promueve la relajación y mejora el sueño; las especies *Enterococcus* y *Streptococcus* sintetizan serotonina, crucial para la regulación del estado de ánimo y la función gastrointestinal; mientras que *Escherichia coli* produce norepinefrina y dopamina, neurotransmisores esenciales para la motivación, el placer y el control motor. Además, estas bacterias producen vitaminas del grupo B y vitamina K, así como sustancias antiinflamatorias que mantienen la homeostasis corporal. Esta es la razón por la cual un microbioma desequilibrado puede manifestarse como ansiedad, depresión o problemas del sueño.

- La comunicación que existe entre el intestino y el cerebro se vuelve fascinante cuando consideramos la relación entre el microbioma y las mitocondrias, las "baterías" celulares que producen energía. Las bacterias beneficiosas, cuando están bien alimentadas, producen postbióticos (especialmente butirato) que llegan a las células y optimizan la función mitocondrial de manera específica. Además, hacen que nazcan nuevas mitocondrias en tus células.
- Mejoran la eficiencia de las mitocondrias existentes.
- Las protegen del daño causado por el estrés y la edad.
- Aumentan tu energía general y tu capacidad de concentración.
- Es como tener un técnico experto que afina el motor de tu auto para que funcione mejor y consuma menos combustible.

Lo más hermoso de cuidar tu ecosistema interno es que no requiere cambios drásticos para generar mejoras significativas. El microbioma puede transformarse en días con ajustes positivos, y las mejoras en energía y bienestar se notan en pocas semanas. Estás cuidando una comunidad ancestral que ha evolucionado contigo durante millones de años, y estas bacterias buscan activamente tu bienestar porque tu salud es también la suya. Cuando hay equilibrio microbiano, se manifiestan claridad mental, inmunidad inteligente y energía estable. Pero cuando hay desequilibrio, aparecen inflamación, fatiga, alergias, ansiedad y enfermedades autoinmunes. Tu microbioma no solo digiere lo que comes. Te define. Te regula. Te transforma.

SEÑALES DE QUE TU ECOSISTEMA INTERNO NECESITA AYUDA

- **Problemas digestivos persistentes:** hinchazón, gases, diarrea o estreñimiento frecuentes.
- **Fatiga crónica:** te sientes cansado incluso después de dormir bien.
- **Cambios de humor:** ansiedad, depresión o irritabilidad sin causa aparente.
- **Enfermedades frecuentes:** te enfermas seguido o tardas mucho en recuperarte.
- **Antojos constantes:** especialmente de azúcar y alimentos procesados.
- **Problemas de piel:** acné, eczema o erupciones recurrentes.
- **Dificultad para concentrarte:** sientes la mente "nublada" frecuentemente.

CÓMO CUIDAR TU ECOSISTEMA INTERNO EN LA VIDA DIARIA

Alimenta bien a tus bacterias

- **Come el arcoíris.** Diferentes colores en frutas y vegetales alimentan diferentes bacterias. Trata de comer al menos 30 tipos diferentes de plantas por semana.
- **Incluye fibra en cada comida.** Las bacterias buenas se alimentan principalmente de fibra. Piensa en ella como la comida favorita de tus aliados internos.
- **Alimentos fermentados.** El yogur natural, el kéfir, el chucrut, el kimchi y el miso contienen bacterias vivas que pueden unirse a tu equipo interno.

- **Alimentos con polifenoles.** Té verde y matcha, bayas, cacao, arúgula, aceite de oliva extra virgen, alcaparras, aceitunas y especias como la cúrcuma son como vitaminas para tus bacterias.

Reduce lo que las daña

- **Evita los antibióticos innecesarios.** Son como bombas que eliminan bacterias buenas y también malas. Úsalos solo cuando realmente los necesites.
- **Limita los alimentos ultraprocesados.** Estos alimentan preferentemente a las bacterias dañinas.
- **Reduce el estrés.** El estrés crónico altera tu microbioma. Encuentra formas de relajarte que funcionen para ti.
- **Duerme bien.** Durante el sueño, tu microbioma se regenera y tus mitocondrias se reparan.

Implementa hormesis de forma segura

- **Ayuno intermitente básico.** Prueba comer en una ventana de 8-10 horas y ayunar 14-16 horas. Por ejemplo, desayuna a las 9 AM y cena antes de las 7 PM.
- **Ayunos prolongados.** Debes hacer este tipo de ayuno bajo supervisión médica.
- **Ejercicio regular.** No necesitas ser un atleta. Caminar vigorosamente, subir escaleras, o bailar cuenta como ejercicio.
- **Duchas frías.** Termina tu ducha con 30 segundos de agua fría. Gradualmente aumenta el tiempo.
- **Variar tu alimentación.** No comas siempre lo mismo. La variedad mantiene tu microbioma flexible y adaptable.

CONSTRUYE TU PLAN PERSONAL DE CUIDADO

Semana 1-2: preparación

- **Elimina gradualmente alimentos ultraprocesados y azúcares añadidos.**
- **Aumenta el agua.** Bebe suficiente agua durante el día de buena calidad con electrolitos o una pizca de sal de mar.
- **Mejora tu sueño.** Establece una rutina de sueño consistente.

Semana 3-4: alimentación
- **Añade variedad.** Introduce nuevos vegetales y frutas cada día.
- **Incluye fermentados.** Comienza con una pequeña porción diaria.
- **Aumenta la fibra gradualmente.** Para evitar molestias digestivas.

Semana 5-6: movimiento y estrés
- **Ejercicio regular.** Encuentra una actividad que disfrutes y hazla consistentemente.
- **Manejo del estrés.** Prueba meditación, respiración profunda o tiempo en la naturaleza.
- **Conexión social.** Pasa tiempo con personas que te hacen sentir bien.

Semana 7-8: hormesis suave
- **Ayuno intermitente básico.** Comienza con 12 horas y aumenta gradualmente.
- **Exposición al frío.** Duchas frías cortas o caminar al aire libre en clima fresco.
- **Baños con terapias de luz infrarroja.**
- **Desafíos mentales.** Aprende algo nuevo que estimule tu cerebro.

Tu mente también se cultiva desde el intestino

Cuidar tu microbiota es una forma radical de proteger tu mente. Alimentarla con epinutrientes, prebióticos y fermentados no solo es nutrición, es neuroplasticidad alimentaria. En el futuro, el cerebro más fuerte no será el más rápido, sino el que mejor se adapte. Y esa adaptación comienza, literalmente, en tu intestino.

Aunque suene raro, tu intestino también influye en cómo funciona tu cerebro. Los miles de millones de bacterias que viven en el intestino fabrican mensajeros químicos que afectan tus emociones, tu memoria y tu capacidad de aprender cosas nuevas. Uno de los mensajeros químicos más importantes es el BDNF (factor neurotrófico derivado del cerebro), una proteína crucial para el crecimiento, supervivencia y diferenciación neuronal. Suena técnico, pero piensa en él como el fertilizante de tu mente: ayuda a que crezcan nuevas conexiones entre neuronas, fortalece tu memoria y mantiene tu cerebro flexible, joven y despierto;

podríamos definirlo como la influencia del microbioma sobre la neuroplasticidad y la neurogénesis

Y, adivina quién ayuda a que ese fertilizante se produzca en buena cantidad: tus bacterias intestinales. Cuando las alimentas bien —con vegetales, fibras, polifenoles, fermentados, comida real—, ellas producen metabolitos como el butirato, que le mandan señales al cerebro para que suba el BDNF y tú puedas sentirte más enfocado, creativo, resiliente y emocionalmente estable.

Pero si tu microbiota está maltratada —por estrés, alimentos ultraprocesados, falta de sueño o ingesta de antibióticos—, deja de producir estos mensajeros clave. Y ahí lo notas: estás más irritable, disperso, olvidadizo o con la cabeza nublada. No es casualidad. Tu mente también se inflama cuando tu intestino está en guerra. Porque sí, tus bacterias también piensan... Y muchas veces, piensan por ti.

Los postbióticos: los mensajes curativos de tus bacterias

Las bacterias buenas de tu intestino son como pequeños farmacéuticos trabajando día y noche. Los postbióticos son las medicinas naturales que estos farmacéuticos microscópicos crean especialmente para ti. Mientras que los probióticos son las bacterias vivas y los prebióticos son su comida, los postbióticos son los productos curativos que fabrican las bacterias buenas cuando están contentas y bien alimentadas.

Tu microbiota funciona como una fábrica bioquímica ultraespecializada donde bacterias beneficiosas como *Lactobacillus*, *Bifidobacterium* y *Akkermansia* procesan las fibras que comes y manufacturan moléculas terapéuticas específicas que actúan como reguladores maestros para todo tu organismo. Los principales tipos de postbióticos incluyen:

- **Ácidos grasos de cadena corta (butirato, propionato, acetato):** los más importantes para tu salud.
- **Vitaminas:** como B12, K2 y ácido fólico, producidas directamente por tus bacterias.
- **Neurotransmisores:** como GABA y precursores de serotonina que afectan tu estado de ánimo.

- **Antioxidantes:** que protegen tus células del daño como el urolithin A, un postbiótico del metabolismo de la granada que limpia el daño de tus mitocondrias y promueve energía.

Otro postbiótico estrella es el butirato, una molécula increíblemente
poderosa que tus bacterias intestinales producen cuando fermentan la
fibra que comes. Para crearlo, diferentes bacterias trabajan en equipo:
unas descomponen el almidón resistente en trozos más pequeños, y otras
lo transforman en butirato.

BENEFICIOS DEL BUTIRATO

- Es el combustible favorito de las células de tu colon (les da 70%
de su energía).
- Fortalece la barrera intestinal para evitar que toxinas pasen a tu
sangre.
- Reduce la inflamación intestinal.
- Estimula la producción de mucina, tu barrera protectora interna.
- Reduce la inflamación general.
- Mejora la función de tus mitocondrias (las baterías de tus células).
- Protege tu hígado y mejora el control del azúcar en sangre.
- Llega hasta tu cerebro para proteger tus neuronas y mejorar tu
memoria.

El **propionato** es otro postbiótico que te ayuda a controlar el azúcar
en sangre, te hace sentir más lleno después de comer, y también puede
llegar a tu cerebro para influir en tu estado de ánimo. El **acetato** es el
postbiótico más abundante, ayuda en la síntesis de grasas buenas y envía
señales de saciedad a tu cerebro para que sepas cuándo parar de comer.

Los postbióticos no solo trabajan en tu intestino, algunos cruzan la
barrera que protege tu cerebro y ejercen efectos directos allí. El butirato
protege tus neuronas, reduce la inflamación cerebral y estimula el crecimiento de nuevas conexiones neuronales. Esto explica por qué cuando
tu microbioma está saludable, tu mente también se siente más clara y tu
estado de ánimo es más estable.

CÓMO AUMENTAR TUS POSTBIÓTICOS CON LA ALIMENTACIÓN

- Almidón resistente: plátanos verdes, papas frías, avena cruda.
- Inulina: alcachofas, cebollas, ajos, poro.
- Pectina: manzanas, cítricos.

Alimentos para aumentar postbióticos:

- Avena, cebada, legumbres, para aumentar propionato.
- Espárragos, alcachofas, para potenciar acetato.
- Granada (ideal en ayunas), cacao amargo, nueces, almendras, arándanos, romero, té verde, cúrcuma, aceite de oliva extra virgen.
- Fibra y fermentos como linaza, chía, kéfir, chucrut, miso, kombucha.

CUANDO CONSIDERAR SUPLEMENTOS

- Butirato directo: 300-600mg con comidas, especialmente útil si tienes problemas intestinales.
- Prebióticos específicos: inulina (2-5g diarios) para alimentar a tus bacterias productoras.

PROBIÓTICOS VS. POSTBIÓTICOS: ¿CUÁL ELEGIR?

Los probióticos son como artesanos vivos que necesitan condiciones perfectas para trabajar bien. Son excelentes cuando tu microbioma está saludable y solo necesita un refuerzo. Los postbióticos son como las herramientas especializadas que estos artesanos crean. Son más estables, actúan inmediatamente, y no necesitan "mudarse" a tu intestino para funcionar. ¿Cuándo son mejores los postbióticos?

- Si tienes sobrecrecimiento bacteriano (SIBO).
- Durante tratamientos con antibióticos.
- Si tu sistema inmune está debilitado.
- Para resultados más rápidos y predecibles.

Señales de que necesitas más postbióticos

- Evacuaciones irregulares o mal formadas.

* Hinchazón persistente.
* Múltiples sensibilidades alimentarias.

Síntomas generales
* Fatiga inexplicable.
* Niebla mental.
* Inflamación crónica.
* Estado de ánimo deprimido.
* Problemas para controlar el azúcar en sangre.

Los postbióticos de las plantas

Así como las bacterias crean postbióticos, las plantas que han sobrevivido durante milenios también han desarrollado "medicinas" naturales para protegerse. Plantas como el olivo, romero, cúrcuma y granada han perfeccionado la producción de compuestos curativos:

* Oleuropeína (olivo): potente antioxidante y antiinflamatorio.
* Carnosol (romero): protege el cerebro y las células.
* Curcumina (cúrcuma): reduce inflamación y modula genes.
* Punicalaginas (granada): protegen el corazón y combaten el envejecimiento.

Estos "postbióticos vegetales" trabajan junto con los microbianos para darte una protección completa desde múltiples frentes.

TU PLAN DE ACCIÓN PARA OPTIMIZAR POSTBIÓTICOS

Semana 1-2. Alimenta la producción
* Incluye almidón resistente en una comida al día
* Añade una porción de alimentos ricos en inulina
* Incorpora manzanas o cítricos para pectina

Semana 3-4. Diversifica
* Rota diferentes tipos de fibra.
* Añade especias como cúrcuma y hierbas como romero.
* Considera un prebiótico de calidad.

Semana 5-6. Evalúa y ajusta
* Observa mejoras en digestión y energía.
* Si es necesario, considera suplementos de butirato.
* Mantén la variedad en tu alimentación.

La combinación de postbióticos microbianos con los compuestos protectores de plantas resilientes te ofrece una estrategia completa para optimizar tu salud desde el interior. No es solo sobre tener un intestino saludable; es sobre tener un ecosistema interno que trabaje en perfecta armonía para darte la energía, claridad mental y vitalidad que mereces. Recuerda: tus bacterias intestinales quieren mantenerte saludable porque tu bienestar es también el suyo. Cuando las alimentas bien y las cuidas, ellas te recompensan con estas medicinas naturales que optimizan cada aspecto de tu salud, desde tu digestión hasta tu estado de ánimo y tu capacidad de pensar con claridad.

La selectividad inteligente de tu microbiota

La microbiota intestinal funciona como un ecosistema inteligente y dinámico que responde de manera constante y sofisticada a las señales ambientales, nutricionales y fisiológicas que recibe. Esta extraordinaria capacidad adaptativa, conocida como selectividad microbiana, constituye un pilar fundamental para comprender cómo optimizar la salud intestinal desde una perspectiva de medicina funcional moderna. La selectividad microbiana opera a través de los siguientes tres mecanismos principales que trabajan de manera sinérgica para mantener el equilibrio del ecosistema intestinal:

SELECCIÓN NUTRICIONAL
El primer mecanismo, conocido como "selección nutricional", demuestra cómo el tipo de nutrientes disponibles determina específicamente

qué bacterias prosperan a través de ventajas competitivas particulares. Este proceso selectivo crea un ambiente donde ciertos microorganismos obtienen beneficios distintivos según los sustratos disponibles. Cuando predominan las fibras fermentables en la dieta, especies como *Akkermansia muciniphila*, *Faecalibacterium prausnitzii* y *Roseburia* encuentran las condiciones ideales para prosperar. Estas bacterias, a su vez, generan cambios funcionales significativos que incluyen un aumento en la producción de butirato, mayor síntesis de mucina y una reducción notable en la permeabilidad intestinal. El impacto clínico de estos cambios se traduce en menor inflamación sistémica y un mejor control glucémico.

En contraste, cuando la dieta se caracteriza por un alto contenido de proteínas y grasas saturadas, bacterias como *Bilophila wadsworthia* y *Desulfovibrio* obtienen ventajas competitivas. Sin embargo, esta selección resulta en cambios funcionales menos favorables, incluyendo un aumento en la producción de sulfuro y lipopolisacáridos (LPS), junto con una disminución en los ácidos grasos de cadena corta (SCFA). Estos cambios se asocian clínicamente con mayor inflamación y desarrollo de disbiosis.

Los polifenoles son otro ejemplo fascinante de selección nutricional, que favorecen específicamente a *Bifidobacterium* y *Lactobacillus*, lo que resulta en un aumento de metabolitos antioxidantes que proporcionan beneficios de neuroprotección y longevidad. Por su parte, el almidón resistente crea condiciones óptimas para *Ruminococcus bromii* y *Eubacterium rectale*, bacterias especializadas en producir propionato, un metabolito crucial para el metabolismo de la glucosa.

Tu intestino es un guardián sabio, no un policía brutal

A veces, pensamos que el sistema inmune es como un ejército que mata todo lo que parece peligroso. Pero en realidad, el intestino es más sabio que violento. Es un guardián sofisticado que no busca eliminar todo, elige con inteligencia a quién dejar entrar, a quién acompañar y a quién sacar con respeto. En esta frontera viva, tu sistema inmune intestinal trabaja con precisión quirúrgica para protegerte sin destruirte. ¿Cómo lo logra?

- La IgA (una inmunoglobulina que vive en tu mucosa) funciona como una especie de "barniz inteligente" que cubre suavemente a las bacterias buenas para protegerlas, ayudarlas a permanecer y evitar que sean eliminadas por error. Como si dijera: "Tú eres de los nuestros".

* Los péptidos antimicrobianos no arrasan con todo. Actúan como reguladores diplomáticos: inhiben el crecimiento de microbios peligrosos sin afectar a los aliados. Nada de guerra química, es inteligencia biológica.
* Las células de Paneth (en las criptas del intestino) secretan defensinas, que son como pequeñas bombas de señalización. No destruyen por destruir, ajustan el equilibrio del ecosistema según lo que el cuerpo necesita.
* Los macrófagos intestinales, en lugar de actuar como policías autoritarios, son más como barrenderos conscientes: fagocitan con criterio, eliminando patógenos sin hacerle daño a las bacterias que cooperan con nosotros.

Tu intestino no es un campo de guerra. Es una comunidad regulada con sabiduría ancestral. En un mundo donde lo automático es destruir, tu intestino te recuerda el arte de discernir. Y eso también es salud: saber qué nutrir, qué tolerar y qué soltar.

Selección por estrés fisiológico, como el ayuno

El tercer mecanismo de selectividad se activa durante periodos de estrés fisiológico, creando condiciones que favorecen la supervivencia de especies específicas según su capacidad adaptativa. Durante el ayuno, se produce una supervivencia selectiva donde únicamente las bacterias con reservas energéticas adecuadas o la capacidad de utilizar mucina como fuente de energía logran sobrevivir. Especies resilientes como *Akkermansia muciniphila*, que se alimenta de mucina, y *Lactobacillus* y presenta tolerancia a la acidez, demuestran ventajas adaptativas significativas durante estos periodos. Esta "limpieza" natural elimina especies oportunistas y fortalece la barrera intestinal.

Sin embargo, durante el estrés crónico, el panorama cambia dramáticamente. La disbiosis inducida por cortisol resulta en una reducción de *Lactobacillus* y *Bifidobacterium*, mientras favorece el crecimiento patogénico de especies como *Clostridium difficile* y *Enterobacteriaceae*. Este desequilibrio aumenta la permeabilidad intestinal, permitiendo la translocación de LPS y la activación inmune subsecuente.

Desde la perspectiva de la medicina funcional, comprendemos que la microbiota necesita desafíos controlados para mantener su resiliencia, de manera similar al entrenamiento físico que fortalece el cuerpo humano. La variabilidad nutricional constituye una herramienta fundamental en el entrenamiento microbiano. La rotación de fibras, alternando entre diferentes tipos como inulina, pectina y β-glucanos, entrena distintas especies bacterianas y previene la adaptación excesiva a un solo sustrato. El ayuno intermitente actúa como un selector natural, favoreciendo bacterias eficientes en el uso de energía mientras elimina aquellas que dependen en exclusiva de un suministro constante de nutrientes. Los polifenoles diversos desempeñan un papel crucial en este entrenamiento, ya que cada familia de estos compuestos (flavonoides, taninos, estilbenos) favorece diferentes bacterias, creando un entorno de diversidad y competencia saludable.

Suplementación con probióticos

La suplementación crónica con probióticos presenta desafíos significativos que pueden comprometer la salud microbiana a largo plazo. El uso prolongado de probióticos puede resultar en un síndrome de dependencia microbiana caracterizado por la atrofia de la diversidad nativa. Las cepas suplementadas pueden desplazar especies autóctonas importantes, resultando en una pérdida de autosuficiencia donde el ecosistema pierde su capacidad natural de autorregulación. Esta dependencia también reduce la resiliencia microbiana, disminuyendo la capacidad del ecosistema para responder efectivamente ante perturbaciones futuras.

Además, la suplementación continua puede llevar a una homogeneización microbiana que reduce la diversidad α (menor riqueza de especies dentro del individuo) y causa la pérdida de especificidad, ya que cada persona posee un *fingerprint* microbiano único que se ve comprometido por la homogenización. Además, algunas bacterias pueden desarrollar resistencia adaptativa a los probióticos externos. Los efectos paradójicos incluyen el sobrecrecimiento localizado, especialmente problemático en casos de SIBO (sobrecrecimiento bacteriano del intestino delgado), la activación inmune no deseada en personas con condiciones autoinmunes, y la competencia por recursos donde los probióticos pueden competir con bacterias beneficiosas nativas.

El uso estratégico de probióticos, en lugar de la suplementación continua, ofrece beneficios específicos según las necesidades individuales:

- **Postantibiótico:** multicepas de alta potencia (más de 100 mil millones UFC) durante 4-6 semanas para recolonización rápida,
- **Disbiosis aguda:** cepas específicas según análisis durante 2-3 meses ciclados para corrección dirigida.
- **Mantenimiento:** rotación trimestral con un mes de suplementación seguido de 2 meses de descanso para estimulación periódica.
- **Viajes/estrés:** cepas resistentes como *S. boulardii* y *B. coagulans* durante la exposición, más una semana adicional para protección temporal.

Las fibras secuenciales son una estrategia sofisticada que incluye la introducción gradual de diferentes tipos de prebióticos. Durante las primeras dos semanas, la inulina (2-3g) alimenta específicamente a Bifidobacterium. En las semanas 3-4, la pectina (3-5g) favorece el crecimiento de Akkermansia. Las semanas 5-6 incorporan β-glucanos (1-2g) para estimular Lactobacillus, mientras que en las semanas 7-8, el almidón resistente (10-15g) potencia las bacterias butirógenas.

MODULACIÓN CON POLIFENOLES: PRECISIÓN MOLECULAR

La modulación específica con polifenoles permite dirigir el crecimiento de bacterias particulares:

- **Quercetina** (de cebolla y manzana) se dirige a *Akkermansia* para producir metabolitos anti-envejecimiento.
- **Resveratrol** (de uva y arándanos) favorece *Bifidobacterium*, generando ácido 3,4-dihidroxifenilacético.
- **Curcumina** (de cúrcuma) estimula *Lactobacillus* para producir tetrahidrocurcumina.
- **EGCG** (de té verde) beneficia a *Akkermansia* y a *Bifidobacterium*, produciendo urolitinas.

La selectividad microbiana es una característica inteligente del ecosistema intestinal que debemos aprender a aprovechar. El arte de la medicina funcional radica en dirigir esta selectividad hacia estados de mayor salud y resiliencia, respetando la sabiduría inherente del ecosistema intestinal mientras proporcionamos las condiciones óptimas para su florecimiento. Esta aproximación integrada y personalizada permite restaurar el equilibrio microbiano y fortalecer la capacidad adaptativa del sistema para mantener la salud a largo plazo.

Los suplementos, fármacos y cosméticos pierden eficacia con el tiempo

Una observación clínica frecuente y frustrante es que muchos suplementos o medicamentos parece que funcionan bien al inicio, pero con el tiempo su efecto se reduce, lo que nos obliga a elevar la dosis o a buscar nuevas alternativas. Esto no quiere decir que el producto haya fracasado: es manifestación de una adaptación biológica profunda. Este fenómeno se conoce como tolerancia adaptativa o pérdida progresiva de eficacia.

Existen varios mecanismos clave que explican este fenómeno. El primero es la desensibilización de los receptores celulares. La exposición repetida a una misma molécula bioactiva puede hacer que tus receptores celulares se regulen a la baja, lo que se traduce en una menor respuesta a la misma dosis. El segundo es la activación de rutas compensatorias. El cuerpo busca constantemente mantener la homeostasis. Si bloqueamos o estimulamos una vía, el organismo activará otras para compensar ese cambio.

El tercer mecanismo es la inducción de enzimas hepáticas, como la CYP450. Algunas sustancias aumentan la producción de estas enzimas, lo que acelera la degradación de fármacos y suplementos, y reduce su tiempo de acción y eficacia. El hígado tiene una especie de "fábrica" de enzimas hepáticas responsables de descomponer muchas sustancias que entran al cuerpo: medicamentos, hormonas, toxinas, entre otras. Una de las principales "máquinas" de esta fábrica es la CYP450. Cuando consumes ciertos suplementos, medicamentos o incluso alimentos, se puede estimular esta enzima y hacer que trabaje más rápido. Esto se conoce como "inducción". El resultado es que el cuerpo elimina más rápido lo que tomas, provocando que su efecto sea más breve o menos perceptible. Por ejemplo, si tomas un suplemento para dormir junto con otro que activa la CYP450, es posible que el suplemento para dormir pierda su eficacia porque el cuerpo lo elimina antes de que actúe. Este fenómeno explica por qué ciertos productos pierden su potencia con tratamientos prolongados. Por eso, es fundamental conocer las interacciones entre los suplementos o medicamentos.

El cuarto mecanismo es la dependencia del microbioma para la activación. Si tienes disbiosis intestinal, muchos nutracéuticos no se absorben ni se metabolizan correctamente, y eso limita su eficacia.

Finalmente, está el mecanismo de la resistencia celular y la adaptación epigenética. Las células pueden modificar su expresión genética como respuesta a un estímulo crónico, lo que con el tiempo reduce la efectividad del tratamiento. Un ejemplo práctico es el uso continuo de cremas con retinol. El retinol, derivado de la vitamina A, estimula la renovación celular y la síntesis de colágeno. Sin embargo, con el uso prolongado, la piel se adapta y puede aparecer irritación, sequedad o sensibilidad, lo que vuelve necesario aumentar la concentración del retinol o suspender su uso temporalmente. Esto refleja una tolerancia cutánea, mecanismos de defensa epidérmica y lo importante que es rotar ingredientes o incluir postbióticos en tu rutina. La solución no siempre es subir la dosis. A veces, la clave está en ciclar el uso de suplementos, utilizar moléculas sinérgicas, restaurar tu microbiota y mitocondrias, respetar tus ritmos biológicos y aplicar principios de hormesis.

Este principio aplica también a medicamentos para el colesterol (como las estatinas), melatonina, probióticos, antioxidantes, cosméticos y adaptógenos. No se trata solo de qué tomamos, sino de cómo lo tomamos, cuándo, con qué lo combinamos, y si el cuerpo aún tiene la capacidad de responder.

Tus baterías celulares

Cada una de tus células tiene pequeñas baterías trabajando incansablemente para mantenerte vivo, alerta y vibrante. Estas "baterías" no son una metáfora, son estructuras reales llamadas "mitocondrias", y su funcionamiento óptimo determina si te despiertas con energía abundante o si luchas contra la fatiga crónica. La fascinante realidad es que estas centrales energéticas celulares mantienen una conversación constante con las bacterias de tu intestino, creando una red de comunicación que influye directamente en tu vitalidad diaria.

Las mitocondrias, centrales energéticas de tu vida

¿Te has preguntado alguna vez por qué puedes tener todo —una buena dieta, suplementos, incluso buenas intenciones— y aun así no tener energía para vivir plenamente? ¿Y si el problema no está en lo que haces, sino en quién produce tu energía?

Las mitocondrias son como la planta de luz interna de tu cuerpo, como la batería de un coche o los paneles solares de una planta. Son tu sistema de energía celular. Si no funcionan bien, es como tener un coche sin gasolina o una casa sin electricidad: nada arranca, nada fluye, nada se sostiene. Son las verdaderas centrales energéticas que determinan tu vitalidad diaria. Estas estructuras ancestrales, que curiosamente descienden de bacterias que se asociaron con nuestras células hace millones de años, crean una red metabólica que controla tu capacidad de generar y mantener energía.

Las mitocondrias son fábricas bioquímicas sofisticadas que generan ATP (la "moneda energética" que alimenta todas tus funciones celulares) y que también orquestan procesos vitales como la muerte celular programada, el equilibrio del calcio, la generación de calor corporal y la síntesis de metabolitos esenciales. Dependiendo de cuánta energía necesite cada célula, puede albergar desde unas pocas docenas hasta miles de mitocondrias —por ejemplo, las células del corazón están repletas de ellas debido a su trabajo constante—.

Su estructura revela esta complejidad: la membrana externa funciona como un filtro selectivo, mientras que la membrana interna, plegada como un acordeón para maximizar el espacio disponible, contiene la maquinaria que produce tu energía. En los compartimentos internos ocurren las reacciones químicas cruciales que convierten los alimentos en la energía que necesitas para vivir.

Cuando tus mitocondrias no funcionan correctamente, se desencadena una reacción en cadena que afecta todo tu organismo. Primero, disminuye la producción de energía mientras aumentan las sustancias tóxicas internas, creando un estado de estrés celular generalizado. Este estrés daña la barrera protectora de tu intestino, permitiendo que toxinas bacterianas escapen hacia tu torrente sanguíneo. Esta "filtración intestinal" genera una inflamación crónica y silenciosa que, paradójicamente, daña aún más tus mitocondrias, creando un círculo vicioso de deterioro progresivo.

CUESTIONARIO PARA SABER SI TUS MITOCONDRIAS PIDEN AUXILIO

- ¿Te cuesta trabajo levantarte por las mañanas, como si no tuvieras energía vital?
- ¿Sientes que el simple hecho de hacer ejercicio o moverte te agota en lugar de revitalizarte?
- ¿Tienes hábitos saludables en mente, pero no logras sostenerlos con constancia?
- ¿Te falta claridad mental y enfoque para tomar decisiones importantes?
- ¿Te encuentras improductivo o desconectado, como si estuvieras en "modo supervivencia" en lugar de sentirte creativo?
- ¿Tu estado de ánimo cambia fácilmente, dependiendo de si comiste algo o no?
- ¿Dependes de café, azúcar o estimulantes para poder funcionar?
- ¿Sientes que algo dentro de ti está "apagado", aunque los análisis médicos digan que estás bien?
- ¿Has perdido la motivación por hacer las cosas que antes te llenaban?
- ¿Tu cuerpo está presente, pero tu energía vital no?

Estas preguntas buscan encender tu conciencia. Porque cuando tus mitocondrias están apagadas, tu vida también se apaga en cámara lenta.

La buena noticia es que puedes volver a encenderlas.

Tus mitocondrias disfuncionales también comprometen la producción de mucina, esa capa protectora que mantiene a las bacterias beneficiosas en su lugar correcto. Como fabricar mucina requiere mucha energía, cuando tus "baterías celulares" fallan, esta protección disminuye. Esto afecta especialmente a bacterias importantes como a la *Akkermansia muciniphila*, que necesitan mucina para sobrevivir.

Además, las mitocondrias estresadas liberan señales de alarma que alteran el ambiente inmunológico de tu intestino. Estas señales favorecen el crecimiento de bacterias problemáticas mientras suprimen las especies beneficiosas, llevando a un desequilibrio microbiano que afecta tu salud general, tu estado de ánimo y tu capacidad de digerir adecuadamente los alimentos.

La comprensión de esta conexión íntima entre tus baterías celulares y tu microbioma intestinal abre nuevas posibilidades para optimizar tu energía y bienestar desde la raíz del problema, abordando ambos sistemas de manera integrada.

FACTORES QUE AGOTAN TUS BATERÍAS CELULARES

Toxinas ambientales y mitocondriales. Las mitocondrias son especialmente susceptibles al daño por toxinas ambientales debido a tres características que las hacen más frágiles que otras partes de tus células: su material genético carece de las proteínas protectoras (histonas) que protegen al DNA del núcleo celular, tienen una capacidad limitada para reparar el daño genético, y su intensa actividad metabólica las expone constantemente a sustancias tóxicas internas. Esta vulnerabilidad se manifiesta dramáticamente con la exposición a contaminantes modernos. Los metales pesados como mercurio, plomo y cadmio atacan directamente las enzimas que producen energía, mientras que el glifosato (presente en muchos pesticidas) sabotea la fabricación de proteínas esenciales para el funcionamiento mitocondrial. Las micotoxinas de hongos en alimentos contaminados pueden desconectar completamente el proceso de producción energética, reduciendo drásticamente tu capacidad de generar la energía que necesitas para funcionar óptimamente.

Deficiencias nutricionales críticas. Para funcionar óptimamente, tus mitocondrias necesitan un suministro constante de nutrientes específicos que actúan como "combustible" y "herramientas" para la producción de energía. La coenzima Q10 es fundamental para el transporte de electrones en la cadena energética, mientras que las vitaminas del complejo B (especialmente B1, B2, B3, B5 y B12) funcionan como cofactores esenciales en múltiples reacciones del metabolismo energético. Los minerales como magnesio, hierro, cobre y manganeso son componentes integrales de las enzimas mitocondriales. El magnesio destaca especialmente al participar en más de 300 reacciones enzimáticas, incluyendo las directamente involucradas en la síntesis de ATP. La deficiencia de cualquiera de estos nutrientes crea "cuellos de botella" metabólicos que comprometen significativamente tu capacidad de producir energía, explicando por qué ciertas deficiencias nutricionales se manifiestan inmediatamente como fatiga y bajo rendimiento físico y mental.

Estrés crónico y disfunción mitocondrial. El estrés crónico daña profundamente tus mitocondrias a través de un mecanismo perverso: el cortisol elevado constantemente altera la programación genética de estas centrales energéticas, reduciendo la producción de nuevas mitocondrias mientras acelera la muerte de las existentes. Paradójicamente, el estrés también crea una trampa energética: aumenta la demanda de energía de tus células mientras simultáneamente compromete su capacidad para producirla. Este déficit energético crónico se manifiesta como los síntomas tan familiares del estrés prolongado: fatiga persistente, niebla mental y una reducción general en tu capacidad para adaptarte y responder efectivamente a los desafíos diarios.

La tríada de la resiliencia celular: epinutrientes, mitocondrias y microbiota

En la danza invisible de la salud y la longevidad, hay tres actores clave que trabajan en sinergia: los epinutrientes, las mitocondrias y la microbiota intestinal. Su relación no es lineal, es sistémica y circular. Uno impacta al otro, en una conversación bioquímica continua que decide si envejecemos con fuerza o con fragilidad.

Los epinutrientes son compuestos bioactivos presentes en alimentos resilientes —como la granada, el té verde, la cúrcuma o el cacao— que nutren y que envían instrucciones al genoma. Actúan sobre nuestras células como una orquesta epigenética: activan o silencian genes según el entorno, la necesidad y el estado del cuerpo.

Modulan la expresión genética sin alterar el ADN, a través de mecanismos como la metilación, acetilación, inhibición de histonas o activación de sirtuinas. Actúan como "interruptores" que apagan o enciden genes relacionados con inflamación, longevidad, desintoxicación y metabolismo. Su capacidad de modular la expresión genética es clave para activar rutas de longevidad, desintoxicación y reparación mitocondrial, y también para modular la inflamación intestinal y la diversidad microbiana. Estos son ejemplos de epinutrientes potentes y alimentos en los que están incluidos:

- **Polifenoles:** té verde (EGCG), cúrcuma (curcumina), cacao (epicatequina), romero, granada, resveratrol.

- **Sulfuros:** brócoli, ajo, coles (activadores del NRF2).
- **Espirulina, clorela, miso y fermentos vivos:** epinutrientes + activadores mitocondriales.

Los epinutrientes como el resveratrol, el urolitin A, la curcumina o los polifenoles del romero y la granada activan rutas como NRF2, AMPK y SIRT1, que promueven biogénesis mitocondrial, autofagia y reparación celular.

La microbiota intestinal, como ya vimos, es un ecosistema dinámico que procesa epinutrientes, produce posbióticos y regula la inflamación y la función mitocondrial. Al fermentar fibras y polifenoles, las bacterias producen compuestos como el ácido butírico, que nutre al colon y que estimula las mitocondrias a nivel sistémico. Además, una microbiota diversa genera metabolitos que actúan como interruptores epigenéticos, creando un puente entre lo que comemos y la expresión de nuestros genes.

LA CADENA MÁGICA

Granada → microbiota sana → urolitina A →
mitofagia → energía → vitalidad

Si esta cadena está rota, no es tu culpa. Es una invitación a restaurar tu microbiota, nutrir tus mitocondrias y reconectar con tu poder energético interno.

Estrategias de medicina funcional para optimizar la función mitocondrial

Cuando comprendes cómo las toxinas, deficiencias nutricionales y el estrés crónico sabotean tus mitocondrias, surge la pregunta crucial: ¿cómo restaurar y optimizar estas centrales energéticas para recuperar tu vitalidad? La medicina funcional ofrece un enfoque integral que aborda las causas de la disfunción mitocondrial a través de estrategias nutricionales específicas, protocolos de desintoxicación, modulación del microbioma y técnicas de hormesis controlada que estimulan la regeneración y fortalecimiento de tus baterías celulares.

NUTRICIÓN MITOCONDRIAL DIRIGIDA

La optimización nutricional es la piedra angular del soporte mitocondrial en medicina funcional. Los ácidos grasos omega-3, especialmente EPA y DHA, se incorporan directamente a las membranas mitocondriales, mejorando su fluidez y función. Estos ácidos grasos también poseen propiedades antiinflamatorias que protegen contra el daño oxidativo.

Los antioxidantes específicos como el ácido alfa-lipoico, que funciona en medios acuosos y en medios lipídicos, puede regenerar otros antioxidantes como vitamina C, vitamina E y glutatión. La N-acetilcisteína proporciona cisteína para la síntesis de glutatión, el antioxidante maestro intracelular. La suplementación estratégica con coenzima Q10, especialmente en su forma reducida (ubiquinol), puede mejorar significativamente la función mitocondrial, particularmente en individuos mayores de 40 años, cuando la síntesis endógena comienza a declinar. La PQQ (pirroloquinolina quinona) actúa como un cofactor en la biogénesis mitocondrial, estimulando la formación de nuevas mitocondrias.

PROTOCOLOS DE AYUNO Y RESTRICCIÓN CALÓRICA

El ayuno intermitente y la restricción calórica controlada activan vías de señalización que promueven la biogénesis mitocondrial y la autofagia mitocondrial (mitofagia), proceso por el cual las células eliminan mitocondrias dañadas y las reemplazan con unas nuevas más funcionales, construyendo células más inteligentes. Durante el ayuno, se activa la vía AMPK (proteína quinasa activada por AMP), que estimula PGC-1α y promueve la expresión de genes mitocondriales. El ayuno también aumenta los niveles de NAD+, cofactor esencial para las sirtuinas, proteínas que regulan la longevidad celular y la función mitocondrial.

MODULACIÓN DEL MICROBIOMA PARA SOPORTE MITOCONDRIAL

El soporte del microbioma es una estrategia indirecta pero poderosa para optimizar la función mitocondrial. La suplementación con prebióticos específicos como inulina, oligofructosa y almidón resistente alimenta selectivamente bacterias productoras de butirato, aumentando la disponibilidad de este postbiótico crucial.

Los probióticos estratégicos, especialmente cepas de Lactobacillus y Bifidobacterium, pueden mejorar la producción de vitaminas del complejo B esenciales para la función mitocondrial. Especies específicas como Lactobacillus reuteri han demostrado capacidad para producir coenzima Q10 directamente en el intestino.

EJERCICIO COMO ESTIMULADOR MITOCONDRIAL

El ejercicio regular, especialmente el entrenamiento de intervalos de alta intensidad (HIIT), es uno de los estímulos más potentes para la biogénesis mitocondrial. Durante el ejercicio, la demanda energética aumentada activa señales que promueven la síntesis de nuevas mitocondrias y mejoran la eficiencia de las existentes. El ejercicio también mejora la sensibilidad a la insulina, optimizando la utilización de glucosa por las mitocondrias, y estimula la producción de factores neurotróficos que protegen contra el daño mitocondrial asociado con el envejecimiento.

BIOMARCADORES PARA EVALUAR LA FUNCIÓN MITOCONDRIAL

Marcadores directos	Marcadores indirectos
• Ácidos orgánicos urinarios - Ofrecen una ventana hacia el funcionamiento de las vías metabólicas mitocondriales, revelando deficiencias específicas de cofactores o bloqueos enzimáticos. • Lactato sérico y ratio lactato/piruvato - Proporcionan información sobre la eficiencia de la fosforilación oxidativa; valores elevados pueden indicar compromiso en la cadena respiratoria o deficiencias en cofactores esenciales.	• Marcadores de estrés oxidativo - Incluyendo 8-hidroxi-2'-desoxiguanosina (8-OHdG) y malondialdehído (MDA), reflejan el daño oxidativo a las estructuras celulares, incluyendo las mitocondrias; niveles elevados sugieren desequilibrio entre la producción de radicales libres y la capacidad antioxidante celular. • Antioxidantes endógenos - La evaluación de glutatión, superóxido dismutasa y catalasa proporciona información sobre la capacidad defensiva celular contra el estrés oxidativo mitocondrial.

La conexión bidireccional microbioma-mitocondrias

Existe una conversación secreta y constante entre las bacterias de tu intestino y las mitocondrias de tus células que determina gran parte de tu energía diaria. Esta comunicación funciona como una red de suministro sofisticada donde tus bacterias beneficiosas actúan como proveedores especializados de "combustible premium" para tus baterías celulares. Esta comunicación funciona en ambas direcciones, y cuando tus mitocondrias no están funcionando bien —debido al estrés, la mala alimentación, las toxinas o la falta de sueño— todo tu ecosistema interno sufre las consecuencias. Las mitocondrias estresadas producen menos energía y más sustancias tóxicas, lo que debilita la barrera protectora de tu intestino.

Cuando esta barrera se compromete, toxinas bacterianas que normalmente permanecerían contenidas en el intestino, escapan hacia tu circulación, generando inflamación en todo tu cuerpo. Esta inflamación altera el ambiente intestinal, favoreciendo el crecimiento de bacterias problemáticas mientras suprime las especies beneficiosas que producían esos postbióticos tan importantes para tus mitocondrias.

Además, las mitocondrias disfuncionales no pueden brindar la energía necesaria para mantener la capa de mucina, esa barrera protectora que separa las bacterias del tejido intestinal. Sin suficiente mucina, bacterias importantes como *Akkermansia muciniphila*, que necesitan esta sustancia para sobrevivir, comienzan a desaparecer, reduciendo aún más la producción de compuestos beneficiosos.

Lo más problemático de esta situación es que crea un círculo vicioso que se perpetúa a sí mismo: las mitocondrias dañadas comprometen la salud intestinal, lo que reduce la producción de postbióticos beneficiosos, lo que a su vez empeora la función mitocondrial, creando más daño intestinal. Es como un auto con el motor dañado que contamina su propio combustible, haciendo que el motor funcione aún peor.

Este ciclo explica por qué muchas personas se sienten atrapadas en estados de fatiga crónica, niebla mental, problemas digestivos y cambios de humor que parecen resistirse a tratamientos convencionales. No es que no puedan mejorar, es que necesitan abordar las mitocondrias y el microbioma simultáneamente para romper este patrón destructivo.

ESTRATEGIAS PARA OPTIMIZAR LOS DOS SISTEMAS

La clave para romper este ciclo está en implementar estrategias que nutran y fortalezcan ambos sistemas de manera coordinada:

- **Consume urolitina A.** Es un posbiótico, es decir, un metabolito que tu cuerpo produce solo si tu microbiota intestinal es capaz de transformar los polifenoles de alimentos como la granada, las nueces y algunas bayas. Su función clave es estimular la mitofagia, un proceso esencial donde el cuerpo elimina las mitocondrias disfuncionales o dañadas para mantener solo las eficientes. Es como una "autolimpieza" celular que previene la fatiga crónica, la inflamación y el envejecimiento prematuro. Está comprobado que mejora la función muscular y resistencia física (incluso sin ejercicio en estudios clínicos), aumenta la producción de energía celular (ATP), reduce inflamación mitocondrial y estrés oxidativo y favorece la longevidad saludable en modelos animales y humanos. Solo algunas personas pueden generar urolitina A de forma natural. Depende de la composición bacteriana de tu intestino. Si tu microbiota está empobrecida o desequilibrada, es posible que aunque comas granada, no logres producir este posbiótico clave. Por eso, hoy existen suplementos clínicos de urolitina A, como Mitopure® con respaldo científico.
- **Alimenta a tus bacterias productoras de butirato con fibras diversas.** Vegetales de colores variados, almidón resistente de plátanos verdes, legumbres y avena. Cada tipo de fibra alimenta diferentes bacterias, creando una "orquesta" microbiana más robusta.
- **Proporciona los cofactores que tus mitocondrias necesitan.** A través de alimentos ricos en vitaminas B (vegetales de hoja verde, huevos, pescado), magnesio (nueces, semillas, cacao), y coenzima Q10 (carnes orgánicas, sardinas). Estos nutrientes actúan como las "herramientas" que tus mitocondrias necesitan para funcionar óptimamente.
- **Implementa ayuno intermitente suave.** Para activar la "limpieza celular" (autofagia) que elimina mitocondrias dañadas y estimula la producción de nuevas, mientras simultáneamente selecciona bacterias más eficientes y resilientes en tu intestino.
- **Consume epinutrientes.** Como granada, cúrcuma, aceite de oliva, té verde y matcha.

- **Incluye alimentos fermentados.** Rotando entre kéfir, chucrut, kimchi y miso para introducir diversidad microbiana, pero evita la dependencia continua de probióticos comerciales que pueden crear desequilibrios.
- **Gestiona el estrés.** Con técnicas de respiración profunda, meditación o tiempo en la naturaleza, ya que el estrés crónico es uno de los factores más destructivos para las mitocondrias y para el microbioma.
- **Optimiza tu sueño.** Duerme en completa oscuridad y mantén horarios regulares, ya que durante el sueño profundo tus mitocondrias y tu microbioma se reparan y regeneran.

La belleza de este enfoque integrado es que cada mejora en un sistema potencia automáticamente al otro, creando un ciclo virtuoso de salud ascendente donde tu energía, claridad mental y bienestar digestivo se refuerzan mutuamente, llevándote hacia un estado de vitalidad sostenible.

El poder transformador del estrés bueno

Después de comprender cómo el estrés crónico daña tu sistema nervioso, microbioma y mitocondrias, podrías pensar que todo estrés es malo. Sin embargo, existe una paradoja fascinante en la biología: el tipo correcto de estrés, aplicado en la dosis y duración adecuadas, puede fortalecer dramáticamente estos mismos sistemas que el estrés crónico destruye. El concepto revolucionario de la hormesis, que ya abordamos en capítulos anteriores, es una de las herramientas más poderosas de la medicina funcional para optimizar tu salud desde el nivel celular. La clave está en entender la diferencia entre el estrés que agota y el estrés que fortalece, y cómo aplicar este conocimiento para transformar tu vitalidad.

La hormesis: el estrés controlado que te fortalece

El estrés malo es como un martillo que golpea constantemente: crónico, impredecible y abrumador. Mantiene tu sistema nervioso en modo supervivencia, agota tus reservas nutricionales y daña progresivamente tus células. En contraste, el estrés bueno es como el entrenamiento de un atleta: controlado, temporal y seguido de periodos de recuperación. Este tipo de estrés envía señales a tu cuerpo para que se adapte, se fortalezca y se vuelva más resiliente.

La hormesis se basa en un principio simple pero poderoso: "lo que no te mata, te fortalece", pero solo cuando se aplica de forma correcta. Es la diferencia entre levantar pesas progresivamente (que construye músculo) y cargar objetos pesados todo el día sin descanso (que causa lesiones). Tu microbioma y mitocondrias responden de manera similar, necesitan desafíos controlados para mantenerse fuertes y adaptativos.

HORMESIS MICROBIANA

Como ya vimos, el ayuno intermitente y otros tipos de ayunos son una de las formas más efectivas de entrenar tu microbioma. Durante los periodos sin comida, la escasez de nutrientes crea una "competencia de supervivencia" donde solo las bacterias más eficientes y resilientes prosperan. Las bacterias capaces de utilizar fuentes alternativas de energía, como la mucina de tu barrera intestinal, obtienen ventajas competitivas. Esta presión selectiva funciona como un filtro natural que elimina bacterias oportunistas y dependientes, mientras fortalece especies beneficiosas como *Akkermansia muciniphila*. Cuando rompes el ayuno, las bacterias ganadoras se multiplican rápidamente con los nutrientes frescos, restaurando un microbioma más diverso, estable y resistente a futuras perturbaciones.

Los compuestos polifenólicos presentes en té verde, cacao, bayas y vino tinto actúan como "entrenadores químicos" para tu microbioma. Ejercen efectos antimicrobianos selectivos que eliminan bacterias patógenas mientras permiten el crecimiento de especies beneficiosas. Es como tener un entrenador que identifica y elimina a los "miembros perezosos" del equipo mientras potencia a los jugadores estrella. Las bacterias beneficiosas han desarrollado la capacidad de convertir estos polifenoles en metabolitos bioactivos, obteniendo ventajas nutritivas mientras producen compuestos que benefician tu salud general.

HORMESIS MITOCONDRIAL

El ejercicio físico es el estímulo hormético más potente para tus mitocondrias. Durante el ejercicio intenso, creas una demanda energética que temporalmente excede la capacidad de producción de ATP de tus mitocondrias. Este "estrés energético controlado" activa vías de señalización que le dicen a tus células: "¡Necesitamos más y mejores baterías!". La respuesta es extraordinaria: tu cuerpo inicia un programa que aumenta la producción de nuevas mitocondrias (biogénesis mitocondrial), mejora la eficiencia de las existentes, y fortalece los sistemas antioxidantes que las protegen. Es como renovar y expandir la planta energética de una ciudad para satisfacer una mayor demanda.

La exposición controlada al frío activa un tipo especial de mitocondrias en tu tejido adiposo marrón que pueden generar calor directamente. Esta demanda energética específica estimula la creación de nuevas mitocondrias en el tejido graso y en múltiples tejidos de tu cuerpo, mejorando tu capacidad oxidativa general.

La restricción calórica moderada (no hambruna, sino reducción controlada de calorías) activa las sirtuinas. Estas proteínas mejoran la eficiencia mitocondrial, reducen la producción de radicales libres dañinos, y activan la "limpieza celular" que elimina mitocondrias dañadas.

Integración de la hormesis microbiana y mitocondrial

La magia de la hormesis ocurre cuando combinas estrategias que benefician simultáneamente tu microbioma y mitocondrias. El ayuno intermitente ejemplifica esta sinergia perfectamente: mientras selecciona bacterias más eficientes en tu intestino, también estimula la biogénesis mitocondrial en tus células. Los postbióticos producidos por las bacterias "entrenadas" durante el ayuno envían señales que optimizan la función mitocondrial cuando vuelves a comer. La combinación de ejercicio con una alimentación rica en polifenoles crea otro ciclo de beneficio mutuo: el ejercicio estimula nuevas mitocondrias mientras modifica tu microbioma hacia especies que producen metabolitos beneficiosos para la recuperación muscular y el rendimiento.

Recuerda que la hormesis es un arte que requiere escuchar a tu cuerpo. El estrés hormético debe sentirse desafiante pero manejable, seguido siempre de periodos de recuperación. Cuando se aplica correctamente, transforma el estrés enemigo en aliado, convirtiendo cada desafío controlado en una oportunidad para fortalecer tu vitalidad desde el nivel celular más fundamental.

La sabiduría de tu ecosistema interno

Ahora posees una comprensión profunda de algo extraordinario: dentro de ti existe un ecosistema interconectado más complejo y sofisticado que cualquier tecnología humana. Tu sistema nervioso, microbioma y mitocondrias no son sistemas separados que funcionan de manera independiente, son colaboradores íntimos en una sinfonía biológica que determina tu energía, estado de ánimo, claridad mental y capacidad de adaptación. Esta red de comunicación constante entre tu cerebro, intestino y células es tu "segundo cerebro expandido", un sistema de inteligencia distribuida que procesa información, toma decisiones metabólicas y se adapta a los desafíos diarios. Cuando honras esta sabiduría interna y trabajas con ella en lugar de contra ella, experimentas lo que realmente significa estar vivo y vibrante.

El equilibrio a largo plazo implica resiliencia dinámica, la capacidad de tu ecosistema interno para adaptarse, recuperarse y fortalecerse ante los desafíos inevitables de la vida. Mantener este equilibrio requiere tres pilares fundamentales:

- **Consistencia flexible:** mantén rutinas base que nutran tu ecosistema (alimentación diversa, movimiento regular, manejo del estrés) mientras te adaptas a las circunstancias cambiantes de la vida. Es como mantener la melodía principal mientras permites improvisaciones según el momento.
- **Escucha activa:** desarrolla la capacidad de "escuchar" las señales sutiles de tu cuerpo —niveles de energía, calidad del sueño, estado de ánimo, digestión— como indicadores de la salud de tu ecosistema. Tu cuerpo te comunica constantemente; la clave está en aprender su lenguaje.
- **Intervención temprana:** cuando detectes señales de desequilibrio (fatiga persistente, problemas digestivos, niebla mental), actúa rápidamente con las herramientas que has aprendido antes de que los problemas se amplifiquen. Es más fácil ajustar el rumbo que cambiar de dirección completamente.

El éxito en optimizar tu ecosistema interno se manifiesta de maneras sutiles pero profundas:

- **Energía estable:** en lugar de altibajos dramáticos, experimentas un flujo constante de energía que se adapta naturalmente a las demandas del día. Te despiertas descansado y mantienes vitalidad sin depender de estimulantes externos.

* **Digestión silenciosa:** un sistema digestivo saludable es como un motor bien afinado, hace su trabajo sin llamar la atención. Digestión sin molestias, evacuaciones regulares y ausencia de inflamación intestinal son indicadores clave.

* **Claridad mental sostenida:** tu "niebla mental" se disipa, revelando una claridad de pensamiento, capacidad de concentración y memoria que tal vez no habías experimentado en años. Las decisiones se vuelven más fáciles y la creatividad fluye naturalmente.

* **Estabilidad emocional:** desarrollas una resiliencia emocional que te permite navegar el estrés diario sin ser abrumador. Los cambios de humor extremos se suavizan, reemplazados por una sensación de equilibrio interno.

* **Sueño reparador:** el sueño se vuelve profundo y restaurativo. Te duermes fácilmente, duermes profundamente y despiertas sintiéndote renovado, no solo descansado.

La mejora continua viene de reconocer que este es un viaje de por vida, no un destino. Tu ecosistema interno seguirá evolucionando, y tu comprensión se profundizará con cada experiencia. Celebra los progresos pequeños, mantén la curiosidad sobre tu cuerpo, y recuerda que cada día es una oportunidad para nutrir esta sabiduría interna extraordinaria que llevas contigo.

EL CICLO VIRTUOSO DE LA REGENERACIÓN

1. Los epinutrientes alimentan la microbiota; la microbiota fermenta y libera señales epigenéticas.
2. Estas señales viajan al núcleo celular y activan genes que mejoran la función mitocondrial.
3. Las mitocondrias saludables regulan energía, inflamación y longevidad.
4. Y las mitocondrias fuertes mantienen la salud intestinal y permiten que los epinutrientes actúen con mayor eficacia.

La medicina moderna muchas veces fragmenta el cuerpo: trata al intestino, al cerebro, a los genes o a la energía como si fueran piezas aisladas. Pero el ser humano ancestral, salvaje y sabio vivía en un ecosistema donde todo estaba interconectado. Hoy, gracias a la ciencia de la epigenética, entendemos que lo que comemos, lo que sentimos y lo que respiramos se traduce en información celular. Por eso, más que contar calorías, necesitamos contar historias celulares: historias de plantas resilientes, de bacterias sabias y de mitocondrias que renacen cada día si les damos las señales correctas.

Recuerda que tu microbiota es como una alquimista silenciosa. Tú le das raíces, frutos, hojas, colores. Ella te regresa energía, enfoque, calma y longevidad.

La piel de la mujer: antena, territorio y herencia mitocondrial

La ciencia moderna apenas empieza a confirmar lo que las culturas sabias siempre supieron: la mujer es la guardiana del microbioma familiar. Veamos por qué.

La piel no es solo un órgano que cubre. Es una antena sensorial, un campo eléctrico vivo, una red de comunicación con el entorno. Cada célula cutánea tiene mitocondrias activas que responden a la luz, al tacto, al frío, al estrés, a la oxitocina, y a la microbiota que habita su superficie. La piel de la mujer es portadora y transmisora de la herencia biológica más poderosa que existe. Y por eso debe ser honrada como la guardiana de una sabiduría bacteriana, emocional y energética que teje la salud o la enfermedad de generaciones enteras.

En la mujer, la piel es especialmente receptiva, dinámica y simbiótica. Es su frontera, su radar, su memoria. Es el lugar donde la sabiduría se toca: desde la lactancia al abrazo, desde el baño hasta la sexualidad. A través de la piel, la mujer lee y transmite señales bioeléctricas que modulan su energía mitocondrial, su estado inmune y su equilibrio hormonal.

Las mitocondrias de la piel femenina no trabajan solas. Se comunican con las bacterias que habitan la superficie de la piel, muchas de ellas únicas en cada persona, en especial en mujeres fértiles, lactantes y madres. Estas bacterias producen metabolitos que:

- Regulan la inflamación cutánea.
- Modulan la producción de colágeno y elastina.

- Activan respuestas mitocondriales locales y sistémicas.
- Señalizan al cerebro a través del nervio vago y el eje piel-cerebro.

La microbiota de una madre se transmite a sus hijos a través de múltiples vías que van mucho más allá del parto y la lactancia. En la cocina, sus manos al preparar alimentos transfieren bacterias beneficiosas; su saliva al probar la comida comparte su ecosistema oral; incluso su estado emocional durante la preparación de alimentos modifica la calidad energética de lo que cocina. La mujer se convierte así en el canal de transmisión de una ecología invisible que se extiende a la salud de las generaciones futuras.

Durante el embarazo, esta dimensión se multiplica exponencialmente. La flora intestinal, vaginal y placentaria de la madre constituye la primera escuela inmunológica del bebé, donde las bacterias que colonizan al recién nacido forman la base de su metabolismo, su sistema inmune, su regulación emocional y hasta sus preferencias alimentarias futuras. Esta herencia microbiana es más determinante que cualquier legado genético.

La mujer, al cuidar conscientemente su piel, su alimentación y su energía, alimenta a quienes ama con comida y también con su propia biología. No solo da vida: transmite bacterias, mitocondrias y programación epigenética. Su piel enseña al sistema inmune de sus hijos a diferenciar lo propio de lo extraño. Su energía mitocondrial contagia ritmo, seguridad y vitalidad a quienes la rodean. Cuando está en equilibrio, ordena naturalmente el ecosistema invisible del hogar.

Es un acto de comunión biológica profunda donde cada aspecto de su bienestar se refleja en la salud familiar. Su microbioma, su ritmo circadiano, su calidad de descanso, su capacidad de experimentar placer, su alimentación consciente y su regulación emocional impactan directamente la salud de todo su entorno.

Una mujer agotada, inflamada, desconectada o crónicamente estresada transmite ese estado de desequilibrio a través de sus bacterias, sus hormonas y su campo energético. Sus ritmos alterados desregulan los ritmos familiares, creando un efecto dominó que puede perpetuarse generacionalmente. Cuando ella se apaga, se apagan los ritmos que sostienen la armonía del hogar.

En contraste, una mujer nutrida, contenida, libre y respetada se convierte en medicina viva para su entorno. Su equilibrio interno genera un campo de coherencia que eleva la vitalidad de toda su familia. Cuando ella se regenera, su energía toca y transforma todo a su alrededor, creando un legado de salud que trasciende generaciones.

Por esta razón, cuidar a la mujer no es un lujo ni un acto de cortesía: es un acto de inteligencia biológica y prevención transgeneracional. Es momento de devolverle su centro, su dignidad biológica y su poder regenerador, reconociendo que en ella habita una alquimia única que determina la vitalidad o la fragilidad de toda una familia. La piel de la mujer es un libro abierto donde se escribe la salud de su linaje. Sus mitocondrias sienten lo que toca, lo que ama, lo que cuida. Y sus bacterias —sabias, invisibles, generosas— son las mensajeras silenciosas de su legado, transmitiendo información genética y sabiduría ancestral codificada en cada célula. Honrar y cuidar esta dimensión sagrada de lo femenino es honrar el futuro mismo de nuestra especie.

Ahora que ya establecimos los fundamentos de tu ecosistema interno, el próximo capítulo explorará una dimensión fascinante que conecta directamente con todo lo aprendido: cómo tus preferencias de sabor son mensajes evolutivos codificados que pueden guiarte hacia la salud óptima. ¿Cuándo dejamos de escuchar el verdadero sabor de los alimentos y empezamos a obedecer reglas, etiquetas o culpas? Comer es uno de los actos más íntimos y poderosos que repetimos todos los días, pero también uno de los más olvidados, automatizados y manipulados.

Te invito a recordar el origen sagrado del sabor, a redescubrir el lenguaje de tu paladar como brújula evolutiva, y a reconocer que lo que eliges comer cada día puede ser anestesia o medicina. En el siguiente capítulo exploraremos cómo la evolución moldeó nuestros gustos para protegernos y cómo hoy esos mismos mecanismos pueden enfermarnos, por qué el asco, el antojo y el placer son mensajes codificados del cuerpo, y cómo el acto de comer puede ser espiritual, curativo y revolucionario si lo hacemos con presencia. Prepárate para transformar tu comprensión de la alimentación hacia una conversación consciente e inteligente con la sabiduría ancestral codificada en tu biología, recuperando el arte de comer como lo hacían nuestros ancestros: con todos los sentidos, con gratitud y con sabiduría.

CAPÍTULO 5

Comer con sentido: sabor, evolución y medicina

> Que tu medicina sea tu alimento, y el alimento tu medicina.
>
> HIPÓCRATES

¿No te gustan las sardinas? ¿El kimchi te da asco? No eres el único, pero es momento de dejar a un lado tus aversiones y considerar los notables beneficios que estos alimentos, tan frecuentemente evitados, pueden ofrecerte. Seguramente tienes una lista de alimentos que prefieres evitar, tal vez por experiencias pasadas o prejuicios. Sin embargo, es crucial que te cuestiones estos estigmas y le des a estos alimentos una segunda oportunidad para sorprenderte con sus beneficios y sabores. No dejes que tus preferencias limiten tu acceso a una dieta nutritiva y variada. Al desafiar tus prejuicios alimenticios y probar cosas nuevas, podrías descubrir sabores únicos y beneficios para tu salud que has estado dejando pasar. Entonces, ¿por qué no darles una oportunidad a las sardinas y al kimchi? Tu cuerpo y tu paladar te lo agradecerán.

Las raíces evolutivas del gusto

Nuestra atracción por lo dulce y lo graso tiene raíces evolutivas profundas. Hace millones de años, cuando éramos recolectores y cazadores, necesitábamos alimentos densos en calorías para sobrevivir. El cerebro premió lo dulce con placer y generó aversión por lo amargo y ácido, señales potenciales de toxicidad. Hoy, en un mundo de abundancia calórica y sedentarismo, este instinto ancestral juega en contra de nuestra salud. Nuestra sensibilidad al sabor también tiene un componente genético y cultural. Las personas menos sensibles al gusto tienden a preferir cocinas intensas, mientras que las más sensibles optan por sabores más suaves. La ubicación geográfica incluso influenció la aversión evolutiva a lo amargo en zonas con plantas tóxicas. El reto actual es adaptar estas raíces biológicas a un entorno moderno que abusa del azúcar y los ultraprocesados.

Resistencia a la insulina: una herencia mal adaptada

En épocas de escasez, la resistencia a la insulina fue una ventaja: permitía almacenar grasa en tiempos de abundancia y proteger al cerebro del hambre. También, pudo haber ayudado a generar calor corporal en climas fríos. Desde una perspectiva evolutiva, se cree que la resistencia a la insulina puede haber sido una adaptación ventajosa en tiempos prehistóricos por los siguientes motivos:

* **Ambientes de escasez de alimentos:** en el pasado, cuando los humanos cazadores-recolectores enfrentaban periodos de escasez de alimentos, la capacidad de almacenar grasa durante los tiempos de abundancia era crucial para sobrevivir. La resistencia a la insulina promueve una mayor eficiencia en el almacenamiento de grasa corporal, proporcionando así una reserva de energía durante las hambrunas.
* **Respuesta al frío:** algunas investigaciones sugieren que la resistencia a la insulina podría mejorar la capacidad de generar calor corporal en ambientes fríos, lo que también sería una ventaja en algunas regiones durante el Paleolítico.
* **Protección contra hipoglucemia:** en un ambiente donde las comidas no eran regulares y podían ser escasas, era crítico mantener un nivel de glucosa en sangre mínimamente necesario para la función cerebral. La resistencia a la insulina ayuda a evitar la hipoglucemia (bajo nivel de azúcar en la sangre) en situaciones de ayuno prolongado.

Pero hoy, en un entorno de sobrealimentación y poca actividad física, esta adaptación se vuelve perjudicial y favorece la diabetes tipo 2, la obesidad y la inflamación crónica. Comprender este legado evolutivo nos permite diseñar mejores estrategias como dietas bajas en carbohidratos, periodos de ayuno y mayor actividad física, todas ellas son formas modernas de recuperar un estado metabólicamente funcional.

La psicología del rechazo alimentario

El sabor no es solo un asunto de la lengua. Es una experiencia multisensorial que involucra el gusto, el olfato, la textura, la temperatura y hasta el sonido de los alimentos. Incluso el estado emocional influye en cómo percibimos el sabor. Por eso, al estar resfriados, la comida pierde gusto: sin olfato, el sabor se apaga.

El asco es un mecanismo evolutivo para protegernos de toxinas. Pero también puede limitarnos. Nuestras preferencias comienzan en el útero, se refuerzan en la infancia, y son moldeadas por emociones, cultura y entorno. Un alimento rechazado puede ser nutritivo, pero si fue introducido en un mal contexto emocional o cultural, generará aversión. La repetida exposición amorosa y sin presión a nuevos alimentos puede transformar el rechazo en aceptación. De hecho, muchos sabores "adquiridos" (como el betabel, el café o los fermentados) requieren entrenamiento sensorial. Nuestras preferencias alimentarias se forman desde el vientre materno y están influenciadas por:

- **Genética y experiencias tempranas.** Nuestras preferencias alimentarias se moldean desde el útero materno. Durante el embarazo, el líquido amniótico transporta las moléculas aromáticas de la dieta materna, actuando como un primer "menú degustación" fetal. Los bebés, cuyas madres consumieron ajo, especias o vegetales diversos, posteriormente muestran mayor aceptación hacia estos sabores. Esta programación prenatal se refuerza durante la lactancia. Paralelamente, la genética determina nuestra sensibilidad gustativa: las personas con más papilas gustativas (*supertasters*) perciben sabores intensamente y rechazan lo amargo, y quienes tienen menor sensibilidad son más aventureros gastronómicamente. Los primeros mil días de vida son una ventana crítica para establecer patrones de aceptación alimentaria duraderos.

- **Entorno emocional.** La memoria emocional determina poderosamente nuestras preferencias alimentarias. Los alimentos nutren el cuerpo, pero también alimentan recuerdos y vínculos afectivos que perduran décadas. Un niño que asocia las verduras con regaños desarrollará una aversión duradera, mientras que los sabores vinculados con amor y celebración se convierten en "alimentos de confort". La neurociencia explica este fenómeno: el sistema límbico emocional está íntimamente conectado con las áreas que procesan gusto y olfato, creando "etiquetas" emocionales en cada experiencia alimentaria. Comprender esta dinámica nos permite ser más conscientes del clima emocional que creamos alrededor de la comida.
- **Cultura y familia.** La percepción de lo que consideramos "delicioso" o "repugnante" es subjetiva y está influenciada por factores culturales, emocionales y experienciales más que por características intrínsecas del alimento. Lo que una cultura considera un manjar —como los insectos en ciertas regiones de Asia o el queso azul en Europa— puede generar rechazo visceral en otra. Esta subjetividad es, paradójicamente, nuestra mayor ventaja: si las preferencias son aprendidas, también pueden ser desaprendidas y reconfiguradas.

El sistema del asco es "conservador" en el sentido de que prefiere no arriesgarse. Pero esa cautela, que es muy útil en ambientes peligrosos, hoy puede impedirnos adoptar alimentos funcionales como vísceras, insectos, algas o fermentados. Todos ellos son ricos en nutrientes, pero requieren reeducar el paladar. Aunque el cerebro activa alarmas ante lo desconocido, puede desaprender el rechazo. Al eliminar alimentos ultraprocesados y el azúcar de la dieta, nuestras papilas gustativas se recalibran y lo natural empieza a saber mejor.

La neuroplasticidad del paladar es una de las herramientas más poderosas que tenemos para transformar nuestra relación con la comida. La ciencia demuestra que el cerebro puede reconfigurar sus patrones de aceptación alimentaria mediante la exposición repetida y consciente a nuevos sabores. El proceso de adaptación sensorial requiere paciencia y constancia. Los investigadores han determinado que se necesitan alrededor de 15 exposiciones a un alimento para que el cerebro lo reclasifique de "desconocido" o "rechazado" a "aceptable" o incluso "placentero". Este fenómeno, conocido como "efecto de mera exposición", explica por qué alimentos que al principio nos parecían desagradables, pueden convertirse en favoritos después de múltiples encuentros graduales.

Expandir conscientemente nuestro repertorio sensorial no es solo un ejercicio de curiosidad gastronómica, es una inversión en diversidad nutricional. Cada nuevo sabor, textura y aroma que incorporamos a nuestra dieta representa potencialmente nuevos fitonutrientes, vitaminas, minerales y compuestos bioactivos que nuestro cuerpo puede aprovechar. La monotonía alimentaria, por el contrario, nos limita a un espectro nutricional restringido, privándonos de los beneficios sinérgicos que ofrece una dieta variada y colorida.

Alimentos como medicina

Comer es mucho más que nutrirse: es curarse, conectarse, celebrar, y construir identidad. Nuestros alimentos contienen moléculas bioactivas capaces de modular genes, neurotransmisores y procesos inflamatorios. En lugar de depender solo de fármacos, podemos transformar nuestra bioquímica con hierbas, especias, vegetales, legumbres, granos enteros y alimentos fermentados. El problema no es solo lo que comemos, sino cómo se cultiva, procesa y cocina. Las prácticas agrícolas modernas han degradado el valor nutritivo del suelo y con ello, de nuestros alimentos. La comida cura cuando vuelve a su origen: diversidad vegetal, mínima intervención, preparación consciente. Cuando cultivamos nuestros hábitos con amor, también cultivamos salud.

En el entorno actual, donde la mayoría tenemos acceso constante a alimentos con alta densidad calórica, esta adaptación prehistórica puede volverse en nuestra contra. La abundancia de alimentos, combinada con un estilo de vida sedentario, aumenta el riesgo de desarrollar resistencia a la insulina crónica, que es un factor principal en la epidemia actual de diabetes tipo 2 y obesidad.

Entender la resistencia a la insulina desde una perspectiva evolutiva nos ayuda a comprender mejor las causas subyacentes de algunas enfermedades metabólicas modernas y también orienta el desarrollo de estrategias más efectivas para su prevención y tratamiento. Por ejemplo, realizar intervenciones en la dieta y el estilo de vida que mimeticen las condiciones ancestrales (como dietas bajas en carbohidratos y altas en actividad física) puede ser muy efectivo para algunas personas.

Para que los alimentos sean verdaderamente medicinales, es importante comprender los diversos elementos que los componen y cómo interactúan con nuestro cuerpo para promover la salud. Si consideramos la idea de construir un botiquín en nuestros refrigeradores y despensas, es crucial conocer qué cualidades específicas tienen los alimentos que pueden curar y nutrir nuestros cuerpos.

Hongos: nutrición, memoria y medicina desde el reino fungi

Los hongos nos enseñan a adaptarnos al entorno. Comerlos es incorporar su sabiduría micelial. El micólogo Paul Stamets lo dice a la perfección: "Los hongos son fábricas farmacéuticas en miniatura". Durante milenios los hongos han sido valorados por sus propiedades nutricionales y medicinales, desde el antiguo Egipto hasta la China tradicional. No son plantas ni animales, pertenecen al reino fungi, y están más cercanos al reino animal en su estructura celular y forma de alimentación. A diferencia de las plantas, carecen de clorofila y no realizan fotosíntesis.

El reino fungi abarca desde microorganismos hasta el *Armillaria ostoyae*, el ser vivo más grande del planeta. Anualmente se consumen más de 25 millones de toneladas de hongos de al menos 30 especies distintas, evidenciando su importancia nutricional global. Los hongos destacan por su perfil equilibrado: ricos en vitaminas del grupo B, minerales esenciales (calcio, potasio, hierro) y hasta un 35 % de proteínas en peso seco, mientras son naturalmente bajos en grasas, sodio y glucosa. Contienen ácido glutámico, fundamental para la transmisión neuronal, metabolismo energético y síntesis de GABA y glutatión.

Sus betaglucanos estimulan el sistema inmune, reducen el colesterol y favorecen la salud cardiovascular. Estudios japoneses documentan sus propiedades antioxidantes, antiinflamatorias y antibacterianas contra E. coli y Staphylococcus, posicionándolos como aliados en la prevención de enfermedades crónicas y neurodegenerativas.

CÓMO PREPARAR Y CONSUMIR
LAS DIFERENTES VARIEDADES DE HONGOS

La preparación adecuada de los hongos puede ayudar a minimizar la incomodidad asociada con su sabor y textura. Además, integrarlos gradualmente en la dieta permite que el paladar se acostumbre a sus características. Cuando compres hongos, para elegir los mejores ten en cuenta estos aspectos:

* Opta por los más firmes y carnosos.
* La piel debe recuperarse al presionarla.
* Observa que las láminas debajo del sombrero estén cerradas y compactas.
* Evita los que sean viscosos, estén manchados o tengan baba o moho.
* Lo ideal es cocinarlos y consumirlos inmediatamente después de comprarlos. Como máximo, para disfrutar de su sabor y textura, consúmelos dentro de una semana de haberlos adquirido.

Se pueden usar en una variedad de platos, desde salteados y guisos hasta sopas y ensaladas, agregando profundidad y sabor a las comidas. Por ejemplo:

Infusión de té con reishi. Hierve agua y agrega rodajas finas de reishi seco o en polvo. Deja que hierva a fuego lento durante unos 15-20 minutos para que los compuestos activos del reishi se liberen en el agua. Cuela y disfruta.

Infusión de té con shiitake. Hierve agua y agrega rodajas de hongo shiitake con camote o papa dulce. Deja que hierva a fuego lento durante unos 15-20 minutos para que los compuestos activos del hongo se liberen en el agua. Cuela y disfruta frío o caliente.

En polvo para batidos y smoothies. Mezcla una cucharadita de polvo del hongo con tus ingredientes favoritos, como frutas, verduras y leche vegetal, y disfruta de un batido nutritivo y energizante.

Cocidos en sopas y caldos. Puedes usar los hongos frescos o secos, y dejarlos cocinar a fuego lento junto con los demás ingredientes para que liberen su sabor y propiedades medicinales en el caldo.

En marinados y aderezos. Para el aderezo mezcla aceite de oliva, vinagre balsámico y polvo de hongo. Para marinar carnes y vegetales haz una mezcla de hongo en polvo, ajo, jengibre y salsa de soya o aminos del coco.

Suplementos alimenticios. La popularidad de los hongos adaptógenos ha llevado al desarrollo de suplementos dietéticos en forma de cápsulas, tabletas o extractos líquidos que contienen concentraciones más altas de sus compuestos activos.

Salteado de setas medicinales y romero con aceite de oliva

IDEAL PARA LA MODULACIÓN INMUNE, LA PROTECCIÓN ANTIOXIDANTE, LA LONGEVIDAD CELULAR Y LA FLEXIBILIDAD NEURONAL

Ingredientes	Preparación
- 1 taza de hongos shitake o portobello en láminas - 1 taza de setas ostra - 2 dientes de ajo finamente picados - 1 cda de aceite de oliva extra virgen - 1 cdita de romero fresco picado o 5 gotas de extracto - 1 cdita de tamari fermentado (sin gluten) - Pizca de pimienta negra - Ralladura de limón	1. Saltea ajo y romero en aceite de oliva. 2. Agrega las setas, el tamari y cocina a fuego medio hasta dorar. 3. Sirve con ralladura de limón encima.

Levaduras y fermentos: pequeños gigantes de la salud

¿Sabías que esos diminutos hongos unicelulares llamados levaduras han sido nuestros aliados desde tiempos ancestrales? Las levaduras, hongos unicelulares usados desde el año 7000 a. C., son aliadas poderosas de tu salud y tu cocina. Favorecen la digestión, restauran la microbiota, equilibran la flora intestinal, disminuyen la inflamación del intestino y mejoran la absorción de nutrientes gracias a sus enzimas naturales. También ayudan a la desintixación del hígado, refuerzan el sistema inmunológico, y aportan vitaminas del complejo B y minerales esenciales. Gracias a la conexión intestino-cerebro, también contribuyen a tu bienestar emocional ya que regulan la producción de serotonina y por ello mejoran el estado de ánimo.

CÓMO INCLUIR LEVADURAS Y FERMENTOS EN TU DIETA

Incorporar fermentos a tu dieta enriquece tu microbiota y despierta tu paladar hacia sabores más vivos, naturales y sabios. ¿Te animas a darle una oportunidad a estos pequeños gigantes de la salud? Tu cuerpo te lo agradecerá, y quién sabe, podrías descubrir nuevos sabores fascinantes en el proceso.

Puedes obtener sus beneficios en alimentos fermentados como el pan de masa madre, yogur, kéfir, kombucha, vino o cerveza (con moderación). También puedes agregar una cucharada de chucrut a tu ensalada, sándwich o platillo favorito.

En polvo para batidos y smoothies. Mezcla media taza de kéfir con tus ingredientes favoritos, como frutas o polvos morados ricos en polifenoles, como granda, pitaya o acai, maki berry, baobab con leche vegetal; agrega una medida de tu proteína y colágeno favorito en polvo, chía, linaza, cáñamo, un *boost* de canela o cacao y disfruta de un batido nutritivo y energizante.

Cocidos en sopas y caldos. Puedes usar miso, tempeh o tofu asado o huevo revuelto con verduras, o dejarlos cocinar a fuego lento junto, como un guisado con especias en un wok para que liberen su sabor y propiedades medicinales en el caldo, y marinarlos después con salsas, aceite de oliva y sal marina.

RECETAS DE FERMENTOS FUNCIONALES

Te recomiendo consumir una porción diaria (1 a 2 cucharas) de las siguientes recetas, con tus comidas, en ayunas o con fibra prebiótica. Tras la fermentación, siempre refrigera de inmediato para conservar las cepas vivas.

Chucrut con cúrcuma y pimienta negra
Ideal para desinflamar y modular el sistema inmune

Ingredientes	Preparación
- 1 col blanca orgánica - 1 cda de cúrcuma en polvo - ½ cdita de pimienta negra - 1 cda de sal marina - Agua filtrada	1. Ralla la col y mézclala con la sal hasta que suelte líquido. 2. Añade cúrcuma y pimienta negra. 3. Empaca en frasco de vidrio, cubre con su propio jugo o agua con sal. 3. Deja fermentar entre 5 y 10 días fuera del refri. Refrigera al gusto.

Kimchi ancestral
Ideal para aumento de la energía, desintoxicarte y diversificar la flora intestinal

Ingredientes	Preparación
- 1 col napa (china) - 2 zanahorias ralladas - 1 trozo de jengibre rallado - 3 dientes de ajo - 2 cdas de salsa de pescado o tamari - 1 cda de chile coreano (gochugaru) - 1 cda de sal marina	1. Corta y masajea la col con sal. 2. Mezcla con el resto de ingredientes. 3. Guarda en frasco, presiona y deja fermentar 5 a 7 días.

Yogurt de coco casero (sin lácteos)
Ideal para la microbiota saludable y el balance hormonal

Ingredientes	Preparación
- 2 latas de leche de coco entera (sin aditivos) - 2 cápsulas de probióticos vivos (multi cepas) - 1 cda de agar agar (opcional para textura)	1. Calienta levemente la leche sin hervir. 2. Abre las cápsulas y mezcla el contenido. 3. Fermenta de 24 a 48 horas en un frasco de vidrio tapado con tela.

Kéfir de agua con jengibre y limón
Ideal para el sistema inmune y la energía mitocondrial

Ingredientes	Preparación
- 1 litro de agua filtrada - 3 cdas de azúcar mascabado o panela - 3 cdas de nódulos de kéfir de agua - 1 trozo de jengibre - 1 limón en rodajas	1. Disuelve el azúcar, agrega los nódulos y saborizantes. 2. Deja fermentar 2-3 días. 3. Cuela y refrigera.

Mostaza fermentada con cúrcuma
Ideal para acompañar carnes o platillos keto/paleo

Ingredientes	Preparación
- ½ taza de semillas de mostaza - ½ taza de vinagre de manzana - ¼ taza de agua - 1 cdita de cúrcuma - 1 cdita de miel cruda (opcional)	1. Remoja las semillas 12 h. 2. Tritura con el resto de los ingredientes. 3. Fermenta en un frasco cerrado 2-4 días.

Alimentos pecuarios: nutrientes esenciales en su forma más biodisponible

Los alimentos de origen animal —carnes rojas y blancas, huevos y lácteos— son fuentes incomparables de proteínas de alto valor biológico, es decir, contienen todos los aminoácidos esenciales que el cuerpo necesita, pero no puede producir por sí solo. Estas proteínas son clave para la formación y reparación de tejidos, y como para la función inmune por los nutrientes que aportan:

- Vitamina B12: exclusiva de productos animales, previene anemia megaloblástica, mantiene la vaina de mielina de las neuronas y es cofactor esencial en la replicación del ADN celular.
- Hierro hemo: se absorbe el 15-35 % vs. el 2-20 % del hierro vegetal, transporta oxígeno en hemoglobina, previene fatiga y anemia ferropénica.
- Zinc: cofactor de más de 300 enzimas, fortalece respuesta inmunitaria, acelera cicatrización de heridas, mantiene sentidos del gusto y olfato.
- Calcio: estructura ósea y dental, contracción muscular, coagulación sanguínea, transmisión nerviosa; los lácteos aportan 300 mg por porción.
- Vitamina D: facilita absorción intestinal de calcio, regula sistema inmune, previene raquitismo y osteomalacia.
- Fósforo: segundo mineral más abundante en el cuerpo, forma cristales de hidroxiapatita en huesos, participa en ATP y fosfolípidos de membranas.
- Potasio: regula presión arterial, equilibrio hídrico, transmisión nerviosa y contracción muscular; esencial para función cardíaca.
- Vitamina B6 (piridoxina): metabolismo de aminoácidos, síntesis de neurotransmisores (serotonina, dopamina), formación de glóbulos rojos.
- Vitamina B2 (riboflavina): componente de coenzimas FAD y FMN, esencial para la producción de energía mitocondrial y el metabolismo de macronutrientes.
- Ácidos grasos esenciales: omega-3 y omega-6 que el cuerpo no sintetiza, fundamentales para membranas celulares, síntesis de prostaglandinas y desarrollo neurológico. Aunque la grasa presente en estos alimentos debe consumirse con moderación, facilita la

absorción de vitaminas liposolubles (A, D, E y K) y aporta lípidos esenciales para múltiples procesos del cuerpo.

La ausencia de proteína animal en la dieta puede generar múltiples deficiencias nutricionales con consecuencias graves para la salud. La deficiencia de vitamina B12 es la más crítica, ya que provoca anemia megaloblástica, daño neurológico irreversible, deterioro cognitivo y alteraciones en la síntesis de ADN. La carencia de hierro hemo, altamente biodisponible en productos animales, puede resultar en anemia ferropénica severa, fatiga crónica y un sistema inmune comprometido. La falta de zinc afecta la cicatrización, debilita las defensas naturales y altera los sentidos del gusto y olfato. En poblaciones vulnerables como niños, embarazadas y adultos mayores, estas deficiencias pueden comprometer el desarrollo neurológico, la formación ósea adecuada y la capacidad de recuperación ante enfermedades. Es posible obtener proteínas completas combinando fuentes vegetales y suplementando nutrientes críticos, pero la ausencia no planificada de alimentos de origen animal requiere de supervisión nutricional especializada para prevenir deficiencias que pueden manifestarse como debilidad muscular, trastornos neurológicos, anemia y compromiso del sistema inmunológico.

Te invito a redescubrir estos alimentos pecuarios incómodos —vísceras, huesos, grasas, cortes no convencionales— como aliados ancestrales de tu salud.

HÍGADO: EL MULTIVITAMÍNICO NATURAL MÁS POTENTE DEL REINO ANIMAL

El hígado es considerado el alimento más denso nutricionalmente del planeta, ya que funciona como una verdadera "farmacia natural" concentrada. Este órgano vital actúa como el laboratorio metabólico del animal, almacenando y procesando nutrientes esenciales durante toda su vida. A diferencia de otros alimentos que requieren suplementación, el hígado proporciona prácticamente todos los micronutrientes que el cuerpo humano necesita en sus formas más biodisponibles. Su consumo ha sido valorado por culturas ancestrales como los inuit, masái y aborígenes australianos, quienes lo consideraban sagrado y lo reservaban para guerreros, mujeres embarazadas y niños en crecimiento.

El hígado posee una composición nutricional extraordinaria que supera a cualquier otro alimento en densidad de micronutrientes. Contiene la concentración más alta de vitamina A en forma de retinol (hasta 30 mil UI por 100 g), esencial para la visión, inmunidad y desarrollo celular. Es la fuente más rica de vitaminas del complejo B, especialmente B12 (70 mcg por 100 g, más del 1 000 % del requerimiento diario), ácido fólico, B6, riboflavina y niacina. Aporta hierro hemo altamente biodisponible (18-30 mg por 100 g), zinc, selenio, cobre y fósforo en concentraciones superiores a cualquier otro alimento. Contiene colina (350 mg por 100 g), fundamental para la función cerebral y hepática, y CoQ10, un potente antioxidante mitocondrial. También proporciona proteínas completas de alta calidad (20-25 g por 100g) con todos los aminoácidos esenciales, y pequeñas cantidades de ácidos grasos omega-3. Su perfil nutricional incluye compuestos únicos como el factor hepático desconocido, que ayuda a prevenir la anemia.

Hígado encebollado funcional con cúrcuma y vinagre de manzana
Ideal para la energía mitocondrial, la salud hormonal, la anemia, la desintoxicación hepática y la regulación epigenética

Ingredientes	Preparación
- 500 g de hígado de res orgánico (de pastura, descongelado si es necesario) - 2 cebollas moradas en rodajas finas - 2 cdas de vinagre de manzana (para marinar) - 1 diente de ajo rallado o picado - 1 cdita de cúrcuma - ½ cdita de comino - ½ cdita de sal marina - Pimienta negra al gusto - 1 cda de aceite de coco o ghee	1. Corta el hígado en tiras o trozos medianos y marínalo 30 minutos en vinagre de manzana con una pizca de sal. Esto reduce su sabor metálico y mejora su textura. 2. En una sartén caliente, añade el ghee o aceite de coco. Sofríe la cebolla con el ajo hasta que esté suave y caramelizada (unos 10 minutos a fuego bajo). 3. Incorpora la cúrcuma, comino, sal y pimienta. Revuelve para que se integren los sabores. 4. Sube el fuego, escurre ligeramente el hígado y agrégalo a la sartén. Cocina solo 2-3 minutos por lado. No sobrecocinar para evitar que se endurezca.

Ingredientes	Preparación
- (Opcional) un chorrito de jugo de limón o perejil fresco picado para servir	5. Apaga el fuego y añade un chorrito de limón o perejil fresco. Sirve con verduras al vapor o puré de camote. **Tip funcional:** puedes acompañarlo con kimchi o chucrut casero para ayudar a metabolizar mejor el hierro y las grasas, favoreciendo la digestión.

CALDO DE HUESO: NUTRICIÓN ANCESTRAL PARA CUERPO Y MENTE

El caldo de hueso es una preparación nutritiva ancestral obtenida mediante la cocción prolongada de huesos de animales (res, pollo o cerdo) durante 12 a 48 horas, junto con verduras y hierbas aromáticas. Este proceso lento extrae una compleja matriz de nutrientes que convierte este alimento tradicional en verdadera medicina funcional. Durante la cocción, los huesos liberan colágeno y gelatina que se descomponen en aminoácidos esenciales como prolina, glicina y glutamina; minerales biodisponibles como calcio, magnesio, fósforo y zinc; compuestos para la salud articular como glucosamina y condroitina; y ácidos grasos esenciales con vitaminas liposolubles de la médula ósea. Su característica textura gelatinosa al enfriarse indica el valioso colágeno extraído.

Este alimento funcional fortalece la barrera intestinal mejorando digestión y absorción de nutrientes, reduce la inflamación crónica y promueve la salud articular. Favorece la desintoxicación hepática, estimula la producción de colágeno endógeno beneficiando piel, uñas y cabello, y aporta minerales que fortalecen el sistema inmune y la salud ósea. Sus electrolitos naturales optimizan la hidratación, apoya la recuperación muscular y síntesis de proteínas, mientras que su contenido de glicina mejora la calidad del sueño. El caldo de hueso es la perfecta síntesis entre tradición y ciencia nutricional: un alimento ancestral cuya composición biodisponible lo convierte en una herramienta terapéutica natural para la regeneración y el bienestar integral.

El mejor caldo de hueso
Ideal para la salud intestinal, el aumento de la energía y una piel sana y radiante

Ingredientes	Preparación
- 2-3 kg de huesos variados orgánicos (de preferencia con médula, articulaciones y cartílagos). Te recomiendo que uses huesos de animales de pastoreo cuando sea posible y recuerda que la combinación de diferentes tipos de huesos enriquece el sabor y nutrientes - 2 cdas de vinagre de manzana - Verduras aromáticas (zanahoria, apio, cebolla, ajo, poro). No agregues demasiadas verduras para mantener el protagonismo del sabor del hueso. - Hierbas aromáticas (tomillo, laurel, perejil) - Agua suficiente para cubrir - Sal marina y pimienta al gusto	1. Rostiza los huesos en el horno a 200°C por 30-40 minutos hasta que estén dorados. Este paso es crucial para desarrollar sabores profundos. 3. Coloca los huesos rostizados en una olla grande. 4. Agrega el vinagre (ayuda a extraer minerales de los huesos). 5. Cubre con agua fría. 6. Lleva a ebullición y reduce el fuego. La cocción lenta es clave para extraer todos los nutrientes. 7. Retira la espuma que se forma en la superficie. Mantén a fuego muy bajo. 8. Agrega las verduras y hierbas. Cocina por mínimo 12 horas (ideal 24-48 horas). 9. Durante la cocción, mantén el nivel del agua agregando más si es necesario. No permitas que hierva vigorosamente, solo debe tener burbujas suaves. Revisar periódicamente. 10. El caldo estará listo cuando tenga un color ámbar profundo y una textura rica. 11. Cuela el caldo y deja enfriar. 12. Al enfriarse, debe tener consistencia gelatinosa, lo que indica una buena extracción de colágeno. 13. Retira la capa de grasa de la superficie si lo deseas. 14. Para su conservación, puedes congelarlo en porciones.

GHEE: AYURVÉDICO Y BIOHACKER ANTIINFLAMATORIO

El ghee es una mantequilla clarificada originada en la India, producida eliminando los sólidos lácteos y el agua mediante cocción lenta. Está compuesto principalmente por grasa butírica (un 99.5%) y es casi completamente libre de lactosa y caseína. Es rico en vitaminas liposolubles A, D, E y K, ácidos grasos de cadena corta, ácido butírico, antioxidantes naturales y ácido linoleico conjugado (CLA). Su perfil incluye el 65% de grasas saturadas y el 35% insaturadas, con un alto punto de humeo ideal para cocinar.

El ghee fortalece el sistema inmune y la salud ósea gracias a sus vitaminas liposolubles. Su ácido butírico actúa como un potente postbiótico que apaga la inflamación celular, nutre el revestimiento intestinal y favorece la salud del microbioma. Al estar libre de caseína y lactosa, es bien tolerado por personas con sensibilidad láctea. Sus antioxidantes y CLA proporcionan efectos antiinflamatorios, mientras que sus grasas saludables brindan energía sostenible y de fácil digestión. Mejora la absorción de nutrientes y, según la medicina ayurvédica, beneficia la memoria y digestión. Es más seguro para cocinar que otros aceites debido a su estabilidad térmica.

Aunque el ghee es altamente nutritivo y funcional, algunas personas pueden experimentar molestias:

- **Malestar digestivo.** Sus síntomas son náuseas, hinchazón, diarrea o dolor abdominal. Puede ser por su alto contenido en grasa o consumo excesivo. Inicia con 1 cucharadita diaria y consúmelo con alimentos.
- **Sensibilidad a la lactosa o caseína.** Sus síntomas son gases o molestias digestivas. Puede ser por trazas mínimas en personas con intolerancia severa. Elige ghee bien clarificado y de alta calidad.
- **Exceso calórico.** Se muestra en el aumento de peso o la sensación de pesadez. Esto es porque tiene 120 calorías por cucharada. Consúmelo con moderación dentro de una dieta equilibrada.
- **Colesterol alto.** El ghee tiene un alto contenido de grasas saturadas. Limita el consumo a 1–2 cucharaditas diarias y consulta con tu médico si tienes antecedentes de dislipidemia.

El ghee posee un punto de humo elevado que lo hace más estable que otras grasas para cocinar, pero calentarlo excesivamente puede generar un sabor amargo y molestias digestivas. Esto sucede cuando se supera su punto de descomposición térmica, provocando que las grasas se oxiden y liberen compuestos potencialmente tóxicos que alteran su perfil nutricional y su palatabilidad. Para evitar estos efectos adversos, te recomiendo cocinar con ghee a fuego medio o bajo, monitoreando que no desarrolle humo excesivo ni adquiera tonalidades oscuras que indiquen sobrecalentamiento. Te doy mis siguientes recomendaciones para consumirlo:

- Asegúrate de que sea un ghee de alta calidad, preferiblemente hecho de leche de vacas alimentadas con pasto. Evita productos comerciales con aditivos o procesados en exceso.
- Consume cantidades moderadas. Una dosis típica es de 1-2 cucharaditas al día para la mayoría de las personas.
- Si no estás acostumbrado a consumir grasas saturadas, introduce el ghee lentamente en tu dieta.
- Combinarlo con alimentos ricos en fibra, como verduras, granos enteros o legumbres puede facilitar la digestión.
- Consúmelo en te, café, sopas y cocciones lentas.

Ghee casero perfecto

Usa mantequilla de alta calidad para obtener un ghee más nutritivo y sabroso. No sobrecalientes, ya que esto puede arruinar su sabor y beneficios. Guarda el ghee en un frasco hermético para mantener su frescura.

Ingredientes	Preparación
- 500 g de mantequilla sin sal (preferiblemente orgánica y de vacas alimentadas con pasto)	1. Corta la mantequilla en cubos pequeños para que se derrita uniformemente. 2. Asegúrate de que todos los utensilios estén completamente limpios y secos. 3. Coloca la mantequilla en la cacerola a fuego medio-bajo. 4. Deja que se derrita lentamente sin revolver al principio. 5. Una vez derretida, reduce el fuego a bajo. 6. La mantequilla comenzará a hacer burbujas y espuma.

Ingredientes	Preparación
	7. NO revuelvas durante los primeros 10 minutos.
	8. Observa cómo se forma espuma blanca en la superficie.
	9. Alrededor del minuto 10-15, comenzarán a separarse los sólidos lácteos. Verás partículas doradas en el fondo de la cacerola.
	10. El líquido se volverá más claro y dorado.
	11. Señales de que está listo: • Aroma a nuez tostada • Líquido dorado y transparente • Sólidos lácteos dorados en el fondo • Cese de las burbujas intensas
	12. Retira del fuego inmediatamente y deja reposar 2-3 minutos.
	13. Filtra a través de gasa o colador fino hacia el frasco de vidrio.
	14. No presiones los sólidos al filtrar.
	15. Deja enfriar completamente antes de tapar. El ghee se solidificará al enfriar.
	16. Guarda en lugar fresco y seco (no requiere refrigeración).

RECETAS *BULLETPROOF* FUNCIONALES

Bulletproof Coffee (café funcional con ghee y MCT)

Ideal para hacer ayuno intermitente sin perder la energía, estimular la cetosis suave, mejorar la concentración, la claridad mental y reducir los antojos matutinos

Ingredientes	Preparación
- 1 taza de café orgánico recién hecho (filtrado o de prensa francesa)	1. Coloca todos los ingredientes en la licuadora.

Ingredientes	Preparación
- 1 cda de ghee o mantequilla clarificada - 1 cda de aceite MCT o aceite de coco - 1 cdita de canela, ashwagandha o reishi (opcional) - 1 cdita de colágeno hidrolizado (opcional) - Stevia o *monk fruit* al gusto	2. Mezcla durante 30 segundos hasta que quede espumoso y cremoso. 3. Disfrútalo caliente en la mañana, idealmente en ayunas.

Bulletproof Matcha (matcha funcional adaptogénico)

Ideal para estimular la energía estable sin picos de cafeína, activar el metabolismo sin irritar las glándulas suprarrenales y aportar antioxidantes, L-teanina y clorofila.

Ingredientes	Preparación
- 1 taza de leche vegetal caliente (almendra, coco o macadamia sin azúcar) - 1 cdita de matcha ceremonial - 1 cda de ghee o aceite MCT - 1 cdita de colágeno hidrolizado o proteína en polvo (opcional) - 1 cdita de adaptógenos como ashwagandha, maca o melena de león (opcional) - Stevia, *monk fruit* o un dátil medjool sin hueso	1. Calienta la leche vegetal sin hervir. 2. Mezcla todos los ingredientes en licuadora durante 30 segundos hasta obtener textura espumosa. 3. Sirve y disfruta como desayuno líquido funcional o como snack energizante.

Frutos del mar

¿Sabías que el pescado y los mariscos podrían superar a otras proteínas animales en los próximos años? No es casualidad: su perfil nutricional es impresionante. Ricos en ácidos grasos omega-3, ayudan a reducir el colesterol y los triglicéridos, y protegen el corazón al disminuir el riesgo de coágulos y obstrucciones arteriales. Los pescados azules, como sardinas, salmón y atún, destacan por su grasa insaturada, especialmente el omega-3, esencial porque tu cuerpo no puede producirlo y solo lo obtiene a través de la alimentación. Además, son una fuente extraordinaria de proteínas de alta calidad, aminoácidos esenciales como la lisina y el triptófano, y vitaminas A, D y B12.

Por otro lado, los pescados blancos, como la merluza, el bacalao o el lenguado, contienen menos del 2 % de grasa, se digieren más rápido y son ideales si buscas opciones bajas en calorías. Ambos tipos son ricos en minerales como fósforo, potasio, magnesio, yodo y hierro, fundamentales para el funcionamiento del organismo. No subestimes los mariscos: son igualmente nutritivos y ofrecen una fuente excepcional de yodo y proteínas. Integrar pescados y frutos del mar en tu dieta mejora tu salud cardiovascular y te brinda un aporte completario de nutrientes esenciales.

El pescado y los mariscos son deliciosos y una de las fuentes más completas de nutrición funcional:

- Ricos en omega-3, protegen el corazón, reducen el colesterol y los triglicéridos, y disminuyen el riesgo cardiovascular.
- Aportan proteínas de alta calidad con todos los aminoácidos esenciales.
- Contienen vitaminas clave: A, D y B12, fundamentales para la inmunidad, la visión, el sistema nervioso y la salud ósea.
- Los pescados azules (salmón, sardina, atún) destacan por su grasa saludable.
- Los pescados blancos (merluza, bacalao, lenguado) son bajos en grasa y fáciles de digerir.
- Son fuente de minerales esenciales: fósforo, magnesio, potasio, hierro y yodo.
- Los mariscos, a menudo subestimados, también son ricos en yodo y proteínas, apoyando funciones tiroideas y musculares.

Aderezo de anchoas estilo mediterráneo

Ingredientes	Preparación
- 6 filetes de anchoas en aceite de oliva (de buena calidad) - 1 diente de ajo (opcional si no quieres un sabor fuerte) - 1 cdita de mostaza de Dijon - 1 cdita de vinagre de manzana o jugo de limón - 2 cdas de tahini o yogur griego natural (opcional para textura cremosa) - ½ taza de aceite de oliva extra virgen - Pimienta negra al gusto - 1 cda de agua (para aligerar si es necesario)	1. En un procesador de alimentos o licuadora, mezcla las anchoas, ajo, mostaza y vinagre o limón. 2. Añade el tahini o yogur si deseas una textura más cremosa. 3. Agrega lentamente el aceite de oliva mientras sigues mezclando para emulsionar. 4. Ajusta la textura con un poco de agua si está muy espeso. 5. Sazona con pimienta negra al gusto (la sal probablemente no sea necesaria por las anchoas). 6. Puedes agregar alcaparras, perejil fresco o ralladura de limón para un perfil más complejo. 7. También va bien con ensaladas, col rizada o pescados a la parrilla o algun dip.

Vegetales

Cada color, cada hoja, cada raíz trae una historia de adaptación. Comer vegetales no es una moda, es un reencuentro con nuestra parte más salvaje y sabia. Y en los colores de los vegetales residen los guardianes de tu salud. Los fitoquímicos, esos poderosos compuestos que dan color a los alimentos vegetales, son verdaderos tesoros nutricionales. Las plantas producen más de 25 mil compuestos químicos beneficiosos (fitoquímicos) para defenderse y crecer. Estos mismos compuestos, cuando los consumes, te protegen contra enfermedades crónicas como problemas cardíacos, diabetes, obesidad y hasta depresión. Son maravillosos porque fortalecen tu sistema inmune, reducen la inflamación, tienen propiedades anticancerígenas, ayudan a rejuvenecer tu cuerpo y actúan como potentes antioxidantes. Cada color en los vegetales aporta beneficios específicos:

- **Rojo:** apoyan tu sistema inmune y glándulas suprarrenales.
- **Azul:** mejoran tu función cerebral y cognitiva.
- **Naranja y amarillo (carotenoides):** cuidan tu vista y sistema inmune.

Decide incluir alimentos de todos los colores en tu dieta diaria. Mientras más colorido sea tu plato, más beneficios obtendrás para tu salud. ¡La naturaleza nos brinda una verdadera farmacia en colores!

Ensalada salvaje de vegetales polifenólicos

Ingredientes	Preparación
- 1 taza de kale (col rizada) masajeado con limón - 1 taza de arúgula (rúcula) o diente de león fresco - ½ taza de hojas de betabel (si están disponibles) - ½ taza de col morada fileteada finamente - ½ taza de brotes de brócoli o alfalfa - 1 cdita de cúrcuma fresca rallada - ¼ taza de cebolla morada en julianas - ½ taza de granos de granada fresca o frutos rojos silvestres - ¼ taza de aceitunas negras o verdes curadas sin conservadores - 1 cda de semillas de cáñamo, chía o ajonjolí negro activadas - 2 cdas de aceite de oliva extra virgen, prensado en frío - 1 cda de vinagre balsámico añejado o vinagre de manzana con madre - Pizca de sal de mar y pimienta negra recién molida - Opcional: flores comestibles como capuchina o pensamiento para decorar	1. Lava y desinfecta todos los vegetales. 2. Masajea el kale con unas gotas de jugo de limón y sal hasta que se suavice. 3. Mezcla todos los ingredientes en un bowl profundo. 4. Añade el aderezo: aceite de oliva, vinagre, cúrcuma rallada, sal y pimienta. 5. Sirve con gratitud, decorando con flores comestibles o más brotes vivos.

Especias que nutren tu epigenética: apoyo a la metilación

Las especias no solo realzan el sabor de tus platillos, muchas también apoyan procesos bioquímicos clave como la metilación que, como vimos en el capítulo anterior, regula la expresión genética, la desintoxicación, la función neurológica y el riesgo de enfermedades. Sin metilación adecuada, tu ADN está desprotegido. Es como enviar soldados a una batalla sin armadura ni estrategia: los enemigos (como toxinas, virus, inflamación) pueden entrar más fácil, tus genes de defensa no saben cómo actuar, y los genes peligrosos se activan sin control.

Con buena metilación, tienes un escudo epigenético fuerte. Los soldados saben qué hacer: activan los genes buenos, apagan los peligrosos, y mantienen el equilibrio en tu cuerpo. Una metilación equilibrada es fundamental para:

- Regular la expresión genética.
- Prevenir enfermedades crónicas.
- Apoyar la desintoxicación hepática.
- Mantener el equilibrio neurológico y hormonal.

Smoothie para apoyar la metilación

Ideal para la metilación celular, la salud mental y hormonal, la desintoxicación hepática y la expresión genética.

Ingredientes	Preparación
- 1 taza de espinaca baby o kale (ricas en folato natural) - ½ taza de arándanos o moras (ricos en antioxidantes y resveratrol) - ½ plátano (fuente de vitamina B6 y potasio) - 1 cda de semillas de chía o linaza (aporta colina y omega-3) - 1 cda de mantequilla de almendra o tahini (fuente de magnesio y colina)	1. Coloca todos los ingredientes en la licuadora. 2. Mezcla hasta obtener una textura suave.

Ingredientes	Preparación
- 1 scoop de proteína vegetal y colágeno hidrolizado - 1 taza de leche vegetal sin azúcar (almendra, coco, macadamia) - ¼ cdita de cúrcuma + pimienta negra (antiinflamatorio) - Agua o hielo al gusto Suplementos opcionales para potenciar la metilación si están indicados (consulta con un profesional antes de suplementar): - 200-400 mcg de L-5-MTHF (forma activa de folato) - 100-200 mg de TMG (Betaína) o Colina bitartrato - 500 mcg de Metilcobalamina (B12 activa) - 20-50 mg de Vitamina B6 P-5-P	3. Tómalo en ayunas o como parte de tu desayuno funcional.

ESPECIAS QUE APOYAN LA METILACIÓN

- Cúrcuma: rica en curcumina, ayuda a regular enzimas involucradas en la metilación y tiene propiedades epigenéticas protectoras.
- Jengibre: apoya la digestión y reduce la inflamación, ayudando al cuerpo a mantener rutas metabólicas eficientes.
- Romero: contiene carnosol y ácido rosmarínico, con efectos sobre la expresión genética y la desactivación de genes inflamatorios.
- Canela: regula el metabolismo de la glucosa y tiene un rol en la expresión de genes ligados a enfermedades metabólicas.
- Clavo y nuez moscada: antioxidantes poderosos que contribuyen a la estabilidad del ADN.
- Ajo y cebolla: ricos en compuestos azufrados como la alicina, esenciales para la metilación y la desintoxicación.
- Cardamomo: además de ser digestivo, contiene flavonoides que apoyan la salud del sistema nervioso.
- Pimienta negra: mejora la absorción de nutrientes esenciales para la metilación, como las vitaminas B.

Té antiinflamatorio de clavo, jengibre, canela y cúrcuma

Ideal para la inflamación, la digestión, el azúcar en sangre, el hígado y el cerebro, la circulación y los efectos antioxidantes y analgésicos naturales.

Ingredientes	Preparación
- 2 tazas de agua - 1 raja de canela (o 1/2 cdita de canela en polvo) - 3-4 clavos de olor - 1 cdita de jengibre fresco rallado (o ½ cucharadita en polvo) - ½ cdita de cúrcuma en polvo (o 1 cm de raíz fresca) - Pimienta negra al gusto (opcional, mejora la absorción de la cúrcuma) - Jugo de medio limón (opcional) - 1 cdita de miel o *monk fruit* (opcional)	1. Hierve el agua en una olla pequeña. 2. Agrega la canela, clavo, jengibre y cúrcuma. 3. Reduce el fuego y dejar hervir a fuego lento por 10 minutos. 4. Cuela el té y sirve caliente. 5. Agrega limón, miel o *monk fruit* si lo deseas, y una pizca de pimienta negra para potenciar la cúrcuma.

NUTRIENTES Y ESPECIAS QUE APOYAN LA METILACIÓN

Nutriente clave	Alimentos ricos	Especias aliadas	Función en la metilación
Ácido fólico (B9)	Espinaca, acelga, brócoli, espárragos	Cúrcuma, perejil	Dona grupos metilo necesarios para el ADN y la síntesis de neurotransmisores
Vitamina B6	Garbanzos, plátano, papa, salmón, semillas de girasol	Jengibre, ajo	Coenzima esencial en reacciones metabólicas del ciclo de metilación

Nutriente clave	Alimentos ricos	Especias aliadas	Función en la metilación
Vitamina B12	Hígado, huevos, sardinas, productos animales	Cúrcuma, romero	Trabaja junto con el ácido fólico para mantener la integridad del ADN
Colina	Huevo, hígado, soja, quinoa, coles	Pimienta negra, cúrcuma	Participa en la síntesis de fosfolípidos y metilación del ADN
Betaína	Betabel, espinaca, trigo sarraceno, quínoa	Canela, jengibre	Donador directo de grupos metilo en el ciclo de la homocisteína
Zinc	Semillas de calabaza, lentejas, carne de res, garbanzos	Nuez moscada, clavo	Cofactor en la activación de enzimas implicadas en la metilación
Compuestos azufrados	Ajo, cebolla, brócoli, col rizada, rábanos	Ajo, cebolla	Apoyan la desintoxicación hepática y el reciclaje de la homocisteína
Polifenoles	Frutas rojas, té verde, uva morada, cúrcuma	Cúrcuma, canela, romero, clavo	Regulan la expresión genética e inhiben genes proinflamatorios

Shot de polifenoles, antiinflamatorio y antioxidante

Ideal para combatir radicales libres, activar mitocondrias, proteger el sistema nervioso, regular la glucosa y microbiota, mejorar la salud vascular y potenciar la absorción de antioxidantes como antocianinas y resveratrol.

Ingredientes	Preparación
- ¼ taza de jugo de granada 100% natural (sin azúcar añadido) o 1 cda en polvo - 1 cda de vinagre de manzana orgánico (con madre del vinagre) - 1 cdita de polvo de té verde matcha o extracto de té verde - ½ cdita de cúrcuma en polvo o fresca rallada - 1 pizca de pimienta negra (mejora la absorción de la cúrcuma) - 1 cdita de aceite de oliva extra virgen o aceite MCT (opcional, mejora la absorción) - 1 cdita de extracto en polvo de maqui, açai o frutos rojos en polvo (opcional) - Unas gotas de limón fresco	1. Mezcla todos los ingredientes en un vaso pequeño. 2. Si usas polvos, agita bien con un mini batidor o *frother* hasta que se integren. 3. Tómalo por la mañana en ayunas o antes de la comida principal.

Convierte tu cocina en una botica: alimentos que curan

La tierra es nuestra botica y la cocina es nuestro ritual de longevidad. Transformar tu cocina en una farmacia natural es posible cuando eliges alimentos que nutren y sanan. A través del color, la sazón, el origen y la conciencia, la comida se convierte en conexión, medicina y propósito. Aquí algunas claves esenciales:

1. **Come todos los colores.** Cada color vegetal aporta distintos fitonutrientes que fortalecen tu sistema inmune, protegen tus células y equilibran tu cuerpo.
2. **Conoce tu alacena.** Las especias como cúrcuma y comino son antiinflamatorias, digestivas y antioxidantes. Úsalas como medicina cotidiana.
3. **Sigue el ritmo de las estaciones.** Comer local y de temporada mejora la absorción de nutrientes y reduce el impacto ambiental.
4. **Elige orgánico y regenerativo.** Huevos, café y pollo orgánico no solo son más nutritivos: también respetan la vida y la tierra.
5. **Ama las grasas saludables.** Aceite de oliva, aguacate, nueces, pescados grasos y semillas como chía y lino nutren tu corazón, cerebro e intestinos.
6. **Incluye fermentados vivos.** Yogur natural, kéfir, chucrut, kimchi y kombucha equilibran tu microbiota, fortalecen el sistema inmune y mejoran tu digestión.
7. **Aumenta tu fibra con intención.** Frutas con piel, legumbres y verduras crucíferas limpian, nutren y activan la desintoxicación natural del cuerpo.
8. **Hidrata con conciencia.** Agua, infusiones de hierbas y bebidas naturales con frutas y especias son aliados para desintoxicarte y revitalizarte.
9. **Opta por proteínas limpias y sostenibles.** Prefiere fuentes animales de libre pastoreo y pescados ricos en omega-3, así como vegetales como legumbres, tempeh y tofu.
10. **Potencia con superalimentos locales.** Amaranto, cacao, moringa, chía, spirulina y nopal son tesoros ancestrales llenos de antioxidantes, minerales y vitalidad.

Comer con sentido es mucho más que nutrir el cuerpo: es un regreso consciente a lo sano, salvaje y sabio que nos conecta con nuestra naturaleza ancestral. Cuando elegimos alimentos reales, coloridos y vivos —desde hongos medicinales hasta fermentados tradicionales, y desde caldos de hueso hasta especias que regulan nuestra epigenética— estamos recuperando la sabiduría de nuestros antepasados que entendían la comida como medicina. Este enfoque nos devuelve a lo sano al nutrir cada célula con ingredientes funcionales, a lo salvaje al honrar los ritmos naturales y las fuentes regenerativas, y a lo sabio al comprender que cada bocado es una oportunidad de sanar, transformar y conectar con la inteligencia milenaria de la naturaleza. Al convertir nuestra cocina en un botiquín y nuestras comidas en rituales de autocuidado, cultivamos una relación sagrada con los alimentos que nos permite florecer en todos los niveles de nuestro ser.

En el próximo capítulo exploraremos el extraordinario mundo de las plantas adaptógenas y medicinales que han sobrevivido y prosperado durante milenios enfrentando condiciones extremas, estrés ambiental y desafíos evolutivos constantes. Estas plantas maestras —desde la ashwagandha que crece en suelos áridos hasta el ginseng que resiste inviernos helados— han desarrollado compuestos bioactivos únicos para adaptarse, resistir y regenerarse. Al consumirlas, no solo incorporamos sus nutrientes: ingerimos literalmente su resiliencia milenaria, su capacidad de adaptación y su sabiduría evolutiva, permitiendo que nuestro propio organismo aprenda de estos maestros vegetales cómo navegar el estrés moderno y fortalecer nuestra capacidad de recuperación física, mental y emocional.

CAPÍTULO 6

El poder mágico de las hormonas

> Cuando entiendes tus hormonas, dejas de ser víctima de tu biología y te conviertes en arquitecta de tu bienestar.
>
> JOLENE BRIGHTEN

Dentro de ti existe una red de comunicación más sofisticada que cualquier tecnología humana, más precisa que el sistema de navegación más avanzado, y más poderosa que las supercomputadoras más modernas. Esta red invisible opera las 24 horas del día y coordina a cada latido de tu corazón, cada respiración, cada pensamiento y cada emoción que experimentas. Son tus hormonas: los mensajeros químicos que orquestan la sinfonía de tu existencia.

Por mucho tiempo hemos vivido desconectados de esta sabiduría interna, navegando la vida como pasajeros en nuestro propio cuerpo, sin comprender que tenemos acceso directo a los controles. Hemos atribuido nuestros estados de ánimo al destino, nuestros niveles de energía a la suerte y nuestro bienestar general a factores externos, cuando en realidad, gran parte de nuestra experiencia vital está siendo dirigida por este sistema endocrino extraordinariamente inteligente que vive dentro de nosotros.

No somos lo que sentimos, somos lo que nuestras hormonas nos permiten sentir. Comprenderlas es recuperar el timón del bienestar. Esta comprensión revoluciona la relación que tenemos con nosotros mismos. Cuando despiertas sintiéndote inexplicablemente melancólico un día o cuando experimentas una oleada repentina de motivación y claridad mental, no es por fenómenos místicos o aleatorios: son tus hormonas que se comunican contigo en su lenguaje bioquímico, respondiendo a patrones de sueño, nutrición, estrés, ejercicio y ciclos naturales que quizás no hayas considerado conscientemente.

El cortisol, conocido como la hormona del estrés, cuando funciona adecuadamente no es tu enemigo, es tu guerrero interno que te prepara para enfrentar desafíos. La insulina es la llave maestra que determina cómo tu cuerpo utiliza la energía. La serotonina no es solo un neurotransmisor, es tu alquimista interno de la felicidad que transforma tus experiencias en bienestar emocional. La testosterona y el estrógeno no son exclusivos de un género, ambos danzan en todos nosotros, creando el equilibrio que define nuestra vitalidad, fuerza y capacidad de conexión.

Como cualquier sinfonía magistral, el sistema hormonal requiere notas individuales perfectamente afinadas y una coordinación impecable entre todas las secciones. Cuando la melatonina se eleva con suavidad al anochecer, prepara el escenario para que la hormona del crecimiento entre en acción durante el sueño profundo. Cuando el cortisol asciende de forma natural en las primeras horas de la mañana, despierta tu sistema y te prepara para el día, trabajando en perfecta sincronización con la dopamina para darte motivación y con la adrenalina para proporcionarte energía. Pero cuando una sola nota se desafina —cuando el cortisol permanece elevado crónicamente por el estrés, cuando la insulina se vuelve resistente por patrones alimentarios desequilibrados o cuando la melatonina se suprime por la exposición excesiva a luz artificial— toda la sinfonía se ve afectada. Entonces lo que experimentamos son esos días en los que nos sentimos desconectados, cuando la energía no fluye, cuando las emociones parecen estar fuera de control, o cuando simplemente no nos sentimos como "nosotros mismos".

Al comprender que tu antojo inexplicable de azúcar a las tres de la tarde está relacionado con el descenso natural del cortisol y posibles fluctuaciones en la glucosa sanguínea, puedes responder con compasión y estrategias nutritivas en lugar de culpa. Al reconocer que tu dificultad para conciliar el sueño puede estar conectada con niveles elevados de cortisol nocturno o supresión de melatonina, puedes implementar rutinas nocturnas que apoyen tu bioquímica en lugar de frustrarte contigo mismo. Cuando entiendes que los cambios en tu libido, energía o estado de ánimo reflejan fluctuaciones naturales en las hormonas sexuales, puedes honrar estos ritmos y trabajar con ellos y no en su contra. Esta perspectiva nos brinda una curiosidad compasiva y nos ayuda a tomar acciones informadas.

Recuerda siempre que las hormonas son los alquimistas silenciosos del cuerpo: convierten pensamientos en reacciones, emociones en movimiento, y ciclos en vida.

Arquetipos solares y lunares en nuestro sistema hormonal

Para comprender el poder de nuestras hormonas, primero debemos reconocer que todos llevamos dentro una danza antigua entre dos fuerzas primordiales: los arquetipos solar y lunar, representados bioquímicamente por las hormonas asociadas con lo masculino y lo femenino. Esta danza no conoce género; trasciende las limitaciones de la biología básica y se expresa en la forma de los principios universales de energía, creación y equilibrio que todos los seres humanos experimentamos, sin importar nuestro sexo biológico.

La Luna ejerce una influencia silenciosa pero poderosa, sobre las mareas y ciclos planetarios, y nos da una luz sutil e intuitiva que revela aspectos de la realidad inaccesibles a la luz solar directa. Representa un dominio único y complementario al poder solar, reinando en su propio tiempo y espacio sin ser inferior. Este arquetipo lunar se manifiesta hormonalmente a través del estrógeno, la progesterona, la prolactina y la oxitocina, que son las maestras de los ciclos, las conexiones, la intuición y la renovación. Son hormonas de receptividad creativa y sabiduría que fluye con los ritmos naturales. Cuando están equilibradas, experimentamos conexión profunda con nuestros ritmos internos, una capacidad extraordinaria para la empatía y una resiliencia basada en adaptabilidad. Nos volvemos como el agua: capaces de fluir alrededor de obstáculos, encontrar nuestro camino y nutrir todo lo que tocamos manteniendo nuestra esencia intacta.

El arquetipo solar, representado por la testosterona, hormona del crecimiento, la adrenalina y el cortisol positivo, encarna la energía de acción directa, construcción y manifestación de visiones en realidad tangible. Es la fuerza que nos despierta con propósito y nos impulsa a crear, proteger y explorar nuevos horizontes. Esta energía solar vive en cada ser humano como la chispa que enciende la ambición, determinación y capacidad de acción decisiva. Es la parte que dice "sí" a los desafíos, convierte sueños en proyectos concretos y defiende lo que valoramos. Cuando este arquetipo está equilibrado hormonalmente, experimentamos claridad de propósito, energía sostenida y fuerza para crear cambios positivos en nuestras vidas y el mundo.

La historia de la humanidad nos ofrece ejemplos extraordinarios de culturas que comprendieron intuitivamente la importancia de honrar los principios solares y los lunares en la organización social y el bienestar colectivo. Estas sociedades nos enseñan que la verdadera fortaleza —el ser realmente "sanos, salvajes y sabios"— no surge de la dominación de un principio sobre otro, surge de su integración armoniosa.

Los mosuo de China han desarrollado durante siglos una sociedad matrilineal donde las mujeres lideran las familias y toman decisiones importantes sobre recursos y educación. Su poder se basa en conectividad, preservación de la armonía familiar y decisiones que consideran el impacto multigeneracional. Sus prácticas de "matrimonio ambulante" —es decir, relaciones fluidas y no posesivas— reflejan que el amor prospera mejor con elección libre y renovación constante. Esta organización lunar ha mantenido estabilidad y bienestar comunitario durante siglos, lo que demuestra que una sociedad centrada en ciclos, conexión y flexibilidad puede ser profundamente fuerte, pero sin rigidez.

Las confederaciones iroquesas desarrollaron sistemas de gobierno que integraban magistralmente principios lunares y solares. Las "Madres del Clan" elegían jefes, gestionaban la agricultura y decidían sobre guerra y paz, canalizando sabiamente la energía solar masculina sin excluirla. Los hombres ejecutaban decisiones de guerra y caza, y ejercían liderazgo específico, pero siempre dentro del marco lunar establecido por las Madres del Clan. Este sistema reconocía que la energía nutritiva y conectiva (lunar) y la directa y protectora (solar) eran esenciales. El resultado: la confederación mantuvo paz interna durante siglos, influyó en la democracia moderna y creó abundancia sostenible por generaciones.

Los minangkabau de Indonesia han creado la sociedad matrilineal más grande del mundo, donde la propiedad y el nombre familiar pasan exclusivamente por las mujeres. Han integrado tradiciones islámicas patriarcales con un sistema social centrado en el poder femenino lunar. Las mujeres son guardianas de la tierra ancestral, transmisoras culturales y decisoras sobre recursos comunitarios, mientras los hombres son alentados a viajar, explorar y comerciar, trayendo conocimiento del exterior. Esta especialización honra la necesidad lunar de continuidad y la necesidad solar de exploración y expansión.

Estas sociedades ancestrales nos ofrecen un mapa para integrar de forma consciente nuestras energías hormonales solares y lunares, extrayendo principios universales de bienestar duradero para aplicarlos al contexto moderno.

Honrar tu energía lunar —con momentos de reflexión, intuición y renovación— te permite acceder a sabiduría contemplativa, nutrir relaciones y procesar experiencias emocionales. Abrazar tu energía solar —cuando la testosterona, la adrenalina y el cortisol positivo están en niveles óptimos— te convierte en una fuerza de manifestación capaz de tomar acciones decisivas y de construir proyectos ambiciosos. La maestría hormonal consiste en danzar con conciencia entre ambas, permitiendo que cada una emerja en el momento apropiado. Comprender esto nos prepara para explorar cómo optimizar nuestro sistema endocrino para experimentar la fuerza solar y la sabiduría lunar en su máxima expresión.

La Luna y las hormonas, una sincronía salvaje

Durante milenios, la mujer ha sido vista como un ser cíclico, íntimamente ligado a los ritmos de la naturaleza. Uno de los más evidentes y poderosos es el ritmo lunar. No es casualidad que el ciclo menstrual femenino dure en promedio 29.5 días, exactamente lo que tarda la Luna en completar su recorrido alrededor de la Tierra.

La Luna no solo regula las mareas y los ciclos agrícolas, también influye en nuestro sistema neuroendocrino. Su luz nocturna —sobre todo en la Luna llena— afecta la secreción de melatonina, hormona del sueño y reguladora maestra del eje hipotálamo-hipófisis-ovario (HHO), que a su vez orquesta la producción de estrógenos, LH, progesterona y FSH.

Luna nueva: menstruación, descanso, introspección

En la antigüedad, muchas mujeres menstruaban con la Luna nueva, cuando la noche era más oscura. Es una fase de muerte simbólica, de renovación celular y emocional. Las hormonas están en su punto más bajo: caen estrógenos y progesterona, lo que permite soltar, sentir, pausar. En la antigüedad, muchas mujeres menstruaban con la Luna nueva, cuando la noche era más oscura.

Cuarto creciente: fase folicular, energía creativa

Conforme crece la luz lunar, el cuerpo femenino también se ilumina internamente. Los estrógenos aumentan, estimulando la ovulación. Es momento de sembrar ideas, retomar proyectos, socializar, moverse hacia afuera.

Luna llena: ovulación, fertilidad, magnetismo

Es la culminación del ciclo. En tribus ancestrales, la ovulación se daba bajo la Luna llena: símbolo de abundancia, sensualidad y apertura. La hormona LH alcanza su pico. El cuerpo está fértil, y también lo está la mente: creativa, radiante, expresiva.

Cuarto menguante: fase lútea, reflexión, discernimiento

Después de la ovulación, la progesterona comienza a dominar. La energía se torna más íntima, analítica, sensible. Las mujeres sienten la necesidad de seleccionar, proteger y poner límites. Es la fase del "no", del discernimiento, de la sabiduría salvaje.

Estudios modernos han observado que muchas mujeres pierden esta sincronía lunar con la exposición excesiva a luces artificiales, pantallas y estrés crónico, lo cual altera la melatonina y con ella todo el eje hormonal. Sin embargo, algunas prácticas como dormir en completa oscuridad durante la Luna nueva o exponerse a la luz natural durante la Luna llena pueden volver a sincronizar los ritmos circadianos y hormonales.

Terapia de reposición hormonal para mujeres

El ciclo menstrual femenino se puede dividir en cuatro fases principales, cada una con características específicas en cuanto a hormonas, síntomas y sensaciones. Las principales hormonas implicadas son el estrógeno y la progesterona, producidas por los ovarios, que preparan al útero para el embarazo y regulan todo el ciclo menstrual.

Como el matcha que se cultiva bajo sombras protectoras para desarrollar su máxima potencia, el ciclo hormonal femenino atraviesa fases de introspección y expansión que fortalecen su esencia. El ciclo comienza con la menstruación, donde el cuerpo inicia su propio ritual de desintoxicación y renovación, liberando lo que ya no sirve con la misma serenidad con que se bebe una taza de matcha ceremonial.

Durante la fase folicular temprana, como las hojas de té en sombra, el cuerpo se retira hacia adentro, cultivando silenciosamente nuevas posibilidades mientras los estrógenos ascienden poco a poco para engrosar el revestimiento uterino y preparar el óvulo, desarrollando su "clorofila hormonal", la energía renovadora que alimentará el ciclo completo.

La ovulación es el momento de máxima expresión, cuando los niveles de estrógeno alcanzan su pico y desencadenan la liberación del óvulo. Todo el cultivo hormonal cuidadoso se manifiesta en una energía radiante y conectiva, como el matcha perfectamente molido que libera toda su potencia en el agua caliente. Es el periodo más resistente del ciclo, cuando el sistema inmunológico se fortalece y la mujer irradia vitalidad natural.

La fase lútea encarna la sabiduría ancestral del matcha, esa conexión profunda con ritmos naturales que honra la fertilidad potencial y la renovación necesaria. La progesterona se eleva para mantener el revestimiento uterino y apoyar un posible embarazo. Si no hay fertilización, los niveles de progesterona caen, lo que lleva a la menstruación y al inicio de un nuevo ciclo.

Como mujer, mantener un equilibrio hormonal es crucial porque los desequilibrios pueden causar síndrome premenstrual, irregularidades menstruales, problemas de fertilidad, cambios de ánimo y afecciones a largo plazo como osteoporosis y enfermedades cardiovasculares en la menopausia. La menopausia es otra etapa donde el ajuste hormonal (disminución de estrógenos, progesterona y testosterona) influye en varios aspectos de la salud femenina.

Como el matcha que ofrece "lo mejor de sí con serenidad", el ciclo femenino enseña que la verdadera fortaleza viene de honrar cada fase —las sombras nutritivas, la expresión radiante, y la sabia liberación— creando un ritmo sano, salvaje y sabio que conecta a la mujer con la esencia misma de los ciclos naturales de la vida. Por ello es vital monitorear y, si es necesario, ajustar los niveles hormonales a través de un enfoque integral que incluye dieta, estilo de vida, manejo del estrés, y en algunos casos, terapias de reemplazo hormonal o suplementos, siempre bajo supervisión médica.

Fase menstrual: liberación sagrada y renovación profunda (días 1-5 del ciclo)

CARACTERÍSTICAS

Dolor menstrual (cólicos) en el abdomen o la parte baja de la espalda, cansancio extremo debido a la pérdida de hierro y las fluctuaciones hormonales, cambios de humor y mayor sensibilidad emocional, hinchazón abdominal y retención de líquidos, sensibilidad en los senos. Durante la menstruación, muchas mujeres pueden preferir actividades más tranquilas. Emocionalmente, esta fase puede ser un momento de introspección y renovación.

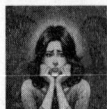

PERSONAJE ASOCIADO: LADY GAGA

Yo asocio la fase de menstruación en el ciclo menstrual, que a menudo implica introspección, resiliencia y enfrentar desafíos internos, con Lady Gaga. Ella es conocida por su talento musical y su impacto en la industria del entretenimiento, y también por su franca discusión sobre sus propias luchas con la salud mental, el dolor crónico y su capacidad para transformar el sufrimiento en arte. Esta habilidad de manejar y convertir las adversidades personales en algo creativo y empoderador refleja bien la naturaleza de la fase menstrual, donde muchas mujeres enfrentan y gestionan el dolor y el malestar, con frecuencia en un contexto de autoreflexión y renovación emocional.

RECOMENDACIONES

Estar menstruando no tiene que ser un inconveniente para la práctica de cualquier tipo de actividad física. Pero es cierto que la pérdida de sangre menstrual acompañada de cambios hormonales, que dependiendo de cada mujer se llevan mejor o peor, puede tener cierta influencia (positiva o negativa) en la práctica deportiva.

El ejercicio es un factor antiinflamatorio que nos ayuda a aliviar algunos trastornos de la menstruación, como el síndrome premenstrual, que tiene diversos síntomas como la hinchazón del pecho, los cambios de humor, y la sensación de pesadez o de retención de líquidos.

SUPLEMENTOS

- Magnesio glycinato (250 a 500 mg por la noche) ayuda a evitar dolor, el síndrome premenstrual y es un poderoso relajante muscular.

* La vitamina B6 (piridoxal 6 fosfato, 50-100 mg) ayuda a producir serotonina.
* Aceite de primula (1200 mg) un gran aliado omega 6 que disminuye el dolor y mejora la inflamación.
* 5-HTP (100 mg) y azafrán mejoran la producción de serotonina apoyando el estado de ánimo (no debes combinar 5-HTP con antidepresivos).

ALIMENTACIÓN
* Dieta baja en sodio, café y alcohol para disminuir retención de líquidos.
* Consumir alimentos como leguminosas y carne ricas en hierro y complejo B, pescados ricos en omega 3 para el cerebro y el estado de ánimo; cacao, camote o papa dulce y papa, ricos en triptófano.
* Agua antiinflamatoria de cáscara de piña hervida con cúrcuma, té de canela. La bebida de cacao caliente con leche de coco, canela y azúcar del monje ayuda a disminuir los antojos de azúcar.
* Té de valeriana, pasiflora para estar en calma.

Fase folicular: manifestación del poder
(días 6-14 del ciclo)

CARACTERÍSTICAS
Incremento gradual de la energía, pero algunas molestias pueden interferir en actividades cotidianas. Mejor estado de ánimo, aumento de la libido; aunque es una fase de mayor energía, algunas mujeres pueden sentir dolor de cabeza leve por los cambios hormonales, sensibilidad en los senos mientras aumentan los niveles de estrógeno. A medida que el estrógeno aumenta, muchas mujeres se sienten más energizadas, optimistas y abiertas a nuevas experiencias. La piel puede lucir más clara y el cuerpo más vital. Los estrógenos, testosterona y progesterona se encuentran en los niveles más bajos. A medida que el estrógeno se va acumulando va a contribuir a la síntesis de colágeno y a una mayor energía. El estrógeno es precursor de serotonina, de dopamina y noradrenalina y neurotransmisores que te mantienen feliz, satisfecho y tranquilo, y apoyan la memoria y el buen humor.

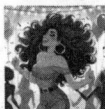

PERSONAJE ASOCIADO: SHAKIRA

Shakira podría ser una excelente figura representativa para la fase folicular del ciclo menstrual, que es un periodo caracterizado por un aumento en la energía, el optimismo y un renovado impulso creativo. Shakira sabe facturar, lo que nos enseña que en esta fase podemos trabajar, negociar, expandir negocios, crear nuevos contenidos y confiar en lo que nosotros somos capaces de lograr. En esta fase puedes dedicar tu energía a tu vida social, fomentar tus buenas relaciones y conexiones para nutrir tu espíritu. Esta fase también está asociada con una mayor fertilidad y apertura a nuevas experiencias. Shakira es mundialmente conocida por su energía vibrante y su capacidad para entretener y cautivar a las audiencias internacionales. Su creatividad en la música y la danza, así como su habilidad para innovar y experimentar con diferentes géneros y culturas, reflejan bien las cualidades de crecimiento y expansión típicas de la fase folicular. Además, su compromiso con proyectos humanitarios y la educación a través de su fundación Pies Descalzos muestra cómo puede canalizar esa energía en iniciativas productivas y enriquecedoras, no solo para ella sino para la comunidad en general. Así, Shakira simboliza el dinamismo y la expansión de horizontes que son tan prominentes en esta etapa del ciclo menstrual.

RECOMENDACIONES

- El estrógeno prospera cuando se mantienen la glucosa y la insulina bajas.
- Una dieta baja en carbohidratos da oportunidad al estrógeno de brillar.
- Aparte de mantener baja la carga de carbohidratos, hay varios alimentos que a los estrógenos les encantaría que agregues: el primero son las grasas buenas, en específico los alimentos que son naturalmente altos en colesterol, como el huevo entero. El colesterol es un precursor de la producción de estrógeno, y cualquier alimento que apoye la producción saludable de colesterol es una victoria para el estrógeno.
- El estrógeno ama el ayuno. La doctora Mindy Pelz, en su libro *Fast Like a Girl,* recomienda que en esta fase sigamos una dieta más ketobiótica, es decir, una dieta baja en carbohidratos y rica en proteínas y grasas, incluyendo fermentos para metabolizarlos mejor con apoyo de la microbiota intestinal (estroboloma).

* La predominancia estrogénica implica mantener en régimen la insulina para meter en cintura al estrógeno; por lo tanto, el ayuno es maravilloso del día 3 al 11 del ciclo y del 16 al 19.

* Es recomendable que consumas mucha fibra (colores morados como frutos rojos, aceite de oliva extra virgen, matcha ceremonial, alcaparras, aceitunas, col y cebolla morada, cereza, betabel y berenjena) para metabolizar los estrógenos y los famosos polifenoles, lo cual apoya el estroboloma y proporciona una óptima desintoxicación responsable de tu microbiota. Actúa de forma más eficiente para bajar grasa cuando los periodos de ayuno sean más prolongados, idealmente mayor de 16 horas aproximadamente.

* Usa el ciclo de semillas: los primeros 14 días del ciclo incluye de 1 a 2 cucharadas de semillas de linaza y de calabaza para apoyar las hormonas de esta fase.

* El exceso de insulina crea una deficiencia en la producción de estrógenos, y a largo plazo puede conducir a una hiperproducción de testosterona y un escenario ideal para el desarrollo de síndrome de ovario poliquístico (SOP).

* Cuida tu circulación con ejercicio y alimentos altos en óxido nítrico como betabel, rábano y sandía.

Fase ovulatoria: manifestación radiante y conexión suprema (días 15-17 del ciclo)

CARACTERÍSTICAS

Pico de fertilidad, aumento en la claridad mental y la comunicación. Es el momento de máxima fertilidad, muchas mujeres se sienten en su punto más atractivo y comunicativo. Dolor pélvico o leve punzada en un lado del abdomen. Hinchazón o retención de líquidos. Aumento de la sensibilidad en los senos. Cambios en el flujo vaginal, lo que puede resultar incómodo. El estrógeno y la testosterona son las que más influirán durante este periodo. Todas estas hormonas se alinean en perfecta sinergia para ayudar a sentirte lo mejor posible. Los estrógenos despertarán creatividad, piel y cabello más bello. Aumenta la testosterona, y con ella tienes mayor libido y motivación. Pequeño aumento de progesterona que te da mayor paz y tranquilidad.

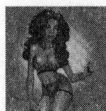 Personaje asociado: Beyoncé

Beyoncé es una figura excepcionalmente adecuada para representar la fase folicular del ciclo menstrual, que se caracteriza por un aumento de energía, creatividad y una actitud positiva hacia nuevas experiencias. Durante esta fase, las mujeres a menudo experimentan un impulso en el entusiasmo, la motivación y la confianza en sí mismas, aspectos que Beyoncé personifica a la perfección en su carrera y vida personal. Conocida por su poderosa presencia en el escenario y su influencia en la música y la cultura popular, esta cantante simboliza la energía expansiva y renovada que define la fase folicular. Su habilidad para manejar múltiples roles —como cantante, actriz, empresaria y activista— refleja la energía y el dinamismo que muchas mujeres sienten durante este periodo del ciclo. Además, su música frecuentemente inspira empoderamiento y autoafirmación, resonando con el aumento de autoestima que muchas experimentan en esta fase. Beyoncé encapsula la vitalidad y la creatividad de la fase folicular, y también la capacidad de las mujeres de canalizar esa energía en diversos aspectos de sus vidas, impulsando cambios positivos y abrazando nuevas oportunidades.

Recomendaciones

- Cuando el estrógeno y la testosterona alcanzan su punto máximo obtienes un leve aumento de progesterona. Si estás en un estado de ayuno de más de 17 horas que desencadena la autofagia, puede crear una reacción de desintoxicación, lo cual provoca que ciertas toxinas, como lo son los ftalatos, puedan ser liberados en esta fase: plásticos (los cuales son enemigos de la testosterona). Por lo tanto, no te recomiendo que ayunes en estos días.
- La adición de testosterona puede hacerte sentir más poderosa y fuerte.
- Mejora la claridad mental y estado de ánimo.
- Buen momento para comenzar un nuevo proyecto.
- Aumenta ejercicios de entrenamiento de fuerza, cargas fuertes de peso.
- Al estrógeno también le encantan los fitoestrógenos, que son compuestos de origen vegetal que imitan al estrógeno. Cuando estos compuestos ingresan al cuerpo, se unen a los sitios receptores de estrógeno y su cuerpo los tratará como si fueran estrógeno.
- El fitoestrógeno más popular que quizás conozcas es la soya orgánica. Existen otros fitoestrógenos como la semilla de linaza, avena, lentejas, tofu, germinados, trébol rojo, manzanas y zanahorias.

- Sigue el ciclo de semillas y cambia a 1 o 2 cucharadas de semillas de ajonjolí y de girasol para cuidar el balance hormonal.
- Utilizar creatina, proteína en polvo y colágeno para apoyar al sistema músculo esquelético y construir músculo en esta fase.

Fase lútea: integración sabia y preparación ceremonial (días 18-28 del ciclo)

Características

Esta fase a menudo trae los desafíos más emocionales y físicos, ya que el cuerpo se prepara para un posible embarazo o un nuevo ciclo menstrual. Síndrome premenstrual (SPM), que incluye irritabilidad, cansancio extremo, dificultad para concentrarte (niebla mental), ansiedad o sensación de vulnerabilidad, cambios de humor, y antojos de comida especialmente de alimentos azucarados o grasos. También hay hinchazón abdominal, aumento de peso por retención de líquidos, cambios en el sueño o dificultad para conciliarlo y sensibilidad o dolor en los senos. Es el momento en que todas tus hormonas bajan. Te sentirás muy parecida a la primera semana de tu ciclo. Tu cuerpo se acelera para producir progesterona. La progesterona se conoce como la hormona de la tranquilidad (ayuda a producir GABA, el neurotransmisor de la calma y sueño), y por eso te ayuda a ser intuitiva, mesurada y conectar con tu interior. Puedes sentirte con menos energía, irritable, con cambios de humor y sensibilidad emocional. En esta fase te vuelves introvertida y prefieres estar en casa escribiendo, conectada con tu silencio, tu intuición, en momentos de introspección y poca sociabilidad.

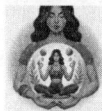

Personaje asociado: Adele

Adele es una figura excepcionalmente adecuada para representar la fase lútea del ciclo menstrual, un periodo caracterizado por una mayor introspección, sensibilidad emocional y la necesidad de autocuidado. Durante esta fase, muchas mujeres experimentan una conexión más profunda con sus sentimientos, así como una tendencia a la reflexión y la nostalgia, aspectos que Adele personifica magistralmente a través de su música y su presencia artística. Conocida por sus baladas conmovedoras y su capacidad de transmitir emociones crudas y auténticas, la cantante encarna la intensidad y la vulnerabilidad que suelen definir este momento del ciclo. Su voz cálida y poderosa proporciona un sentido de refugio y contención, alineándose con el deseo de seguridad y confort que muchas sienten en esta fase. Además, su autenticidad y su disposición a explorar temas de amor, pérdida y transformación reflejan la necesidad de procesar emociones y prepararse para la siguiente etapa. Adele encapsula la profundidad emocional de la fase lútea y también la fortaleza interna y la resiliencia que emergen en este tiempo de transición y autoconocimiento.

Recomendaciones

- Realiza ejercicios cardiovasculares: aprovecha esta semana para nutrir tu cuerpo y ver brillar la progesterona.
- El ayuno puede crear pequeños picos de cortisol, y cualquier aumento de cortisol amenaza la producción de progesterona. La progesterona ayuda a mantener el balance y aumenta el beneficio de los estrógenos.
- Desde el día 19 hasta la menstruación, tu cuerpo está en un festín de hormonas, por lo tanto no ayunes en esta fase. Evita ayunar 1 semana antes del periodo por más de 14 horas.
- El cuerpo necesita más glucosa para producir progesterona y por eso necesitas comer más carbohidratos de bajo índice glicémico en esta fase. Se recomienda comer por bloques y, en cada comida, incluir: frutas y verduras, tubérculos, leguminosas, oleaginosas, grasas saludables, alimentos de origen animal como pescados, huevo, pollo orgánico y pavo.
- Si comes fibra primero y la incluyes en cada comida tendrás menos antojos y van a mejorar tus niveles de ansiedad y de energía.
- A medida que aumenta la glucosa, la progesterona se eleva, lo que le brinda una sensación de calma y prepara la pared uterina para el desprendimiento.
- Cuando se trata de desarrollar progesterona, la comida es la herramienta. Se aconseja una dieta antiinflamatoria. La progesterona prefiere los niveles de azúcar en la sangre un poco más altos. Debido a esto, es común que la semana antes de tu periodo tengas ansias de carbohidratos y azúcar. Esta es una respuesta normal de tu cuerpo para asegurarse de que tiene todos los componentes correctos para producir progesterona.
- La progesterona ayuda al balance de flujos celulares, actúa como un diurético natural. Si tienes coágulos, sangrados abundantes, migrañas, cólicos fuertes probablemente requieras de proges-

terona en crema o de forma oral bioidéntica. Mide tus niveles hormonales en tu día 20-21 de tu ciclo menstrual en sangre o el estudio Dutch de saliva para monitorear tus niveles y valorar posibles deficiencias.

- Dedícate menos a la vida social, y enfoca tu energía hacia tu interior: escribe, enciende una vela, escucha música, ve series y toma esta fase con más calma.

SUPLEMENTOS

- Magnolia o DHTB (500 mg) por la noche es un ansiolítico natural que te ayudará a pasar esta etapa con menos dificultad y ansiedad.
- Aceite de prímula (1200 mg de omega 6) ayuda a eliminar dolor, hinchazón, es un poderoso antiinflamatorio.
- Magnesio glicinato (250-500 mg de noche) ayuda a evitar el dolor del síndrome premenstrual, al ser un poderoso relajante muscular; junto con la vitamina B6 ayuda a producir serotonina, ayuda a eliminar antojos, y mejorar el estado de ánimo.

La incomodidad de la peri y menopausia

La menopausia es el momento en la vida de la mujer cuando se deja de tener la menstruación debido a cambios hormonales. De acuerdo con la mayoría de los libros de texto de medicina tradicional, estos cambios suelen suceder en una edad promedio de 51 años. Sin embargo, la medicina funcional se ha encargado de estudiar este estado natural de la mujer y ha concluido que los cambios ambientales, contaminación, alteración en los alimentos que consumimos, radiaciones, toxicidades, entre otros, han ocasionado que la menopausia se presente a partir de los 40 años, provocando que los ovarios dejen de producir sus hormonas, como estrógenos y progesterona. Sin la producción adecuada de estrógeno y la progesterona, los ciclos menstruales se empiezan a ver afectados, provocando irregularidades menstruales; es decir, atrasos de días o meses, o de más tiempo, sin que la mujer tenga la capacidad de producir un embarazo. Puede haber también, ciclos menstruales adelantados, más dolorosos o muy abundantes.

En caso de que la mujer se encuentre entre los 45 a 55 años y no haya tenido el periodo menstrual durante un año entero, no esté cursando por embarazo, o padezca de alguna enfermedad importante que condicione la menstruación, podría ser un hecho de que está atravesando la etapa de la menopausia.

La salud hormonal de la mujer está gobernada por el eje hipotálamo–hipófisis–ovarios. El hipotálamo sintetiza la hormona GnRH que, a través del sistema porta hipofisario, alcanza la hipófisis anterior, donde promueve la secreción de las hormonas FSH y LH, las cuales se vierten a la circulación y llevan a cabo sus acciones sobre el ovario. El ovario se encarga de secretar estrógenos y progesterona, dichas hormonas contribuyen a un ciclo menstrual normal y a la fertilidad. La testosterona, otra hormona que también es sintetizada en el ovario, tiene otras funciones y características importantes en la mujer. La disminución de estrógenos es un estresor para el cuerpo, ya que causa disminución de los neurotransmisores como serotonina, dopamina y acetilcolina. Las hormonas están diseñadas para trabajar en equipo, una deficiencia de una causa efecto domino en las demás.

¿Y cuáles son las funciones y características de las hormonas que definen a la mujer?

ESTRÓGENOS: EL DESPERTADOR

- Contribuyen en el metabolismo mediante la mejora de la sensibilidad a la insulina.
- Mejoran el metabolismo del colágeno tipo I que se encuentra en la dermis, es decir ayuda a mantener una piel más sana y sin arrugas.
- Ayudan a la salud cardiovascular y ejercen una función sobre los vasos sanguíneos, mejorando la laxitud de las arterias mediante el colágeno tipo III, previniendo procesos como el cúmulo de placas de colesterol y de calcio que puedan llevar a una enfermedad de arterioesclerosis. Esto también ayuda a mantener una presión arterial estable, mantiene el flujo sanguíneo y consistencia de la sangre y previene infarto.
- Regulan la temperatura corporal. La temperatura varia en la mujer dependiendo la etapa del ciclo menstrual en la que se encuentre.
- Tienen una función muy importante de participar en la síntesis de serotonina y dopamina, los neurotransmisores importantes del cerebro que regulan las emociones, evitando depresión, ansiedad, irritabilidad, etcétera.; y mejoran la memoria y concentración.
- Contribuyen a la salud del músculo. Previene el daño muscular.

- Junto con otras hormonas contribuyen en el aspecto intelectual de la mujer, aumentando la sensibilidad, la agudeza mental, el razonamiento y la concentración.
- Mejoran el patrón de sueño, es más placentero y reparador.

PROGESTERONA: EL ANSIOLÍTICO NATURAL

- Es el contrapeso de los estrógenos, ayuda a mantener el balance y aumenta el efecto benéfico de los mismos.
- Se le conoce como el ansiolítico por naturaleza, tiene un efecto calmante por lo que ayuda al sueño, lo profundiza y lo repara.
- Es la hormona de la tranquilidad, estimula el GABA neurotransmisor de la calma, ayuda a que la mujer se sienta en paz, pacífica, tierna, cariñosa, jovial, alegre, amable, etcétera.
- Contribuye al metabolismo de las grasas, a utilizarlas de mejor manera y eliminarlas o destruirlas por un proceso llamado "lipólisis".
- Ayuda a balancear los fluidos celulares, es un diurético natural.
- Tiene efecto sobre el endotelio de los vasos sanguíneos ayudando a mantener la presión arterial. En personas con hipertensión, cuando se indica, ayuda a disminuir la presión.

TESTOSTERONA: IMPULSOR DE LA VITALIDAD

- Aumenta el deseo sexual en la mujer, es la hormona más abundante en el hombre, por eso tienen líbido todo el tiempo.
- Contribuye en el metabolismo del hueso, los fortalece y previene la desmineralización. Por eso, es raro que el sexo masculino sufra de osteopenia u osteoporosis.
- Es una hormona androgénica esteroidea, esta característica ayuda a la formación de masa muscular, lo tonifica y lo mantiene más magro.
- Interactúa en el metabolismo de la grasa. Con una buena rutina de ejercicio, la perdida de grasa es mucho mayor.
- Actúa en diferentes puntos cerebrales. Aumenta la actividad del sistema límbico participando en la creación de las emociones, llevando a la mujer a una estabilidad emocional adecuada. En la amígdala e hipotálamo, también tiene receptores y da mayor seguridad, una sensación de sentirse fuerte, invencible y ser una mujer más competitiva.
- Cuanta más actividad física haya, más generación de testosterona, lo que provoca mayor energía y vitalidad física. Literal mucha más potencia.

- Fomenta el crecimiento de nuevas neuronas sobre todo en el hipocampo
- Mejora la incontinencia urinaria.

PREGNENOLONA: INICIADOR HORMONAL

- Es el primer y principal metabolito del colesterol, es decir, es la creadora de las hormonas esteroideas, por lo que es importante conocerla.
- Lleva a la producción de progesterona, cuya función hemos explicado anteriormente.
- Mediante la ruta metabólica, hay producción de androstenediona, un metabolito precursor de testosterona y de estrona (este último, es un estrógeno altamente relacionado a procesos cancerígenos).
- Es un neuroesteroide que tiene alta concentraciones en el cerebro, sobre todo en el hipocampo, favoreciendo la neurogénesis, es decir, fomenta la formación de nuevas neuronas potencializando la cognición y la memoria.

DHEA: REJUVENECEDOR NATURAL

- Junto con el cortisol se considera la hormona del estrés.
- Ayuda a la productividad, energía y motivación.
- Aumento de masa muscular y masa magra.
- Activación del sistema inmunológico.
- Aumenta la calidad de vida.
- Mejora el sueño.
- Aumenta la sensación de salud y bienestar.
- Reduce el dolor e inflamación de articulaciones.
- Aumenta la sensibilidad a la insulina.
- Baja los triglicéridos
- Para los efectos dañinos del estrés.

Recomendaciones para la peri y menopausia

- Si estás pasando por esta etapa de tu vida, lo más importante es que aprendas a manejar el estrés emocional, que medites y te cuides. Date mucho amor, respeto y paciencia, sé gentil contigo misma. Tu incomodidad proviene del desequilibrio hormonal.
- Te recomiendo ampliamente un tratamiento multidisciplinario que incluya una dieta de antiinflamatoria mediterránea alta en

proteínas, desintoxicarte de forma óptima, apoyo a tus niveles de cortisol, mejorar tu salud intestinal y tu digestión, lo cual favorecerá la absorción de nutrientes y excreción de toxinas.

- Busca a un médico funcional para que, a partir de análisis de laboratorio, te dé una serie personalizada de suplementos de acuerdo a tu epigenética.
- Haz ejercicio cardiovascular y flexibilidad, además de fuerza y resistencia con ligas y pesas, para ayudar a la formación de masa muscular, disminuir los niveles de grasa en el cuerpo y para mantener la salud ósea.
- Duerme muy bien, al menos de 7 a 8 horas cada noche.
- Reemplaza todas tus hormonas deficientes: en caso necesario, reemplazo de hormona para la tiroides, testosterona, estrógeno, progesterona, pregnenolona, DHEA y hormona de crecimiento a los niveles que tenías en la juventud.
- Puedes utilizar crema tópica y vaginal, cápsula oral bioidéntica de progesterona, DHEA, pregnenolona o *pellet* de acuerdo a la consideración de tu médico.
- Crema vaginal Julva es una crema vaginal desarrollada por la ginecóloga y doctora Anna Cabeca, diseñada para aliviar la sequedad, mejorar la elasticidad y restaurar la salud del tejido vulvar, especialmente en mujeres que experimentan cambios hormonales debido a la menopausia o el envejecimiento. Julva es una crema hidratante natural y sin estrógenos, formulada con ingredientes que promueven la regeneración y el confort de la zona íntima femenina. Sus ingredientes incluyen: DHEA (dehidroepiandrosterona), hormona natural que ayuda a mejorar la firmeza, lubricación y sensibilidad del tejido vulvar; células madre de rosa alpina, con propiedades antioxidantes que ayudan a regenerar la piel y reducir signos de envejecimiento; aceite de coco, manteca de karité, vitamina E y aceite de emú, ingredientes naturales que nutren, suavizan y protegen la piel delicada.
- Considera el tratamiento empezando por hormonas bioidénticas, hechas de camote silvestre. La indicación de las hormonas dependerá del criterio del médico y tu cuadro clínico. Incluye suplementos para el cortisol como los adaptógenos, en especial shizandra, shatavari, shilajit, vitex, DIM, linaza, maca y complejo B metilado, que ayudan al apoyo hormonal.

- Consume alimentos orgánicos, no procesados, utiliza cremas para la piel, protectores solares UV, desodorantes, *shampoo*, maquillaje sin tóxicos ni parabenos.
- Es muy importante que cambies tus botellas de plástico por botellas de vidrio.
- Deja de fumar y elimina o disminuye tu consumo de alcohol, que es un gran ladrón de testosterona y estimulante que afecta tu sistema nervioso y cerebral.
- Haz ejercicio de fuerza y resistencia e incorpora los brincos o saltos ligeros, son una forma simple y poderosa de ejercicio osteogénico —es decir, que estimula la formación de hueso—, especialmente útil para mujeres que buscan prevenir o revertir la pérdida ósea durante la menopausia o con diagnóstico de osteopenia u osteoporosis.

SUPLEMENTOS COMO PILARES BÁSICOS EN ESTAS ETAPAS

- Creatina en polvo: 5 g antes o después de hacer ejercicio para apoyo cerebral y construcción de masa muscular.
- Proteína en polvo de 25 g después de hacer ejercicio.
- Colágeno hidrolizado en polvo de 15 a 20 g junto con la proteína o en un jugo verde, matcha o café.
- Magnesio: 250 a 500 mg de noche (combinación de citrato, bisglicinato, malato, treonato o el taurato depende tus necesidades).
- Omega 3: de mañana o noche 1 gramo diario de EPA y DHA.
- Alimentos fermentados como kimchi, chucrut, tempeh, kombucha y kéfir: 1 a 2 cucharadas diario.
- Vitamina D+K: 2000 a 5000 ui diarias por la mañana.
- Glutatión liposomal para eliminar metales pesados y otras toxinas.
- Rotar algún senolítico como NAD, resveratrol quercetina, apigenina, espermidina.
- Astaxantina: 3-12 g, poderoso antiinflamatorio y apoyo salud ocular.
- Vitamina C con bioflavonoides: 1 g diario, ayuda a producir colágeno especialmente, con flavonoides (se encuentran en la cáscara de limón, lima y bagazo de las frutas), ayuda a moretones, y a la mala y frágil capilaridad.

Optimiza tu sistema nervioso y cuida tu microbiota

- Reduce el estrés por medio de *mindfulness* o meditación, neuromodulación, audífonos de BrainTap y técnicas de respiración (*breathwork*) para apoyar tu sueño y estado de ánimo.
- Consume gran cantidad de antioxidantes, que provienen de verduras y frutas de colores.
- Regula la glucosa y la insulina, apaga la inflamación, practica ayuno intermitente, lleva una dieta baja en carbohidratos refinados y elimina los alimentos ultraprocesados y come en bloques, siempre empezando con fibra en verduras o jugos verdes sin fruta, proteína de buena calidad, grasas vegetales y al final tu postre: fruta o carbohidratos complejos como camote, quinoa, leguminosas, arroz salvaje o integral.

BENEFICIOS DE LA TERAPIA DE REEMPLAZO HORMONAL FEMENINA

- Ayuda a la pérdida de masa grasa, ayuda a perder peso y disminuye la formación de la placa ateroesclerótica, ofrece una protección cardiovascular.
- Incrementa la energía y el rendimiento durante el ejercicio.
- Mejora la vitalidad y la calidad de vida.
- Mejora el tono, la resistencia y la fuerza muscular.
- Mejora la apariencia de la piel, pelo y uñas.
- Mejora atención y concentración.
- Mejora la calidad del sueño y el bienestar en general.
- Previene osteoporosis, alzhéimer, y depresión.

La etapa de la peri y menopausia debe abordarse de manera personalizada y completa, promoviendo el cuidado de la salud hormonal, pero también tu salud cerebral, ósea y cardiovascular. Es esencial un tratamiento que permita a las mujeres atravesar este periodo sin molestias, conservando su energía, tono muscular y, sobre todo, manteniendo su sexualidad. Esto contribuirá a fomentar relaciones interpersonales saludables con su pareja y familia, preservando su salud, confianza, amor y belleza, tanto interna como externa. Que la menopausia no marque un antes y un después en tu vida. Sigue siendo tú, cómoda contigo misma y con la vida.

Terapia de reposición hormonal masculina

La andropausia, conocida también como "hipogonadismo relacionado con la edad" o "deficiencia de testosterona asociada al envejecimiento", es una etapa en la vida de los hombres caracterizada por una disminución gradual de los niveles de testosterona y otros cambios hormonales. Suele comenzar de forma gradual entre los 40 y 55 años, aunque puede iniciarse antes o después, dependiendo de factores genéticos, estilo de vida y salud general. Los síntomas se desarrollan lentamente y al principio son difíciles de explicar: cansancio, depresión, irritabilidad y disminución de la líbido.

El sistema hormonal masculino evoca la imagen de un roble milenario que mantiene su fuerza a través de un proceso diferente pero igualmente profundo de regeneración continua. A diferencia del ritmo lunar femenino, el hombre experimenta ciclos hormonales más sutiles, pero constantes, como el roble que renueva en silencio su corteza, sin perder su presencia imponente. La testosterona, hormona solar por excelencia, fluye en patrones diarios y estacionales, alcanzando sus picos en las primeras horas de la mañana, como la savia que asciende con el amanecer, proporcionando la energía directa, la claridad mental y la fuerza física que caracterizan la vitalidad masculina.

Sin embargo, como el roble que enfrenta los cambios estacionales, el sistema hormonal masculino experimenta una disminución gradual con el tiempo. Aunque la andropausia no es tan abrupta como la menopausia femenina, puede tener un impacto significativo en la calidad de vida. Esta etapa no es el fin de la vitalidad, es una invitación a honrar una nueva fase de la masculinidad, donde la sabiduría acumulada puede combinarse con estrategias conscientes para mantener el equilibrio hormonal.

La salud hormonal masculina demanda un enfoque integral que honre la fuerza solar natural y la necesidad de adaptación consciente. La terapia de reposición hormonal masculina emerge como una herramienta que, cuando se aplica con la misma reverencia con que se prepara el té perfecto, puede restaurar los niveles hormonales y la conexión profunda con la esencia vital que permite al hombre ser verdaderamente sano, salvaje y sabio en cada etapa de su existencia.

SÍNTOMAS

* Fatiga persistente, sensación de cansancio incluso después de descansar.

- Pérdida de masa muscular, dificultad para mantener fuerza y volumen muscular.
- Aumento de grasa corporal, sobre todo en la región abdominal.
- Disminución de la densidad ósea, riesgo de osteoporosis.
- Problemas de sueño como insomnio, apnea del sueño o sueño poco reparador.
- Reducción de la líbido, disminución del deseo sexual.
- Dificultad para lograr o mantener erecciones, disfunción eréctil.
- Cambios de humor, irritabilidad, tristeza o sensación de vacío.
- Depresión o ansiedad, y una mayor vulnerabilidad emocional.
- Falta de motivación, sensación de desinterés por actividades que antes eran placenteras.
- Dificultad para concentrarse, pérdida de memoria o "niebla mental".
- Reducción de la capacidad para tomar decisiones rápidas.
- Reducción de la vellosidad corporal y facial.
- Cambios en la piel, menor elasticidad y mayor sequedad.

Diagnóstico y tratamiento

El diagnóstico de la andropausia se basa en una combinación de síntomas clínicos y pruebas hormonales. El proceso incluye la evaluación clínica detallada para evaluar síntomas físicos, emocionales y sexuales, y responder cuestionarios especialmente diseñados para detectar posibles deficiencias de testosterona, como el ADAM (Androgen Deficiency in Aging Males). Las pruebas de laboratorio por lo regular son las siguientes:

- Testosterona total: niveles normales óptimos entre 500-1000 ng/dL. Valores bajos sugieren hipogonadismo.
- Testosterona libre: indicador más preciso de la testosterona disponible para las células.
- Hormona luteinizante (LH) y hormona folículo-estimulante (FSH) para evaluar la función de los testículos y el eje hipotalámico-hipofisario.
- Perfil lipídico, Lp(a) Lp(b), homocisteina, PCR alta sensibilidad.
- Niveles de glucosa o HbA1c (para descartar diabetes), insulina, HOMA, Quantose RI.
- Pruebas de función tiroidea con T3 libre (descartar hipotiroidismo).
- Densitometría ósea (si hay sospecha de osteoporosis).
- Antígeno prostático total y libre.
- PCR prueba de inflamación.

El tratamiento debe ser personalizado y puede incluir modificaciones en el estilo de vida, como aumentar la actividad física, sobre todo con ejercicios de fuerza; llevar una dieta equilibrada, rica en proteínas magras, grasas saludables y baja en carbohidratos refinados; reducir el estrés por medio de técnicas como yoga, meditación o *mindfulness*; y tener un sueño de calidad de al menos 7-8 horas por noche.

Terapia de reemplazo de testosterona (TRT)

La TRT busca restaurar los niveles de testosterona y aliviar los síntomas de la andropausia. Puede administrarse de diferentes formas, incluyendo las hormonas bioidénticas, que son molecularmente idénticas a las producidas por el cuerpo.

Crema o gel. Las hormonas bioidénticas en forma de crema o geles ofrecen múltiples beneficios, ya que son químicamente idénticas a las hormonas que nuestro cuerpo produce naturalmente. Esta similitud reduce significativamente el riesgo de efectos secundarios asociados con otros tipos de terapia hormonal. Estos tratamientos son particularmente efectivos para restaurar la energía y vitalidad, mejorar la libido y función sexual, aumentar la masa muscular y la densidad ósea, así como equilibrar el estado emocional y mental. Las cremas o geles se aplican directamente en áreas como los brazos, el abdomen o los muslos, lo que permite un control más preciso y gradual de los niveles hormonales, facilitando también el ajuste de dosis según las necesidades individuales. Sin embargo, es importante tener precaución para evitar el contacto de la zona de aplicación con otras personas, previniendo así la transferencia de la hormona.

***Pellets* subcutáneos.** Los *pellets* subcutáneos son implantes de testosterona bioidéntica que se colocan bajo la piel, generalmente en la cadera o los glúteos. Estos implantes ofrecen una liberación sostenida de testosterona durante un periodo de 3 a 6 meses, proporcionando una gran conveniencia al eliminar la necesidad de una aplicación diaria. Son ideales para hombres que buscan una solución de bajo mantenimiento para la gestión de sus niveles hormonales. Por otro lado, las inyecciones intramusculares, que se administran cada 1 o 2 semanas, pueden no ser bioidénticas en todos los casos. Aunque estas inyecciones ofrecen una alta dosis de testosterona, pueden provocar fluctuaciones significativas en los niveles hormonales del cuerpo. Esta alternativa requiere una gestión más frecuente y puede no ser la opción preferida para aquellos que buscan una solución más estable y de largo plazo como la que ofrecen los *pellets*.

Parches transdérmicos. Los parches transdérmicos son adhesivos que se colocan sobre la piel y liberan testosterona de manera constante en el cuerpo. Aunque son efectivos, pueden causar irritación en la piel de algunos pacientes. Esta opción es particularmente indicada para casos con síntomas graves y niveles confirmados de baja testosterona. La administración de testosterona también puede realizarse a través de diferentes métodos según las necesidades del paciente, incluyendo inyecciones, geles tópicos y hormonas bioidénticas derivadas de plantas, así como implantes. Cada uno de estos métodos tiene sus propias ventajas y puede ser seleccionado basándose en la preferencia del usuario, su estilo de vida y su respuesta al tratamiento. Es fundamental que cualquier terapia hormonal, incluidas las opciones bioidénticas, esté bajo la supervisión de un médico especializado. Este enfoque garantiza un monitoreo regular de niveles hormonales, como testosterona, estrógenos, DHT (dihidrotestosterona) y hemoglobina, lo cual es esencial para prevenir efectos secundarios adversos, como la policitemia, que implica un exceso de glóbulos rojos. Además, se debe realizar una evaluación regular de la próstata para descartar y gestionar riesgos asociados con el agrandamiento prostático o cáncer. Estas medidas son cruciales para asegurar la eficacia y seguridad de la terapia hormonal a largo plazo.

SUPLEMENTOS Y APOYO NUTRICIONAL PARA LA ANDROPAUSIA

- Vitamina D y Zinc, esenciales para la producción hormonal.
- Magnesio, porque mejora la función muscular y cognitiva.
- Ácidos grasos omega-3 para reducir la inflamación y mejorar la salud cardiovascular.
- Ashwagandha o ginseng, adaptógenos que ayudan a equilibrar los niveles de cortisol y mejorar la energía.
- Astaxantina 3-12 mg poderoso antiinflamatorio que ayuda a la salud ocular.
- Palma enana americana: apoyo a la salud de la próstasta.

- Complejo B metilado: apoyo a la salud cardiovascular.
- Ubiquinol 200 mg: apoyo al colesterol bueno HDL y salud cardio-vascular.

Suplementos para prevenir la sarcopenia y la osteopenia para hombres y mujeres

Además de los cambios hormonales y terapias bioidénticas, un enfoque nutricional adecuado es fundamental para prevenir problemas asociados con la andropausia, como la sarcopenia (pérdida de masa muscular) y la osteopenia (disminución de la densidad ósea). Incorporar ciertos suplementos y alimentos clave puede marcar la diferencia en tu salud muscular y ósea.

UROLITINA A

El compuesto derivado de los polifenoles, presentes en granadas y otros alimentos, es reconocido por sus beneficios en la salud mitocondrial. Este compuesto estimula la biogénesis mitocondrial, lo que resulta en una mejora de la función muscular. Es particularmente beneficioso para prevenir la pérdida de masa muscular asociada con el envejecimiento y también favorece la recuperación muscular después del ejercicio. Estas propiedades hacen que este compuesto sea una opción valiosa para aquellos interesados en mantener una salud muscular óptima a medida que envejecen y para aquellos que buscan optimizar su rendimiento y recuperación tras la actividad física.

Cómo consumirla: suplementos estandarizados de urolitina A (dosis recomendada: 500-1000 mg diarios) o alimentos ricos en el precursor elagitaninos, como granadas y frambuesas.

Tip: consumirla de preferencia antes del ejercicio.

CREATINA

Es un compuesto natural esencial para reponer las reservas de energía muscular, conocidas como ATP. Este suplemento ofrece múltiples beneficios: mejora significativamente la fuerza y el rendimiento físico, ayuda a mantener y recuperar la masa muscular, y beneficia la densidad ósea al promover la regeneración celular. Para consumirla eficazmente, se recomienda una suplementación diaria de 3-5 g de creatina monohidratada. Idealmente, este suplemento debe combinarse con entrenamiento de fuerza para maximizar sus beneficios, facilitando un aumento en la capacidad de ejercicio y en la recuperación postentrenamiento.

Cómo consumirla: suplementación diaria con 3-5 g de creatina monohidratada, idealmente combinada con el entrenamiento de fuerza para maximizar los beneficios consumirla antes o después del ejercicio.

Proteína en polvo

La proteína en polvo es un suplemento que proporciona aminoácidos esenciales necesarios para la síntesis de proteínas musculares. Este suplemento es particularmente beneficioso porque facilita la reparación y el crecimiento muscular después del ejercicio, lo que es crucial para la recuperación y el desarrollo muscular. Además, ayuda a prevenir la sarcopenia, que es la pérdida de masa muscular relacionada con la edad, al garantizar una ingesta adecuada de proteínas en la dieta. Este apoyo nutricional es esencial para mantener la fuerza y la funcionalidad muscular a lo largo de la vida.

Cómo consumirla: 20-30 g de proteína por porción, combinada con colágeno hidrolizado o en un batido postentrenamiento. Busca opciones de proteínas limpias (sin azúcares añadidos), de carne y de proteínas vegetales (guisante, arroz).

Caldo de hueso

El caldo de hueso es un alimento nutritivo que aporta colágeno, gelatina, minerales y aminoácidos esenciales como la prolina y la glicina. Este alimento ofrece múltiples beneficios para la salud: promueve la salud articular y ósea mejorando la densidad ósea; aporta colágeno esencial para la regeneración de los tejidos conectivos y musculares, y favorece la salud intestinal, lo que a su vez mejora la absorción de nutrientes esenciales para los músculos y los huesos. Consumir caldo de hueso regularmente puede ser una excelente manera de nutrir el cuerpo y apoyar diversas funciones esenciales para el mantenimiento de la salud.

Cómo consumirlo: 1 taza diaria como parte de la dieta o en ayuno para maximizar su absorción.

RUTINA SUPLEMENTACIÓN Y ALIMENTACIÓN PARA PREVENIR SARCOPENIA Y OSTEOPENIA PARA HOMBRES Y MUJERES

Al despertar

Agua tibia con 1 cucharada de vinagre de manzana + probiótico (tomar 4 veces al año de diferentes marcas, cepas y diversidad) + Urolitina A: 500-1000 mg en ayunas para estimular la función mitocondrial, creatina en agua.

Entrenamiento aeróbico y de fuerza: saltos en el lugar

10 brincos suaves con ambos pies, 2–3 veces al día o saltos con cuerda (bajo impacto).

Si no hay dolor ni contraindicación articular.

Desayuno postentrenamiento

Batido de proteína en polvo con 20-30 g de proteína, 3-5 g de creatina y colágeno hidrolizado + 2 huevos orgánicos con verdura + aguacate para grasa saludable. Frutos rojos de postre con chía y linaza molida.

Después del desayuno

Café o te matcha.

Comida principal

Fuentes de proteínas completas (pescado, carne o pollo de pastoreo) + caldo de hueso como parte del platillo o entrada + ensalada + grasas como aceitunas y aceite de oliva extra virgen.

Una porción de frijol, lenteja, arroz integral, quinoa o papa dulce.

Cena o merienda

Otra porción de caldo de hueso o una sopa de verdura molida, o una ensalada o verduras acompañada de proteínas como pescado, sardinas o boquerones.

La creatina, la proteína en polvo y la urolitina A trabajan en conjunto para mantener la fuerza muscular y la masa magra. El colágeno del caldo de hueso, combinado con una dieta rica en minerales como calcio y magnesio, ayuda a fortalecer los huesos. Estos nutrientes previenen la pérdida de músculo y densidad ósea, y mejoran la energía, la salud articular y la recuperación general.

La andropausia no es una enfermedad, es una fase natural en el proceso de envejecimiento de un hombre. Reconocer estos síntomas y actuar proactivamente buscando ayuda médica va a transformar radicalmente la experiencia, mejorando sustancialmente la calidad de vida. El tratamiento de reposición hormonal es una solución muy efectiva para contrarrestar los síntomas asociados con esta fase. Al restaurar los niveles hormonales a un estado más juvenil, estos tratamientos permiten a los hombres mantener y mejorar su vitalidad y salud general. Recuerda que el tratamiento adecuado puede devolverte la vitalidad y el equilibrio, para que disfrutes plenamente esta nueva etapa de la vida. No permitas que la andropausia defina cómo envejeces. Con el enfoque correcto, puedes seguir viviendo una vida plena y satisfactoria. Haz de esta transición una oportunidad para reinventarte y descubrir aún más potencial en tu vida.

Como ya vimos, las hormonas son los mensajeros ancestrales de una sabiduría que trasciende el tiempo, portadoras de la memoria evolutiva que nos conecta con nuestros ritmos internos y con los ciclos universales de la naturaleza. Cuando aprendemos a honrar y equilibrar conscientemente esta danza hormonal —integrando tanto la fuerza solar como la sabiduría lunar que vive en cada uno de nosotros— optimizamos nuestra salud física y recuperamos una forma de estar en el mundo que es verdaderamente sana, salvaje y sabia. El dominio hormonal es una conversación íntima y respetuosa con las fuerzas primordiales que nos han sustentado durante milenios.

Pero nuestra sabiduría ancestral no termina en el equilibrio hormonal. Así como hemos redescubierto el poder de honrar nuestros ritmos internos, existe un universo de aliados vegetales que han perfeccionado el arte de la resiliencia a lo largo de eones de evolución. En el próximo capítulo, "Regreso a lo sano, salvaje y sabio: las plantas resilientes", exploraremos cómo las plantas que han prosperado en los ambientes más desafiantes del planeta —desiertos abrasadores, montañas heladas, suelos estériles— han desarrollado una farmacia molecular extraordinaria. Al consumir estas plantas maestras literalmente heredamos su memoria adaptativa, su capacidad de transformar el estrés en medicina y su sabiduría para florecer ante la adversidad. Prepárate para descubrir cómo estas aliadas vegetales pueden enseñarnos a ser tan resilientes como ellas.

CAPÍTULO 7

Regreso a lo sano, salvaje y sabio: las plantas resilientes

> Si no vives peligrosamente, no vives. La vida solo florece en el peligro. La vida nunca florece en la seguridad. Cuando todo está yendo a la perfección, fíjate: te estás muriendo y no pasa nada.
>
> Osho

En nuestra búsqueda obsesiva por controlar cada aspecto de la salud a través de la tecnología y los compuestos sintéticos, hemos perdido algo fundamental: la sabiduría ancestral que reside en las formas de vida que han prevalecido en este planeta durante millones de años. La vida en este planeta ha desarrollado estrategias de supervivencia, adaptación y florecimiento que superan con creces cualquier innovación humana. Cada organismo que existe hoy es el resultado de incontables generaciones de prueba, error y refinamiento evolutivo. Bibliotecas vivientes de sabiduría adaptativa, textos escritos en el lenguaje de la supervivencia exitosa.

La medicina moderna nos vendió la ilusión de que podemos prosperar, aunque estemos desconectados de los ritmos naturales, sustituyendo la luz solar con LED, el movimiento en la naturaleza con gimnasios cerrados, alimentos estacionales con suplementos, y comunidad con redes digitales. Paradójicamente, tenemos más acceso a la "salud" que nunca, pero experimentamos niveles sin precedentes de ansiedad, depresión, infertilidad y envejecimiento acelerado. Podemos medir en tiempo real glucosa, sueño y estrés, pero perdimos la capacidad básica de sentir hambre, necesidad de descanso o silencio. Hemos medicalizado la existencia: tratamos el embarazo como una enfermedad, la menopausia como un fallo sistémico, y el envejecimiento como un problema a resolver. En nuestra prisa por "mejorar" la naturaleza, perdimos contacto con sus enseñanzas profundas.

Regresar al camino sano salvaje y sabio, ese que han seguido las plantas resilientes, es una necesidad profunda de la humanidad. Ser salvaje no es algo primitivo, es recuperar el contacto íntimo con la tierra, el frío, el calor y la incomodidad que estimula adaptación. Lo salvaje nos devuelve la capacidad de respuesta, ajuste e intuición que delegamos a algoritmos. Nos recuerda una verdad liberadora: no estamos rotos, solo desentrenados. Nuestros cuerpos conservan memoria de millones de años de adaptación exitosa. Esta sabiduría no desapareció, fue silenciada por el ruido de la vida moderna. Y las plantas ancestrales resilientes son nuestro camino de regreso a casa.

La inteligencia verde para la longevidad

Al igual que los caracoles reservan su veneno para momentos de verdadera amenaza y los árboles liberan taninos para defenderse y comunicar peligro a sus vecinos, las plantas han desarrollado una sabiduría ancestral que trasciende la mera supervivencia. Esta inteligencia natural nos revela una verdad fundamental: existe una diferencia profunda y crucial entre solo sobrevivir y verdaderamente progresar bajo estrés.

En nuestro sistema límbico reside esa misma inteligencia primitiva que detecta amenazas y activa respuestas defensivas. Pero mientras nosotros a menudo nos quedamos atrapados en el ciclo del estrés tóxico, las plantas han perfeccionado el arte de transformar la adversidad en fortaleza. Ellas resisten el veneno del estrés ambiental, lo metabolizan y lo convierten en medicina.

Esta distinción marca la diferencia entre la mera existencia y la vitalidad auténtica. Las plantas, maestras consumadas en el arte de la supervivencia, nos han estado enseñando esta diferencia durante millones de años. Al enfrentarse a diversos tipos de estrés ambiental —como sequías prolongadas, temperaturas extremas, suelos empobrecidos, radiación solar intensa— producen una amplia gama de compuestos secundarios extraordinarios, incluyendo los fitonutrientes o epinutrientes.

Estos compuestos son una de las estrategias evolutivas más sofisticadas del planeta. Aunque no están directamente involucrados en el crecimiento primario de la planta —no son necesarios para la fotosíntesis básica o la estructura celular fundamental— desempeñan roles cruciales en la adaptación, defensa y optimización de la supervivencia de la planta. Son la diferencia entre una planta que solo existe y una que triunfa y se convierte en dominante en su ecosistema.

Como las conchas mineralizadas de los caracoles que nutren la tierra tras su muerte, estos compuestos vegetales se convierten en semillas de longevidad para quienes sabemos reconocer su valor. El mismo trauma que activa la alarma en la planta puede, al ser comprendido e integrado por nosotros, enseñarnos a vivir más despiertos, más sabios. La clave está en aprender de esta inteligencia verde: no quedarnos atrapados en la amenaza, sino transformar la respuesta. El veneno puede ser medicina. El estrés puede ser el inicio de una nueva biología.

La alquimia molecular de la supervivencia

La sabiduría individual de las plantas se magnifica exponencialmente cuando observamos sus estrategias de supervivencia colectiva. Como las colonias de hormigas que comunican mediante feromonas sofisticadas para crear superorganismos indestructibles, o los bosques de mangles que forman redes de raíces interconectadas capaces de disipar la energía devastadora de huracanes, las plantas han perfeccionado el arte de la resistencia individual y el de la cooperación molecular.

Los álamos temblones nos revelan quizás la metáfora más poderosa: lo que parece ser un bosque de individuos es en realidad un único organismo gigante que intercambia recursos constantemente a través de su red de raíces. De manera similar, existe una red invisible pero extraordinariamente sofisticada que conecta a las plantas más resilientes del planeta con nuestra propia biología: la vasta red de comunicación molecular que establecen sus epinutrientes con nuestros genes.

En las profundidades del suelo, mucho antes de que veamos una hoja brotar, ocurre una danza silenciosa y sagrada entre el reino vegetal y el fúngico: los hongos micorrícicos. Esta simbiosis es una forma ancestral de cooperación. Estos hongos actúan como una red inteligente que extiende sus filamentos (hifas) para explorar el suelo y captar minerales difíciles de absorber, como fósforo, zinc, cobre y agua. A cambio, la planta le entrega azúcares y carbohidratos generados a través de la fotosíntesis, su moneda energética vital.

Este intercambio garantiza la supervivencia de ambos organismos y mejora la resiliencia del ecosistema entero. Es una muestra poderosa de alquimia natural, donde dos mundos se fusionan en una red de sabiduría compartida. La micorriza es la metáfora perfecta de lo que significa vivir en comunidad: dar y recibir, colaborar para expandir nuestras raíces y nutrirnos en la adversidad. Una red silenciosa que sostiene, nutre y equilibra. ¿Acaso no es eso a lo que venimos al mundo? A entrelazarnos con otros, a compartir lo que somos, a fortalecernos juntos en tiempos difíciles y a recordar que la supervivencia no es competencia, sino conexión.

Las plantas resilientes de las que hablaremos en este capítulo son la cúspide de la evolución adaptativa: resisten el estrés ambiental y además lo transforman en medicina concentrada. Los compuestos bioactivos que producen, conocidos científicamente como epinutrientes, poseen una capacidad que parece casi mágica: pueden modular nuestra expresión genética, activando genes beneficiosos que habían permanecido silenciosos y silenciando genes que promueven el envejecimiento y la enfermedad. Pueden activar rutas de reparación celular que creíamos perdidas permanentemente con la edad, restaurando funciones que pensábamos imposibles de recuperar.

La conexión entre los epinutrientes vegetales y la longevidad humana es uno de los descubrimientos más fascinantes de la medicina moderna. Estos mismos compuestos que permiten a las plantas avanzar bajo estrés, al ser consumidos por humanos, ejercen efectos extraordinarios en nuestro organismo. Actúan como moduladores moleculares que contrarrestan los efectos del estrés oxidativo e inflamatorio, dos procesos que están íntimamente ligados al envejecimiento acelerado y al desarrollo de prácticamente todas las enfermedades crónicas relacionadas con la edad. Veamos algunos de ellos:

- El ácido rosmarínico y el carnosol del romero, producidos en respuesta directa al estrés ambiental, son antioxidantes y antiinflamatorios extraordinariamente potentes que pueden proteger nuestras células del daño acumulativo asociado al envejecimiento.
- Las catequinas del té verde, especialmente la EGCG (epigalocatequina-3-galato), cuya producción se intensifica bajo condiciones de estrés, también son antioxidantes excepcionales con efectos

protectores profundos contra diversos tipos de estrés celular en el organismo humano.

- Las punicalaginas y antocianinas de la granada, acumuladas como respuesta defensiva al estrés de crecer en terrenos áridos, ofrecen una capacidad antioxidante y antiinflamatoria extraordinaria que puede contribuir significativamente a la salud y longevidad a largo plazo.

- La oleuropeína de la hoja de olivo, que al hidrolizarse produce hidroxitirosol —uno de los antioxidantes más potentes conocidos—, puede jugar un papel fundamental en la defensa de nuestras células contra el estrés oxidativo y la inflamación crónica de bajo grado, factores clave en prácticamente todos los procesos de envejecimiento.

Los epinutrientes pueden desactivar los mecanismos silenciosos de inflamación crónica y degeneración que nos envejecen prematuramente, esos procesos invisibles que operan bajo la superficie y que poco a poco dañan nuestros tejidos hasta que se manifiestan como una enfermedad visible. Cuando consumimos estas plantas, no solo ingerimos nutrientes en el sentido tradicional; literalmente heredamos su memoria adaptativa, su sabiduría evolutiva condensada en moléculas que nuestro cuerpo reconoce instintivamente como aliadas ancestrales.

Las maestras de la guerra bioquímica

Para comprender la magnificencia de las plantas resilientes, primero pensemos en las criaturas más temidas y respetadas de la naturaleza. Visualiza la rana punta de flecha, con sus colores vibrantes que funcionan como advertencias vivientes sobre el veneno letal que corre por su diminuto cuerpo. Contempla el escarabajo bombardero, que es capaz de lanzar un chorro químico que alcanza temperaturas de ebullición hacia cualquier amenaza que se atreva a acercarse. Imagina las serpientes y escorpiones, cuyas sofisticadas toxinas han sido refinadas durante millones de años hasta convertirse en armas químicas perfectas de supervivencia.

Estas criaturas han desarrollado cócteles bioquímicos extraordinariamente complejos que les permiten defenderse de depredadores mucho más grandes, cazar presas y asegurar su supervivencia en entornos muy competitivos y peligrosos. Sus venenos son bibliotecas líquidas de conocimiento evolutivo, cada molécula es una lección de supervivencia que ha sido perfeccionada a través de incontables generaciones.

La estrategia defensiva vegetal

Plantas como el romero, la cúrcuma, la granada, el olivo y las fuentes de resveratrol han desarrollado una estrategia evolutiva también impresionante, pero con un enfoque diferente y, en muchos sentidos, más sofisticado. Mientras que las criaturas venenosas utilizan sus toxinas sobre todo para atacar y defenderse de depredadores móviles, estas plantas han creado su propio arsenal bioquímico —un "veneno" defensivo sumamente complejo compuesto por polifenoles, antioxidantes potentes como la curcumina, oleuropeína y resveratrol— diseñado para protegerse de un conjunto completamente distinto de amenazas.

Sus enemigos no son depredadores que pueden esquivar o intimidar, son fuerzas implacables del entorno: la radiación solar intensa que puede destruir su ADN celular, los ataques constantes de insectos y microorganismos que buscan explotar cualquier debilidad, las sequías prolongadas que pueden durar años, y el estrés oxidativo interno continuo que, si no se controla, podría destruir paulatinamente sus estructuras celulares más delicadas.

Este arsenal químico es su kit de supervivencia bioquímica. La presencia de estos compuestos extraordinarios es lo que les permite a estas plantas sobrevivir en condiciones que destruirían a especies menos "armadas" y progresar de formas inusitadas.

Estos fitoquímicos tienen una potencia concentrada extraordinaria. Al igual que una cantidad microscópica de veneno de serpiente puede tener efectos biológicos enormes y sistémicos en un organismo mil veces más grande, estos compuestos vegetales, aunque están presentes en concentraciones insignificantes, ejercen efectos protectores poderosos y potentes a nivel celular y sistémico.

Son moléculas de altísimo impacto que funcionan como sistemas de defensa molecular sofisticados, capaces de detectar amenazas, activar respuestas protectoras complejas, y coordinar esfuerzos defensivos a través de múltiples sistemas del organismo simultáneamente. Su eficiencia es tan notable que en muy pequeñas cantidades pueden generar cascadas de efectos benéficos para todo nuestro organismo. Cada una de estas plantas, al igual que cada especie venenosa en el reino animal, ha desarrollado un perfil químico un poco diferente y altamente especializado, que optimizan con precisión para enfrentar los desafíos específicos de su nicho ecológico particular.

La resiliencia de nuestras plantas maestras es activa y constante, y requiere un gasto energético continuo y una vigilancia bioquímica ininterrumpida. No hibernan ni se esconden de las adversidades; enfrentan cada reto, luchando y protegiéndose sin cesar y usando su sofisticada bioquímica como arsenal principal. Es una estrategia que requiere una inversión energética enorme, pero que permite un crecimiento y desarrollo continuos, incluso bajo estrés extremo. A diferencia de plantas como los cactus, que han desarrollado estrategias de supervivencia basadas principalmente en defensas físicas y estructurales —espinas para protegerse de herbívoros, tejidos especializados para almacenar agua, superficies cerosas para reducir la pérdida de humedad—, estas especies confían en la complejidad química interna como su principal estrategia de supervivencia. Es una apuesta evolutiva audaz: invertir en química en lugar de en estructura física.

Los guardianes vegetales

1. Olivo: el alquimista de la longevidad

El árbol de olivo es uno de los ejemplos más extraordinarios y emblemáticos de longevidad vegetal en todo el planeta. Algunos ejemplares han vivido milenios enteros, como testigos silenciosos de la historia humana que han presenciado el ascenso y caída de imperios, el nacimiento y la muerte de idiomas, la evolución de culturas enteras. Estos árboles ancianos han resistido sequías devastadoras que duraron décadas, han sobrevivido en suelos tan pobres que parecerían incapaces de sostener cualquier forma de vida compleja, y han superado el calor extremo que fundiría a otras especies vegetales.

Frente a estas amenazas ambientales constantes, el olivo ha desarrollado un arsenal bioquímico sofisticado que incluye compuestos únicos como el oleocanthal, la oleuropeína y el hidroxitirosol, compuestos alquímicos que transforman el estrés ambiental en medicina concentrada.

El oleocanthal, por ejemplo, ha demostrado tener efectos antiinflamatorios tan potentes que son comparables al ibuprofeno en términos de mecanismo de acción, pero sin ninguno de los efectos secundarios adversos asociados con los medicamentos sintéticos. La oleuropeína funciona como un potente antioxidante que protege no solo al árbol, sino que, cuando la consumimos, activa nuestras propias defensas antioxidantes endógenas. El hidroxitirosol es considerado uno de los antioxidantes más potentes conocidos por la ciencia, capaz de cruzar la barrera hematoencefálica y proteger directamente el tejido neural.

Estos compuestos no solo protegen al árbol de olivo de las adversidades ambientales; en los seres humanos, activan vías de longevidad cruciales como NRF2 —el regulador maestro de nuestra respuesta antioxidante endógena— y FOXO3, un factor de transcripción directamente asociado con la longevidad excepcional en centenarios de todo el mundo. También reducen la inflamación sistémica de bajo grado que acelera todos los procesos de envejecimiento, y promueven la autofagia.

Consumir aceite de oliva extra virgen de alta calidad, hojas de olivo preparadas tradicionalmente, o extractos concentrados de estos compuestos es incorporar conscientemente la sabiduría condensada de un árbol que ha aprendido a transformar el estrés ambiental más severo en resiliencia bioquímica. Es heredar la memoria de supervivencia de una especie que ha demostrado que la longevidad es inevitable cuando se domina el arte de la adaptación química.

2. Granada: la guardiana mitocondrial

La granada es una maestra en el arte de crear vida abundante a partir de condiciones que parecerían hostiles a cualquier forma de existencia próspera. Crece y prospera en tierras áridas y estériles, en regiones donde la lluvia es un evento raro, donde las temperaturas pueden oscilar entre extremos que destruirían a las plantas menos adaptadas. Su corteza rugosa y protectora, sus semillas cristalinas llenas de jugo rubí, y la pulpa que los rodea constituyen una farmacia natural de complejidad bioquímica asombrosa. Esta farmacia es rica en punicalaginas —taninos únicos que son responsables de alrededor de la mitad del poder antioxidante de la granada— y en los precursores de las urolitinas, compuestos que han capturado la atención más intensa de investigadores en longevidad de todo el mundo.

Las urolitinas son un fenómeno de colaboración entre el reino vegetal y nuestro microbioma intestinal. Son productos del metabolismo bacteriano de los elagitaninos de la granada, lo que significa que requieren una microbiota saludable y diversa para ser producidas en nuestro intestino. Una vez generadas, estas moléculas extraordinarias estimulan la mitofagia —el proceso altamente especializado de limpieza de mitocondrias dañadas— y protegen la integridad fundamental del ADN contra el daño acumulativo que impulsa el envejecimiento. Estudios clínicos recientes han demostrado que las urolitinas mejoran de forma significativa y medible la función muscular y la salud mitocondrial en humanos, sobre todo durante el proceso de envejecimiento cuando estos sistemas comienzan a declinar. La urolitina A, en particular, ha mostrado la capacidad de rejuvenecer mitocondrias envejecidas, restaurando su capacidad de producir energía eficientemente, eliminando las que no tienen reparación.

La granada es una aliada poderosa en la regeneración profunda, en especial en procesos relacionados con el envejecimiento mitocondrial y la recuperación celular después de periodos de estrés o enfermedad. Su consumo regular —ya sea como fruto fresco, jugo puro sin adulterar, o extractos concentrados— es una inversión consciente en la salud mitocondrial a largo plazo, ya que aseguras que tus centrales energéticas celulares mantengan su función óptima, aunque tu cuerpo acumule los años.

3. Té verde: el activador metabólico

El té verde, cultivado tradicionalmente en las laderas montañosas de climas templados donde está expuesto a vientos que lo fortalecen y a un sol que intensifica su bioquímica defensiva, ha desarrollado un perfil único de catequinas, es decir, polifenoles especializados que son algunas de las moléculas más estudiadas en la ciencia de la longevidad. Entre estas, la EGCG (epigalocatequina-3-galato) destaca como una de las más poderosas y versátiles. Estas catequinas no son antioxidantes pasivos que neutralizan radicales libres, funcionan como moduladores metabólicos activos que reducen la inflamación sistémica, regulan la homeostasis de la glucosa de maneras que mejoran la sensibilidad a la insulina, y mejoran múltiples aspectos de la función cognitiva desde la memoria hasta la velocidad de procesamiento.

Además, estas moléculas activan rutas de longevidad fundamentales como AMPK —la "enzima maestra" que regula el metabolismo energético celular— y las sirtuinas, una familia de proteínas asociadas con la extensión de la vida útil en múltiples especies. También ejercen efectos epigenéticos profundos que pueden influir en la expresión de genes relacionados con el envejecimiento, esencialmente "reprogramando" aspectos de nuestro perfil genético hacia patrones más juveniles. El té verde también promueve la termogénesis —la producción de calor metabólico que quema calorías y mejora la composición corporal— y aumenta significativamente la sensibilidad a la insulina, convirtiéndolo en un aliado metabólico excepcional para mantener un peso saludable y prevenir la resistencia a la insulina que detona muchas enfermedades del envejecimiento.

Beber té verde de alta calidad es una práctica consciente de activación metabólica, neuroprotección activa y control del estrés oxidativo que se acumula diariamente en nuestras células. Su consumo regular, sobre todo cuando se prepara según métodos tradicionales que maximizan la extracción de catequinas, es una forma elegante y accesible de incorporar milenios de sabiduría cultivada en el simple ritual de una taza.

4. Romero: el protector neuronal

El romero crece de manera natural en las zonas más secas y rocosas del paisaje mediterráneo, en terrenos donde pocas plantas aromáticas pueden establecerse y prevalecer. Su resistencia extraordinaria a condiciones extremas, se traduce en una bioquímica defensiva poderosa y específicamente adaptada para la protección neuronal. Contiene concentraciones únicas de ácido carnósico y carnosol, compuestos diterpenoides que han demostrado capacidades neuroprotectoras específicas que van mucho más allá de los antioxidantes comunes.

Estos compuestos protegen el sistema nervioso contra múltiples tipos de daño, desde la neurotoxicidad inducida por metales pesados, hasta el daño oxidativo que se acumula de forma natural con el envejecimiento cerebral. Activan la vía NRF2 —el sistema de defensa antioxidante más importante de nuestras células— específicamente en el tejido neural, donde esta protección es más crucial. También apoyan la función mitocondrial cerebral, asegurando que las neuronas tengan el suministro energético constante y eficiente que requieren para funcionar de manera óptima durante décadas. El romero también mejora bastante la circulación cerebral y la claridad mental. Aumenta el flujo sanguíneo hacia el cerebro, asegurando que este órgano metabólicamente activo reciba el oxígeno y los nutrientes que necesita para mantener su función óptima. La ciencia moderna ha confirmado y expandido estos usos tradicionales, demostrando el papel del romero en la prevención activa del deterioro cognitivo relacionado con la edad y su capacidad para proteger el cerebro contra toxinas neuronales específicas, incluyendo las asociadas con enfermedades neurodegenerativas como el alzhéimer y el parkinsón.

El romero nos enseña una lección profunda: que la protección neuronal no es solo una cuestión de suplementos modernos o intervenciones farmacológicas complejas, es cuestión de aliarse conscientemente con plantas que han perfeccionado la neuroprotección como estrategia fundamental de supervivencia a lo largo de milenios de adaptación.

5. Cúrcuma: la moduladora sistémica

La cúrcuma es originaria de los climas tropicales húmedos y los suelos volcánicos exigentes del sudeste asiático, durante milenios ha enfrentado desafíos ambientales que incluyen calor constante, humedad extrema y la presión continua de hongos, bacterias y otros microorganismos que florecen en estos entornos. Su respuesta a estas presiones ha sido sintetizar una familia de compuestos conocidos como curcuminoides, entre los cuales la curcumina es el más estudiado y potente.

Los curcuminoides funcionan como moduladores sistémicos sumamente elegantes de la inflamación, que trabajan como reguladores sofisticados que pueden distinguir entre inflamación beneficiosa (como la respuesta inmune apropiada a infecciones reales) e inflamación destructiva (como la inflamación crónica de bajo grado que impulsa el envejecimiento y la enfermedad). Los mecanismos de acción de la curcumina incluyen la inhibición de HDACs (histona desacetilasas), enzimas reguladoras epigenéticas que influyen en qué genes se expresan y cuáles permanecen silenciosos. Esta capacidad de influir en la expresión genética significa que la cúrcuma literalmente "reprograma" aspectos de nuestro perfil genético hacia patrones más saludables y longevos.

También activa la SIRT1, una de las sirtuinas más importantes asociadas con la longevidad, que regula múltiples procesos celulares incluyendo la respuesta al estrés, la reparación del ADN, y el metabolismo energético. La acción de la cúrcuma atraviesa múltiples sistemas del cuerpo simultáneamente: optimiza la función intestinal y la salud de la barrera intestinal, cruza la barrera hematoencefálica para proteger el cerebro, modula las respuestas del sistema inmunológico, y potencia los procesos de desintoxicación hepática. Regula específicamente el eje intestino-cerebro y se ha investigado extensamente por su papel en la prevención de todas las enfermedades crónicas relacionadas con la edad, desde las enfermedades cardiovasculares hasta el alzhéimer, y desde la diabetes hasta varios tipos de cáncer.

La cúrcuma es la sabiduría condensada de una planta que ha aprendido el arte delicado de modular la inflamación.

6. Moringa: sobreviviente de sequías extremas

Conocida como el "árbol milagro", y originaria de las regiones subhimaláyicas del noroeste de India, Pakistán, Bangladesh y Afganistán, esta especie ha evolucionado para triunfar en territorios donde las lluvias pueden faltar durante años enteros, las temperaturas oscilan entre extremos y los suelos están tan empobrecidos de nutrientes que parece que es imposible que sostengan cualquier forma de vida compleja. La moringa también es extraordinaria por su habilidad para crear abundancia nutricional extrema, precisamente a partir de esta escasez, y por desarrollar la capacidad alquímica de concentrar nutrientes de una manera que desafía toda lógica ecológica convencional.

Sus hojas contienen concentraciones de vitamina C que superan por siete veces las de las naranjas, niveles de calcio que cuadruplican los de la leche, cantidades de hierro que triplican las de las espinacas, y proteínas completas con todos los aminoácidos esenciales en proporciones que rivalizan con las mejores fuentes animales. Esta planta ha sintetizado un arsenal de compuestos bioactivos únicos entre los cuales destacan los isotiocianatos, moléculas de azufre sumamente potentes que funcionan como antibióticos naturales, que protegen a la planta y a quienes la consumen de infecciones bacterianas, virales y fúngicas. Estos compuestos han demostrado capacidades anticancerígenas significativas, activando vías de desintoxicación celular que eliminan carcinógenos antes de que causen daño al ADN. Los quercetinos y kaempferoles que la moringa concentra en respuesta al estrés oxidativo extremo de su entorno modulan las respuestas inmunes de manera que previenen la inflamación crónica y la inmunosupresión peligrosa. La moringa también produce ácido clorogénico en concentraciones altísimas, un compuesto que regula los niveles de glucosa sanguínea de manera tan efectiva que puede prevenir y revertir la resistencia a la insulina.

Consumir moringa regularmente —ya sea como polvo de hojas secas, extractos concentrados, u hojas frescas cuando están disponibles— es incorporar la sabiduría de supervivencia de una especie que ha aprendido a crear vitalidad extraordinaria a partir de condiciones de escasez extrema.

7. Ginkgo: fósil viviente con resistencia milenaria

El ginkgo biloba ostenta el título extraordinario de ser la especie de árbol más antigua del planeta, un auténtico fósil viviente que ha permanecido virtualmente sin cambios durante más de 270 millones de años. Esta longevidad única no es accidental, es el resultado de una adaptabilidad tan refinada y una resistencia tan fundamental que ha permitido a esta especie sobrevivir a extinciones masivas, que eliminaron a dinosaurios, cambios climáticos catastróficos, y transformaciones geológicas que rediseñaron completamente la faz de la Tierra. Árboles individuales de ginkgo pueden vivir más de mil años, con alturas imponentes y troncos de circunferencias extraordinarias, mientras mantienen una vitalidad impresionante. Estos árboles ancianos han sobrevivido a sequías que duraron décadas, inundaciones devastadoras, incendios forestales masivos e, incluso, las bombas atómicas de Hiroshima y Nagasaki, de hecho, fueron algunas de las primeras formas de vida en reverdecer en las zonas de radiación extrema.

Esta resistencia se debe a que la planta produce una familia de compuestos únicos conocidos como ginkgólidos y bilobalidas, moléculas que no se encuentran en ninguna otra especie vegetal y que representan soluciones químicas sofisticadas ante los desafíos de la supervivencia a largo plazo. Los flavonoides del ginkgo, incluyendo quercetinas, kaempferoles y isorhamnetinas, proporcionan una protección antioxidante tan potente que puede revertir aspectos del daño oxidativo acumulado durante años de exposición a toxinas ambientales. Estos compuestos también mejoran la plasticidad neuronal, la capacidad del cerebro para formar nuevas conexiones y adaptarse a retos cognitivos.

Consumir extractos estandarizados de ginkgo —preparados según protocolos que concentran estos compuestos únicos— es heredar la resistencia biológica de la especie más persistente del planeta.

8. Espino blanco: cardioprotector de montaña

El espino blanco (*Crataegus monogyna*) es la perfección evolutiva de la cardioprotección natural, ya que ha desarrollado flores, hojas y frutos que concentran una farmacia natural específicamente diseñada para la salud cardiovascular óptima. Durante siglos, las tradiciones herbales europeas han reconocido al espino blanco como el "guardián del corazón", pero solo recientemente la ciencia moderna ha comenzado a comprender la sofisticación bioquímica que subyace a esta reputación ancestral. Crece en laderas escarpadas donde los vientos constantes, las variaciones extremas de temperatura y la menor disponibilidad de oxígeno crean condiciones que exigen una eficiencia cardiovascular extraordinaria.

Los compuestos activos primarios del espino blanco incluyen una familia de flavonoides únicos —principalmente vitexinas, hiperósidos, y quercetinas— que trabajan en sinergia para optimizar múltiples aspectos de la función cardiovascular al mismo tiempo. Estos flavonoides mejoran la contractilidad del músculo cardíaco, aumentando la fuerza de cada latido sin incrementar el consumo de oxígeno, una combinación que mejora la eficiencia cardíaca de manera que raramente se logra con intervenciones farmacológicas. Los proantocianidinas del espino blanco fortalecen y protegen los vasos sanguíneos desde las arterias más grandes hasta los capilares más delicados, mejorando la elasticidad vascular y reduciendo la resistencia periférica de manera que el corazón puede bombear sangre más eficientemente sin esfuerzo adicional. Los ácidos triterpénicos únicos del espino, incluyendo el ácido ursólico y cratególico, modulan del ritmo cardíaco, ayudando a regular las arritmias y promoviendo un ritmo cardíaco más eficiente y estable.

Lo que hace maravilloso al espino blanco es su capacidad para mejorar la función cardíaca sin causar los efectos secundarios problemáticos asociados con muchos medicamentos cardíacos sintéticos. No causa dependencia, no interfiere con otros sistemas del cuerpo, y mejora gradualmente la función cardíaca de manera que los beneficios persisten incluso después de discontinuar su uso.

Consumir preparaciones tradicionales de espino blanco —ya sea como tés de flores y hojas, tinturas concentradas, o extractos estandarizados— es incorporar la sabiduría cardiovascular de una especie que ha perfeccionado la eficiencia cardíaca como estrategia fundamental de supervivencia en entornos extremos.

9. Schisandra: la baya de los cinco sabores

La *Schisandra chinensis*, conocida tradicionalmente como "wu wei zi" o "la baya de los cinco sabores", es una planta trepadora extraordinaria que crece en los bosques templados y las montañas del noreste de Asia donde enfrenta inviernos helados, veranos muy calurosos, y variaciones estacionales extremas. Ha creado un perfil de sabor que incorpora todos los sabores fundamentales reconocidos por la medicina tradicional china: dulce, ácido, amargo, picante y salado. Cada sabor corresponde a familias específicas de compuestos bioactivos que han evolucionado para proteger la planta contra diferentes tipos de estrés ambiental, y que en el cuerpo humano pueden modular múltiples sistemas fisiológicos al mismo tiempo.

Esta planta es notable por su capacidad para mejorar lo que los científicos modernos llaman "resistencia al estrés no específica": la capacidad del organismo para mantener función óptima, sin importar el tipo específico de estrés que enfrente. Los estudios han demostrado que mejora en gran medida la función cognitiva, incluyendo la memoria, la concentración, y la velocidad de procesamiento mental. También, mejora la resistencia física, reduce la fatiga, y acelera la recuperación después del ejercicio intenso. En el hígado, protege contra la hepatotoxicidad mientras mejora las funciones de desintoxicación.

Consumir schisandra regularmente —como bayas secas, polvos, o extractos concentrados— es incorporar una estrategia adaptógena que ha sido refinada durante milenios, capacidad de mantener equilibrio y función óptima frente a la complejidad impredecible de la vida moderna, recordándole al cuerpo que la adaptabilidad verdadera requiere flexibilidad en múltiples niveles de forma simultánea.

10. Jiaogulan: el "ginseng del sur"

El jiaogulan (*Gynostemma pentaphyllum*), conocido en la medicina tradicional china como "*xiancao*" o "hierba de la inmortalidad", es una planta trepadora que crece silvestremente en las regiones montañosas del sur de China donde las poblaciones locales tienen una longevidad excepcional y tasas muy bajas de enfermedades crónicas. Investigadores japoneses descubrieron que contiene más de 100 saponinas triterpenoides, cuatro veces más que el ginseng asiático más valorado. Estas saponinas, conocidas como gipenosidas, incluyen varios compuestos que son químicamente idénticos a los ginsenósidos del ginseng, pero el jiaogulan va mucho más allá, ya que produce familias enteras de saponinas únicas que no se encuentran en ninguna otra planta. Esta riqueza bioquímica extraordinaria refleja la estrategia evolutiva de una especie que ha desarrollado una versatilidad adaptógena excepcional.

Esta planta tiene la capacidad única de funcionar como un "adaptógeno bidireccional", es decir que puede estimular y calmar los sistemas fisiológicos según las necesidades específicas del organismo. En personas con presión arterial alta, tiende a reducirla; en aquellas con presión arterial baja, puede elevarla hacia rangos normales. En individuos con hiperglucemia, mejora la sensibilidad a la insulina y reduce los niveles de glucosa; en aquellos con hipoglucemia, ayuda a estabilizar los niveles energéticos. Las gipenosidas del jiaogulan activan múltiples vías de longevidad simultáneamente, incluyendo AMPK —la "enzima maestra" que regula el metabolismo energético celular— y las sirtuinas, proteínas directamente asociadas con la extensión de la vida útil. También mejoran significativamente la función del sistema inmunológico, aumentando la actividad de células T auxiliares mientras modulan las respuestas inflamatorias excesivas.

Quizá lo más notable es que el jiaogulan parece activar la producción endógena de tres antioxidantes maestros del cuerpo —superóxido dismutasa (SOD), catalasa, y glutatión peroxidasa— mejorando las defensas antioxidantes naturales del organismo en lugar de solo brindar antioxidantes externos.

Consumir jiaogulan regularmente —como té de hojas, extractos, o cápsulas estandarizadas— es heredar estrategias bioquímicas que permiten al organismo autorregularse de manera óptima, recordando que la verdadera salud es un proceso dinámico de adaptación continua a condiciones cambiantes.

11. Albahaca: guardiana sagrada de la vitalidad

La albahaca sagrada (*Ocimum tenuiflorum*), conocida como "*tulsi*" en la tradición ayurvédica, es originaria de las regiones tropicales del subcontinente indio, donde debe enfrentar calor extremo, humedad intensa, y la presión constante de insectos, hongos, y bacterias que surgen en climas cálidos y húmedos. A diferencia de su prima culinaria más familiar, la albahaca sagrada ha desarrollado concentraciones mucho más altas de aceites esenciales bioactivos, incluyendo eugenol, linalool, y metil eugenol, compuestos que funcionan como antimicrobianos de amplio espectro mientras proporcionan efectos calmantes profundos al sistema nervioso humano.

El eugenol, el compuesto aromático predominante en la albahaca sagrada, posee propiedades antiinflamatorias tan potentes que puede rivalizar con medicamentos sintéticos, pero con la ventaja adicional de mejorar la función respiratoria, optimizar la digestión y calmar la ansiedad. Este compuesto también actúa como un adaptógeno específico para el estrés, modulando los niveles de cortisol de manera que el cuerpo puede mantener respuestas apropiadas al estrés sin caer en patrones de estrés crónico destructivo. Los flavonoides únicos de la albahaca sagrada, incluyendo orientin y vicenin, proporcionan protección antioxidante específicamente dirigida a proteger el sistema cardiovascular y el hígado contra el daño acumulativo. Estos compuestos también mejoran la sensibilidad a la insulina y ayudan a regular los niveles de glucosa sanguínea, haciendo de la albahaca sagrada un aliado valioso en la prevención y manejo de la diabetes tipo 2. Los ácidos fenólicos de la planta, incluyendo el ácido rosmarínico y el ácido cafeico, actúan como neuroprotectores, protegiendo el tejido cerebral contra el estrés oxidativo mientras mejoran la función cognitiva y la claridad mental. Estos compuestos también apoyan la función del sistema inmunológico, mejorando la capacidad del cuerpo para responder apropiadamente a infecciones mientras evitan reacciones autoinmunes.

La albahaca sagrada funciona como un "equilibrador sistémico", es una planta que detecta dónde el cuerpo está fuera de equilibrio y dirige sus efectos terapéuticos hacia esas áreas.

Consumir albahaca sagrada regularmente —como té de hojas frescas o secas, extractos concentrados, o incorporándola en tus platillos— es heredar estrategias bioquímicas que le permiten al organismo mantenerse resiliente frente a múltiples estresores de forma simultánea, recordando que la verdadera fortaleza viene de la flexibilidad adaptativa que responde con fuerza ante cualquier desafío.

La resiliencia, el acto de recordar

La resiliencia auténtica no es un suplemento que se puede comprar en una tienda es una aplicación que se puede descargar, o una técnica que se puede aprender en un fin de semana. La resiliencia es un acto profundo de recordar quiénes somos en nuestra esencia más fundamental. Es reconocer y honrar que llevamos dentro la misma fuerza vital indomable que permite a una semilla romper el asfalto más duro, a un árbol sobrevivir siglos de tormentas devastadoras, y a la vida encontrar siempre, inevitablemente, un camino para florecer, incluso en las circunstancias más imposibles.

Esta fuerza no es algo que perdimos y necesitamos recuperar desde afuera. No es algo que se deterioró con la modernidad y debe ser reparado con tecnología. Es algo que siempre ha estado presente, latente en cada célula, esperando las condiciones apropiadas para expresarse plenamente. Las plantas resilientes que hemos explorado en este capítulo nos sirven como recordatorios vivientes de nuestro propio potencial latente, como espejos que reflejan lo que somos capaces de ser cuando nos alineamos con principios naturales fundamentales.

Estas plantas maestras nos invitan a participar en una revolución silenciosa pero profunda: dejar de luchar contra nuestra naturaleza esencial y comenzar a danzar conscientemente con ella. Dejar de ver nuestros cuerpos como máquinas defectuosas que requieren constante reparación, y comenzar a experimentarlos como ecosistemas vivientes dotados de una sabiduría que trasciende nuestro entendimiento consciente.

En cada hoja de té verde que consumimos conscientemente, en cada gota de aceite de oliva extra virgen que incorporamos en nuestra alimentación, en cada pizca de cúrcuma que añadimos con intención a nuestras comidas, se esconde la memoria condensada de millones de años de adaptación exitosa. Consumir estas plantas es mucho más que nutrición en el sentido convencional, es una forma de comunión directa con la sabiduría más antigua y más probada del planeta.

Al final, el regreso a lo sano, salvaje y sabio es el próximo paso evolutivo consciente: la integración deliberada y sofisticada de la tecnología moderna con la sabiduría ancestral, creando un futuro donde florecemos genuinamente. Un futuro donde entendemos que la verdadera fortaleza viene de desarrollar la capacidad de transformar esos retos en oportunidades de crecimiento. Un futuro donde reconocemos que la salud óptima emerge de la colaboración inteligente con fuerzas naturales que han estado perfeccionando el arte de la vida durante eones. Un futuro donde recordamos que somos parte integral de un planeta viviente, no visitantes alienados que necesitan estar constantemente protegidos de su influencia. Un futuro donde la longevidad se basa en la optimización consciente de una vitalidad que se renueva constantemente a través de la sabiduría aplicada.

En este regreso consciente a nuestras raíces más profundas, las plantas resilientes se convierten en nuestras aliadas más confiables, nuestras maestras más pacientes, y nuestras guías más sabias hacia una forma de ser humano que honra nuestro potencial individual y nuestra responsabilidad colectiva hacia las generaciones futuras que heredarán el mundo que estamos creando con cada decisión que tomamos hoy.

La transformación real ocurre cuando integramos esta sabiduría en prácticas sostenibles que despiertan y fortalecen nuestra fuerza interior. En el próximo capítulo exploraremos las terapias ancestrales y modernas que actúan como catalizadores para este despertar: desde técnicas milenarias de respiración y movimiento hasta protocolos contemporáneos de exposición al frío y ayuno intermitente. Descubriremos cómo estas prácticas, cuando se combinan con la medicina verde que acabamos de explorar, crean un sistema sinérgico que nutre el cuerpo y que entrena el espíritu para la práctica continua —esa disciplina amorosa— que nos permite regresar, día tras día, a lo que realmente somos: seres diseñados para prosperar, no meramente sobrevivir.

CAPÍTULO 8

Terapias ancestrales y modernas para despertar la fuerza interior

> Las tradiciones antiguas no son supersticiones, son tecnologías del espíritu que hemos olvidado cómo usar.
>
> TERENCE MCKENNA

Los seres humanos todo el tiempo enfrentamos situaciones desafiantes que pueden generar conflictos internos y, si no sabemos gestionarlos de forma adecuada, nos desequilibramos. El estrés moderno es un factor crucial que debemos abordar con la misma importancia que cualquier otro síntoma físico, y las estrategias para reducir sus niveles también son cruciales para vivir con bienestar.

Por eso, la prevención es esencial para la salud: por medio de las terapias preventivas cuidamos nuestro cuerpo de forma cotidiana y estamos conscientes de lo que necesitamos para estar en forma, saludables y prevenir todo tipo de malestares y enfermedades. En la actualidad, la medicina funcional plantea el uso de terapias preventivas para integrar a la vida diaria. Aunque pueden resultar incomodas, son excelentes para restablecer la conexión mente-cuerpo, aliviar el estrés, reparar o rehabilitar partes o sistemas del organismo y sentar las bases para el bienestar general y la longevidad.

La medicina funcional tiene sus raíces en tres culturas principales: china, hindú y griega. La medicina tradicional china se remonta a más de cuatro mil años y abarca una comprensión detallada de la salud como un equilibrio entre el espíritu, los cinco elementos naturales (agua, tierra, fuego, metal y madera), el yin y el yang (energías complementarias), el Qi (energía vital), los fluidos corporales, la sangre, el jing (esencia) y las emociones. Esta tradición ha evolucionado con el tiempo y ha incorporado prácticas como el masaje, la fitoterapia y la acupuntura. En paralelo, la medicina hindú comparte principios similares con la medicina china, aunque con enfoques distintos: mientras que algunos médicos chinos consideraban que ciertas enfermedades podrían tener origen mágico o espiritual, los enfoques hindúes adoptaban una perspectiva más terrenal, centrándose en la regulación adecuada de los aspectos vitales de cada individuo para promover la salud. La influencia griega en la medicina holística es notable. Hipócrates, considerado el padre de la medicina occidental, postuló que las enfermedades surgían del desequilibrio de los cuatro humores corporales: sangre, flema, bilis negra y bilis amarilla. Según esta perspectiva, un tratamiento efectivo restablecía el equilibrio de estos fluidos y le permitía al cuerpo recuperar su capacidad de autorregeneración.

Conforme la medicina convencional se desarrolló en el siglo XIX, en Occidente se relegaron muchas prácticas holísticas, mientras que en Oriente continuaron siendo fundamentales en el tratamiento de enfermedades. Sin embargo, en la década de 1960, en América y en Europa se redescubrió el valor de los enfoques holísticos para la curación física y mental, lo que llevó a un resurgimiento de estas prácticas en Occidente. Actualmente, diversas prácticas como la acupuntura, los enemas, la masoterapia y la hidroterapia se integran en los planes de tratamiento para mejorar la salud y el bienestar integral, ya que estas técnicas terapéuticas naturales y energéticas buscan estimular los procesos naturales de sanación del cuerpo. En este capítulo vamos a internarnos en el mundo de las terapias integrales y holísticas que puedes incorporar a tu rutina diaria para vivir mejor, con menos estrés, más motivación, y sentirte pleno y en control de tu salud.

Acupuntura

La medicina tradicional china, con milenios de experiencia clínica, ofrece una perspectiva única sobre la salud basada en el equilibrio energético. Su fundamento radica en el concepto del yin y yang, fuerzas complementarias que, cuando están en armonía, mantienen la salud óptima. El desequilibrio entre ellas genera enfermedad, por lo que es esencial restaurar su equilibrio.

El Qi es la energía vital que fluye a través de nuestro cuerpo, estableciendo una conexión dinámica entre nuestro organismo y el entorno. Esta energía circula por canales específicos llamados meridianos, y cualquier bloqueo o desequilibrio en su flujo provoca síntomas físicos y emocionales. La medicina china identifica cuatro tipos principales de Qi: el Qi original (relacionado con nuestra constitución genética), el Qi pectoral (vinculado al metabolismo y factores externos, como alimentación y respiración), el Qi nutritivo (asociado con la nutrición), y el Qi defensivo (responsable de la inmunidad). Estas formas de energía forman redes interdependientes que afectan desde la salud mental hasta el funcionamiento orgánico y el envejecimiento.

La acupuntura se basa en el principio de que todo dolor o malestar indica una obstrucción en el flujo normal del Qi. Mediante la inserción precisa de agujas en puntos específicos, esta técnica libera los bloqueos energéticos, restaura el flujo libre de energía y promueve la curación natural del cuerpo. La selección de puntos de tratamiento se determina a través de los "cuatro métodos de diagnóstico" tradicionales, que permiten al acupunturista evaluar el estado energético único de cada paciente y diseñar un tratamiento personalizado para restaurar el equilibrio perdido.

BENEFICIOS DE LA ACUPUNTURA

- **Alivia el dolor crónico, incluyendo dolor de espalda, cuello, cabeza y migrañas.** Se usa ampliamente para tratar el dolor crónico de espalda, cuello, cabeza y migrañas.
- **Reduce el estrés, la ansiedad y la tensión emocional.** Muchas personas recurren a la acupuntura para ayudar a reducir el estrés, la ansiedad y la tensión emocional porque equilibra el sistema nervioso autónomo y brinda una sensación de calma y relajación.
- **Mejora la calidad del sueño y tratamiento de trastornos del sueño.** Se usa para tratar trastornos del sueño como el insomnio y la apnea del sueño. Es más efectiva que los tratamientos convencionales para mejorar el insomnio y la calidad del sueño.
- **Ayuda en el tratamiento de trastornos del estado de ánimo, como la depresión y el TEPT.** Además de reducir la ansiedad, también se

utiliza en el tratamiento de trastornos del estado de ánimo, como la depresión y el trastorno de estrés postraumático (TEPT). Ayuda a regular los desequilibrios bioquímicos en el cerebro y promueve un estado de ánimo más balanceado.

- **Reduce la frecuencia de episodios de migraña.** Reduce la frecuencia de los episodios de migraña en comparación con el tratamiento con medicamentos preventivos. Es una opción efectiva para el tratamiento de la migraña crónica.
- **Mejora la salud reproductiva y apoya la fertilidad.** Se ha usado como terapia complementaria para apoyar la fertilidad y el tratamiento de la infertilidad en hombres y mujeres, ya que mejora la circulación sanguínea en el área pélvica y promueve la salud reproductiva.
- **Alivia los síntomas en cuidados paliativos para pacientes con enfermedades crónicas o terminales.** En pacientes con enfermedades crónicas o terminales, la acupuntura alivia los síntomas como náuseas, vómitos, fatiga y dolor, mejorando así la calidad de vida del paciente.

Es importante que tengas en cuenta que la efectividad de la acupuntura varía según la condición tratada y la respuesta individual del paciente. Por lo tanto, te recomiendo que busques a un acupunturista calificado y certificado para recibir un tratamiento seguro y efectivo.

Enema de café

Nuestro hígado enfrenta una sobrecarga sin precedentes: más de 60 mil sustancias químicas sintéticas se producen comercialmente, con cerca de mil compuestos nuevos añadidos cada año. Esta acumulación tóxica compromete la capacidad natural de desintoxicación del hígado, lo que causa síntomas como fatiga crónica, alergias, problemas respiratorios, desequilibrios hormonales y trastornos neurológicos. Estudios revelan que entre el 75-95 % de los cánceres son causados por factores ambientales y toxicidad.

Los enemas de café no son una moda moderna. Su uso terapéutico se remonta al siglo XIX, y en la década de 1930, el doctor Max Gerson descubrió científicamente que la cafeína administrada por esta vía abría los conductos biliares y estimulaba la producción de bilis hepática. La investigación independiente del doctor Lee Wattenberg (1981) demostró que compuestos específicos del café —kahweol y palmitato de cafestol— aumentan la actividad de la glutatión S-transferasa hasta un 600 % en el hígado y un 700 % en el intestino. Esta enzima es crucial para desintoxicar carcinógenos y neutralizar radicales libres.

MECANISMO DE ACCIÓN DE LOS ENEMAS DE CAFÉ

- **Absorción directa:** los componentes activos del café se absorben rápidamente a través de las venas rectales hacia el sistema portal hepático, evitando el tracto digestivo superior.
- **Estimulación hepática:** el ácido palmítico y la cafeína dilatan los conductos biliares y estimulan la liberación de bilis tóxica concentrada.
- **Potenciación enzimática:** aumenta dramáticamente la producción de glutatión S-transferasa, el sistema enzimático maestro para neutralizar toxinas.
- **Diálisis sanguínea:** durante los 15 minutos del enema, la sangre pasa por el hígado 5 veces, creando un efecto de diálisis que purifica todo el sistema circulatorio.

A diferencia de los enemas estándar (que solo alivian el estreñimiento), el enema de café tiene como objetivo principal la limpieza y fortalecimiento hepático. El café permanece en el colon sigmoide, mientras sus componentes activos viajan al hígado, por lo que las personas intolerantes al café oral generalmente no experimentan problemas con los enemas de café. Este tipo de enemas no constituyen tratamiento médico por sí solos ni reemplazan la consulta médica. Su valor radica en facilitar el funcionamiento hepático óptimo y la eliminación de toxinas que, de otro modo, quedarían atrapadas en el organismo, contribuyendo así a mantener células sanas y prevenir enfermedades. También puedes aplicarte enemas de té de manzanilla, ghee, pasto de trigo o agua tibia con probióticos.

Consulta mi libro *El método de las 3R's* donde aparece un diagrama sobre cómo realizar los enemas de café.

BENEFICIOS DEL ENEMA DE CAFÉ

- **Favorece el vaciado del colon.** Es esencial para eliminar toxinas y desechos, y mantener la salud digestiva.
- **Aumenta los niveles del poderoso antioxidante glutatión.** Este antioxidante es conocido por su capacidad para neutralizar los radicales libres y combatir el estrés oxidativo.
- **Estimula el flujo de bilis desde el hígado y la vesícula biliar hacia el tracto digestivo.** De esta forma se acelera la eliminación de desechos y toxinas.
- **Ayuda a reducir la inflamación.** Contribuye a un sistema digestivo más saludable y a una mayor comodidad intestinal.
- **Previene el crecimiento de tejido anormal.** Este tejido podría convertirse en cáncer, por lo que es una herramienta valiosa en la lucha contra esta enfermedad.
- **Favorece la eliminación de toxinas y desechos.** Gracias a eso, alivia el estreñimiento y mejora la función digestiva en general.
- **Mejora el estado de ánimo.** Algunas personas han reportado mejoras en el estado de ánimo después de realizar enemas de café, por lo que también tiene un efecto positivo en el bienestar mental.
- **Ayuda a eliminar los organismos no deseados del tracto digestivo.** Esta limpieza contribuye a una mejor salud intestinal.
- **Estimular la liberación de bilis.** Esto ayuda a eliminar cálculos biliares y apoya la salud renal.

Si bien puedes realizarte los enemas de café en casa, es crucial que sigas las pautas de seguridad adecuadas para minimizar cualquier riesgo potencial. El riesgo de experimentar efectos adversos es particularmente alto en personas con condiciones digestivas preexistentes, como enfermedad de Crohn, colitis ulcerosa o diverticulitis, antecedentes de cirugía intestinal, hemorroides graves, enfermedades subyacentes, como problemas renales, cardíacos o hepáticos, alergia al café u otras sensibilidades relacionadas con esta sustancia.

El poder del tacto: los masajes

El tacto es fundamental para nuestro desarrollo integral, ya que afecta aspectos socioemocionales, físicos, cognitivos y neurológicos desde el nacimiento. La piel, nuestro órgano más grande, alberga cinco millones de receptores especializados que transmiten señales nerviosas cruciales al cerebro. El contacto físico temprano regula funciones vitales como respiración, frecuencia cardíaca y temperatura, mientras que su ausencia puede generar niveles más altos de agresión en la adolescencia.

Investigaciones del Touch Research Institute de la Universidad de Miami demuestran que el contacto físico reduce el estrés, mejora el estado de ánimo y fortalece las relaciones interpersonales. La terapia táctil ha mostrado efectividad en el tratamiento de dolor crónico, ansiedad, depresión y trastornos del sueño. Fundada por Frans Veldman después de la Segunda Guerra Mundial, la haptonomía estudia las interacciones afectivas a través del tacto. Esta disciplina usa técnicas específicas para fomentar la comunicación y el vínculo emocional, lo que contribuye en gran medida a la salud mental y emocional mediante el desarrollo de conexiones humanas profundas. La masoterapia se enfoca en el uso terapéutico del tacto y diferentes técnicas de masaje para promover la homeostasis corporal.

BENEFICIOS DE LOS MASAJES

- **Estimulan el sistema nervioso y vasomotor.** Mediante una manipulación controlada de los tejidos, logra activar el sistema nervioso y desencadenar cambios vasomotores adecuados. Al estimular la piel, se activan las fibras nerviosas en las paredes de los vasos arteriales, lo que conduce a la liberación de adrenalina y otras hormonas asociadas con el confort y el bienestar.
- **Impactan el sistema nervioso central.** Al aplicar estímulos a los receptores de los tejidos, se envía información al sistema nervioso central, desencadenando cambios bioquímicos y locales que afectan el estado de los tejidos y promueven la liberación de la tensión muscular y una sensación de confort.
- **Liberan neurotransmisores y hormonas.** La piel experimenta una liberación de diversas sustancias, como adrenalina, efedrina, ergotina, histamina, acetilcolina, endorfinas y oxitocina, conocidas por

sus efectos relajantes y placenteros, contribuyendo así a la sensación de relajación y bienestar.

- **Impactan en la psique.** La liberación de serotonina, endorfinas y encefalinas durante el masaje tiene efectos positivos en la psique, aunque estos efectos aún están siendo investigados en relación con la salud mental.
- **Mejoran la circulación sanguínea y linfática.** Promueve una mejor circulación sanguínea y linfática, lo que contribuye a la oxigenación y alimentación de los tejidos, optimizando el metabolismo celular y facilitando la eliminación de desechos. Esto conduce a una relajación corporal, una disminución del ritmo cardíaco y una reducción de la presión sanguínea.
- **Ayudan a la recuperación muscular.** Ayuda a nutrir los músculos, mejora el metabolismo muscular y aumenta la velocidad de contracción muscular. Esto resulta en una reducción de la fatiga muscular, una recuperación más rápida después del ejercicio y una mayor fuerza y coordinación muscular.
- **Ayudan a la movilidad articular.** Al mejorar el suministro sanguíneo y la flexibilidad de los tejidos, contribuye a una mayor amplitud de movimiento articular y a la relajación de las tensiones musculares.
- **Impactan la digestión y motilidad gastrointestinal.** Mejora la nutrición y optimiza el proceso de digestión al aumentar la motilidad gastrointestinal y facilitar la secreción de hormonas y enzimas relacionadas con la absorción de nutrientes.
- **Aumento del bienestar y la relajación.** Además de los beneficios físicos, proporciona una sensación inmediata de relajación y bienestar mental. También ayuda a reducir la percepción del dolor y mejora la calidad del sueño.

Hidroterapia

La hidroterapia combina fisioterapia, rehabilitación y biomecánica usando las propiedades beneficiosas del medio acuático. Con raíces históricas en civilizaciones antiguas como Grecia, Roma, Egipto y China, fue recomendada por Hipócrates y popularizada en el siglo XIX por médicos como Sebastian Kneipp y Vincent Priessnitz. Es muy efectiva para esguinces, luxaciones, fracturas, dolor de espalda, hernias, ciática, dolores cervicales, artritis, lumbalgia y osteoporosis. También, se usa para la preparación prequirúrgica, la rehabilitación postcirugía, el ejercicio seguro para personas con sobrepeso u obesidad y la prevención de lesiones por sobreentrenamiento.

La hidroterapia pasiva avanzada llamada "Watsu" fue creada por Harold Dull en 1980, el Watsu combina principios del shiatsu japonés (presión con dedos) con terapia acuática. Se realiza en agua a 35°C donde el terapeuta aplica masajes, estiramientos y movilizaciones pasivas para:

- Desbloquear segmentos corporales tensos
- Estirar fascias y cadenas musculares
- Promover flujo energético saludable (Qi)
- Patrones de movimiento inadecuados
- Alteraciones físicas o psicológicas
- Fibromialgia y artritis reumatoide
- Migrañas, ansiedad, estrés e insomnio
- Embarazo
- Rehabilitación neurológica postaccidente cerebrovascular

No la realices si tienes infecciones activas, si acabas de tener una cirugía, si tienes problemas de equilibrio severos, esquizofrenia e insuficiencia cardíaca descompensada. La hidroterapia es una modalidad terapéutica integral que aprovecha las propiedades físicas del agua para promover sanación, relajación y rehabilitación de manera suave pero efectiva.

BENEFICIOS DE LA HIDROTERAPIA

Existen múltiples beneficios de este tipo de terapia, en especial del Watsu, entre ellos te platico los siguientes:

- **Relaja los músculos.** Los baños de agua caliente pueden ayudar a relajar los músculos tensos y aliviar el estrés acumulado.
- **Mejora la circulación sanguínea.** El agua caliente dilata los vasos sanguíneos, lo que mejora el flujo sanguíneo y promueve una mejor circulación en todo el cuerpo.
- **Alivia del dolor.** La hidroterapia puede ayudar a aliviar el dolor muscular y articular, así como el dolor asociado con condiciones crónicas como la artritis.

- **Reduce el estrés y la ansiedad.** Sumergirse en agua caliente puede tener un efecto calmante en el sistema nervioso, lo que ayuda a reducir los niveles de estrés y ansiedad.
- **Desintoxica.** El sudor inducido por el calor del agua puede ayudar a eliminar toxinas del cuerpo, promoviendo así una sensación de limpieza y bienestar.
- **Mejora el sueño.** La relajación inducida por la hidroterapia puede ayudar a mejorar la calidad del sueño, lo que resulta en un descanso más reparador y rejuvenecedor.
- **Estimula el sistema inmunológico.** La hidroterapia puede ayudar a fortalecer el sistema inmunológico al mejorar la circulación y promover una mejor función de los órganos internos.
- **Rehabilitación física.** La terapia acuática se utiliza a menudo en la rehabilitación física para ayudar a recuperarse de lesiones musculares, articulares o nerviosas, proporcionando un entorno de bajo impacto para el ejercicio y la movilización.
- **Mejora el estado de ánimo.** Sumergirse en agua caliente puede liberar endorfinas, conocidas como las "hormonas de la felicidad", lo que puede mejorar el estado de ánimo y promover una sensación general de bienestar.

Grounding

El *grounding* o *earthing* consiste en hacer contacto directo con la superficie terrestre para mejorar la salud y el bienestar general. Desde una perspectiva científica, la Tierra posee una vasta reserva de electrones libres con carga negativa que, al entrar en contacto con nuestro cuerpo, neutralizan los radicales libres responsables de la inflamación y el daño celular. Este flujo de electrones genera efectos antioxidantes que reducen la inflamación crónica y mejoran la salud general.

Se ha demostrado que el *grounding* puede reducir el dolor crónico, mejorar la calidad del sueño, disminuir el estrés y optimizar la circulación sanguínea. Los electrones influyen positivamente en la viscosidad de la sangre y los niveles de inflamación, facilitando un flujo sanguíneo más eficiente y una mejor oxigenación de los tejidos corporales.

Desde una perspectiva holística, el *grounding* es una reconexión profunda con la naturaleza. Muchas tradiciones espirituales reconocen la tierra como fuente primordial de vida y energía. Al establecer contacto directo con ella, nos reconectamos con este origen vital, lo que resulta profundamente estabilizador y tranquilizador. Esta práctica ancestral de "volver a las raíces" proporciona una sensación de estabilidad y permanencia que ayuda a disminuir la ansiedad y el estrés, generando una sensación profunda de paz y calma.

BENEFICIOS DEL *GROUNDING*

- **Neutraliza radicales libres naturalmente.** La transferencia de electrones libres desde la tierra al cuerpo proporciona poderosos antioxidantes que combaten el estrés oxidativo y la inflamación crónica.
- **Reduce la inflamación sistémica.** Al neutralizar los radicales libres, disminuye significativamente la inflamación vinculada a enfermedades cardíacas, artritis y dolor crónico.
- **Mejora la circulación sanguínea.** Optimiza la viscosidad de la sangre, lo que facilita una mejor circulación, reduce el riesgo cardiovascular y promueve una mayor oxigenación y nutrición de los tejidos.
- **Acelera la reparación celular.** La mejor oxigenación tisular es crucial para los procesos de reparación celular y la producción de energía a nivel mitocondrial.
- **Proporciona calma instantánea.** El contacto físico directo con la tierra genera una sensación inmediata de calma y bienestar, creando una experiencia de "retorno a las raíces" profundamente estabilizadora.
- **Regula las hormonas del estrés.** Disminuye significativamente el estrés y la ansiedad mediante la reducción natural de cortisol, la principal hormona del estrés.
- **Sincroniza los ritmos biológicos.** Alinea los ritmos corporales con los ritmos geofísicos terrestres, regulando el ciclo circadiano y promoviendo un descanso más profundo y reparador.
- **Optimiza la función cognitiva.** Aumenta la alerta mental, mejora el enfoque y la claridad mental, proporcionando una mayor sensación de estar centrado y presente con el entorno.
- **Equilibra el sistema eléctrico corporal.** Restablece el equilibrio eléctrico natural del cuerpo, descargando el exceso de voltaje acumulado por la exposición a campos electromagnéticos artificiales.

Vivimos en una era de sobrecarga electromagnética constante proveniente de WiFi, celulares, torres y pantallas que alteran la carga eléctrica natural de nuestro cuerpo, generando desregulación del sistema nervioso autónomo, insomnio, ansiedad e inflamación crónica. El *grounding* restablece el equilibrio eléctrico corporal, descargando el exceso de voltaje y reduciendo significativamente los efectos nocivos de la exposición a campos electromagnéticos artificiales. La práctica del *grounding* es accesible y transformadora: desde caminar descalzo sobre el pasto por unos minutos todos los días, practicar yoga al aire libre, hasta usar tecnologías especializadas como alfombras o bandas conductoras para entornos urbanos. Al conectar directo con la tierra, aprovechas sus efectos curativos naturales que reducen el estrés, mejoran el sueño y aumentan la vitalidad. Esta práctica ancestral ofrece momentos de paz y tranquilidad que nutren cada aspecto del ser, restaurando la salud física y enriqueciendo el espíritu mediante la reconexión con la naturaleza.

> **Tip:** para mayores resultados en procesos inflamatorios, te recomiendo 20 minutos de *grounding* tres veces por semana.

Human Garage

Human Garage es un centro de bienestar especializado en la alineación corporal y liberación emocional a través del trabajo con la fascia. Esta metodología innovadora reconoce que las tensiones físicas y emocionales se almacenan en el tejido conectivo del cuerpo, creando patrones de dolor y disfunción. Fundado con la premisa de que el cuerpo humano funciona como un sistema integrado, Human Garage utiliza técnicas manuales especializadas, trabajo respiratorio consciente y movimiento terapéutico para acceder y liberar estas tensiones atrapadas. Su enfoque holístico aborda los aspectos físicos y emocionales del dolor, ayudando a reprogramar el sistema nervioso y restaurar el equilibrio natural del organismo.

Esta terapia es particularmente efectiva para personas que sufren de dolor crónico, trauma almacenado en el cuerpo, estrés acumulado, patrones de movimiento disfuncionales y restricciones fasciales. También beneficia a quienes buscan mejorar su rendimiento físico, liberar tensiones emocionales y optimizar su bienestar general. El trabajo se centra en identificar y liberar los "bloqueos" que impiden el funcionamiento óptimo del cuerpo, permitiendo que la energía fluya libremente y que el sistema nervioso se regule de manera natural.

BENEFICIOS DE *HUMAN GARAGE*

- **Libera tensiones fasciales profundas.** Las técnicas manuales especializadas acceden a capas profundas del tejido conectivo, liberando restricciones que han estado presentes durante años.
- **Reprograma el sistema nervioso.** El trabajo respiratorio y de movimiento ayuda a regular el sistema nervioso autónomo, reduciendo la respuesta de estrés crónico.
- **Alivia el dolor crónico.** Al liberar las tensiones fasciales y mejorar la alineación corporal, se reduce significativamente el dolor persistente y las molestias crónicas.
- **Procesa trauma almacenado.** Permite la liberación segura de traumas emocionales y físicos que se han quedado atrapados en el tejido conectivo.
- **Mejora la postura y alineación.** Restaura la alineación natural del cuerpo, corrigiendo patrones posturales disfuncionales desarrollados por compensaciones y tensiones.
- **Aumenta la movilidad y flexibilidad.** La liberación fascial mejora significativamente el rango de movimiento y la flexibilidad general del cuerpo.
- **Reduce el estrés y la ansiedad.** El trabajo con la respiración y la liberación de tensiones tiene un efecto profundamente calmante en el sistema nervioso.
- **Optimiza el rendimiento físico.** Al mejorar la función fascial y la alineación, se optimiza la eficiencia del movimiento y el rendimiento atlético.
- **Promueve la regulación emocional.** Ayuda a procesar y liberar emociones atrapadas, mejorando la estabilidad emocional y el bienestar mental.

Human Garage es una modalidad terapéutica revolucionaria que reconoce la conexión intrínseca entre el cuerpo físico y el bienestar emocional, y ofrece una vía de sanación integral y transformación profunda. Te lo recomiendo ampliamente.

Terapia neural

La terapia neural es una disciplina médica revolucionaria cuyo objetivo principal es restaurar el equilibrio del sistema nervioso autónomo a través de micro-inyecciones de anestésicos locales altamente diluidos. Esta modalidad terapéutica reconoce que el sistema nervioso vegetativo integra los diferentes tejidos y órganos del cuerpo a través de una red de información, y cualquier irritación en una parte de esta red puede alterar el funcionamiento de toda ella, como un cortocircuito en una red eléctrica. Fundada en las investigaciones pioneras de los hermanos Huneke en Alemania y sustentada por los trabajos de científicos rusos como Pavlov y Speransky, la terapia neural usa procaína o lidocaína en concentraciones máximas del 1 %, muy por debajo de su utilización como anestésico, aprovechando su capacidad de comportarse como sustancia dieléctrica capaz de ceder electrones y repolarizar las membranas celulares.

Esta terapia es muy efectiva para personas que sufren de dolor crónico, trastornos que no responden a tratamientos convencionales, campos de interferencia causados por cicatrices o traumas antiguos, y desequilibrios del sistema nervioso autónomo. También, beneficia a quienes buscan liberar memorias emocionales almacenadas en los tejidos y restaurar su capacidad natural de autorregulación. El trabajo se centra en identificar y neutralizar los "campos de interferencia" —tejidos dañados que actúan como estímulos irritativos al sistema nervioso— permitiendo que el organismo recupere su equilibrio energético natural.

BENEFICIOS DE LA TERAPIA NEURAL

- **Restaura el potencial eléctrico celular.** Las microinyecciones de procaína repolarizar las membranas celulares, devolviendo el potencial de reposo normal y restableciendo las funciones metabólicas intracelulares.
- **Elimina campos de interferencia.** Neutraliza los bloqueos energéticos causados por cicatrices, traumas o infecciones antiguas, produciendo el "fenómeno en segundos" donde los síntomas desaparecen instantáneamente.
- **Alivia el dolor crónico refractario.** Resulta especialmente eficaz para dolores de tipo agudo y crónico de origen degenerativo,

inflamatorio o postoperatorio que no responden a tratamientos convencionales.

- **Libera traumas emocionales almacenados.** Permite la liberación segura de memorias emocionales no elaboradas que se han quedado atrapadas en los tejidos, promoviendo una mejoría inmediata de trastornos crónicos.
- **Regula el sistema nervioso autónomo.** La procaína actúa como antihistamínico natural, vasodilatador y regulador del eje neurovegetativo, reduciendo la respuesta de estrés crónico.
- **Mejora la circulación y oxigenación tisular.** Su efecto vasodilatador favorece la irrigación de los tejidos que, debido al .estrés, tienden a estar con falta de oxígeno, mejorando así la función de la red capilar.
- **Estimula los mecanismos de autocuración.** Facilita la respuesta autocurativa del organismo, ayudándolo a encontrar su camino de mejoría y, en algunos casos, curarse definitivamente.
- **Trata múltiples patologías simultáneamente.** Efectiva para cefaleas, migrañas, vértigos, fibromialgia, trastornos del sueño, problemas endocrinos, digestivos y metabólicos.
- **Seguridad terapéutica excepcional.** No produce efectos secundarios, no tiene niveles de toxicidad, y puede aplicarse a personas de todas las edades, incluidas embarazadas y niños.

La terapia neural es una modalidad terapéutica que considera a la persona una unidad única imposible de dividir en órganos o sistemas, utilizando la sabiduría inherente del organismo para restaurar el equilibrio perdido. Su enfoque integral reconoce que el sistema nervioso vegetativo, la matriz extracelular y la fascia juegan un papel fundamental en el almacenamiento y liberación de información física y emocional, ofreciendo una vía de sanación que va más allá del síntoma para abordar las causas profundas del desequilibrio. Te la recomiendo ampliamente como una herramienta poderosa para recuperar tu salud integral.

La terapia neural ha sido una de las herramientas más profundas y transformadoras que he integrado a mi proceso de sanación. En Bienesta, no solo la recomendamos: la vivimos. Aplicamos esta terapia con un enfoque integral: emocional, físico y energético. Lo que sana es el estímulo preciso al sistema eléctrico del cuerpo, que recuerda cómo autorregularse. Esta terapia ha sido un puente para volver a habitarme. Si tú también sientes que tu cuerpo guarda historias no resueltas, esta puede ser la puerta que estabas buscando.

Facilitación Neuromuscular Propioceptiva (PNF)

La Facilitación Neuromuscular Propioceptiva (PNF, por sus siglas en inglés) es una metodología terapéutica avanzada que optimiza la función del sistema neuromuscular a través de técnicas específicas de estiramiento y fortalecimiento que involucran contracciones musculares dirigidas y patrones de movimiento tridimensionales. Esta modalidad reconoce que el sistema propioceptivo integra la información sensorial del cuerpo para coordinar el movimiento, y que cualquier disfunción en esta red puede alterar la biomecánica completa, como una desafinación en una orquesta. Fue desarrollada inicialmente por los neurofisiólogos Herman Kabat y Margaret Knott en 1940, y perfeccionada por Dorothy Voss. La PNF se fundamenta en los principios neurofisiológicos de facilitación e inhibición muscular, utilizando receptores propioceptivos como los órganos tendinosos de Golgi y los huesos musculares para generar respuestas de relajación y elongación que van más allá de los límites del estiramiento pasivo tradicional.

Esta terapia es especialmente valiosa para atletas que buscan optimizar su rendimiento, personas con restricciones de movilidad por lesiones o cirugías, individuos con patrones de movimiento disfuncionales, y quienes experimentan tensión muscular crónica o contracturas persistentes. También, beneficia mucho a personas que necesitan recuperar rangos de movimiento después de periodos de inmovilización y a quienes buscan prevenir lesiones mediante el mejoramiento de la flexibilidad funcional. El trabajo se centra en "resetear" los patrones neuromusculares disfuncionales, permitiendo que el sistema nervioso recalibre la coordinación muscular y restaure la función óptima del movimiento.

Personalmente, yo utilizo la PNF cada vez que viajo a Colorado, y los resultados son extraordinarios: me alivia muchísimo el dolor muscular y la rigidez.

BENEFICIOS DE LA FACILITACIÓN NEUROMUSCULAR PROPIOCEPTIVA

- **Incrementa dramáticamente la flexibilidad.** Las técnicas de contracción-relajación aprovechan la inhibición recíproca y la facilitación autógena para lograr ganancias de flexibilidad del 20-35% superiores al estiramiento estático convencional.
- **Optimiza los patrones de movimiento.** Reprograma la coordinación neuromuscular mediante patrones diagonales y espirales que replican los movimientos funcionales naturales del cuerpo humano.
- **Acelera la recuperación postlesión.** Resulta excepcionalmente eficaz para restaurar la función muscular después de lesiones deportivas, cirugías ortopédicas o periodos prolongados de inmovilización.
- **Fortalece en rangos de movimiento específicos.** Desarrolla fuerza funcional en posiciones de elongación muscular, mejorando la estabilidad articular y la resistencia a lesiones.
- **Mejora la propiocepción y coordinación.** Estimula los mecanorreceptores articulares y musculares, refinando la conciencia corporal y la precisión del movimiento.
- **Reduce el dolor miofascial.** Su efecto sobre el sistema nervioso autónomo y la liberación de endorfinas proporciona alivio inmediato del dolor muscular y las contracturas.
- **Optimiza el rendimiento deportivo.** Incrementa la potencia muscular, la velocidad de contracción y la eficiencia biomecánica en movimientos deportivos específicos.
- **Previene lesiones de manera integral.** Corrige desequilibrios musculares, mejora la estabilidad del core y optimiza las cadenas cinéticas para reducir significativamente el riesgo lesional.
- **Aplicación versátil y segura.** Puede adaptarse a cualquier nivel de condición física, desde rehabilitación posthospitalaria hasta entrenamiento de élite, sin efectos secundarios adversos.

La PNF es una aproximación sofisticada que reconoce la integración entre el sistema nervioso y muscular como una unidad funcional indivisible, usando la inteligencia innata del cuerpo para optimizar el movimiento humano. Su enfoque neurofisiológico comprende que la fascia, los receptores propioceptivos y las vías neurales forman una red compleja de comunicación que puede ser influenciada positivamente, través de estímulos específicos, ofreciendo una vía de optimización que trasciende el simple estiramiento para abordar la función neuromuscular en su totalidad. Te la recomiendo ampliamente como una herramienta excepcional para alcanzar tu máximo potencial de movimiento y bienestar físico.

PNF VS. TERAPIA NEURAL

Estas son mis dos herramientas poderosas favoritas para aliviar el dolor, restaurar la función neuromuscular y regular el sistema nervioso. Las dos trabajan con el sistema nervioso, pero desde diferentes vías (una motora y mecánica, la otra autonómica y energética). Se pueden complementar en un mismo protocolo terapéutico.

	PNF	TERAPIA NEURAL
Qué es	Una técnica de fisioterapia que utiliza el reflejo neuromuscular para mejorar la movilidad, fuerza y coordinación muscular.	Una técnica de medicina reguladora que utiliza inyecciones de procaína en puntos específicos del cuerpo (cicatrices, ganglios, campos interferentes) para reequilibrar el sistema nervioso autónomo.
Objetivo	• Reeducar el sistema nervioso y muscular para que trabajen en armonía. • Activar patrones neuromotores correctos. • Restaurar movimientos funcionales (caminar, levantar, girar).	• Restaurar el flujo bioeléctrico del cuerpo. • Eliminar interferencias que bloquean la autorregulación. • Tratar el dolor y las enfermedades crónicas desde su raíz neurovegetativa.
Cómo se aplica	• Estiramientos activos y resistidos combinados con patrones diagonales de movimiento. • Trabajo con contracciones isométricas, isotónicas y pasivas. • Instrucciones verbales + contacto manual específico.	• Microinyecciones subcutáneas o intradérmicas en áreas específicas (zonas reflejas, cicatrices, ganglios nerviosos). • Evaluación previa de campos interferentes (cicatrices, traumas, órganos).

	PNF	TERAPIA NEURAL
Beneficios	• Mejora fuerza, equilibrio y rango de movimiento. • Reactiva músculos inhibidos. • Previene lesiones y ayuda en la recuperación neuromuscular.	• Regula el sistema nervioso simpático y parasimpático. • Alivia dolores crónicos, migrañas, problemas hormonales, digestivos o inmunológicos. • Reactiva la capacidad de autorregulación del organismo.
Indicaciones comunes	• Rehabilitación postaccidente, ACV, parálisis, lesiones deportivas, escoliosis, debilidad muscular.	• Migraña, neuralgias, fibromialgia, enfermedades autoinmunes, bloqueos emocionales, cicatrices patológicas.

Las terapias ancestrales y modernas que hemos explorado en este capítulo son un puente extraordinario entre la sabiduría milenaria y la comprensión científica contemporánea, ya que nos brindan herramientas muy poderosas para despertar nuestra fuerza interior y restaurar el equilibrio perdido. Desde la acupuntura con sus principios energéticos del Qi, hasta el *grounding* que nos reconecta con la energía terrestre, pasando por la PNF que optimiza nuestra función neuromuscular, cada una de estas modalidades terapéuticas aborda diferentes aspectos de nuestro ser integral. Los enemas de café optimizan nuestra desintoxicación celular, los masajes liberan tensiones físicas y emocionales, la hidroterapia aprovecha las propiedades curativas del agua, Human Garage revela cómo nuestras emociones se almacenan en el tejido fascial, y la terapia neural restaura el equilibrio eléctrico celular. Estas prácticas son tecnologías del espíritu que nos recuerdan que la sanación verdadera sucede cuando honramos la conexión profunda entre mente, cuerpo y entorno. Al integrar estas terapias en tu vida diaria previenes enfermedades, alivias síntomas y cultivas una manera de vivir más consciente, equilibrada y plena.

Después de explorar las terapias que sanan y restauran el equilibrio, el siguiente paso natural en nuestro viaje hacia el bienestar integral nos lleva a descubrir los "Hábitos sanos, salvajes y sabios para despertar la conciencia". En el próximo capítulo, profundizaremos en las prácticas cotidianas que van más allá de la curación para adentrarnos en el territorio de la transformación consciente. Exploraremos hábitos revolucionarios que despiertan nuestra naturaleza más auténtica, rituales ancestrales que expanden nuestra percepción y prácticas sabias que cultivan una conciencia elevada. Desde técnicas de respiración que alteran estados de conciencia hasta rituales matutinos que programan nuestro día para el éxito, descubrirás cómo pequeños cambios en tus hábitos diarios pueden generar transformaciones profundas en todos los aspectos de tu vida, creando las bases para una existencia más despierta, vibrante y conectada con tu propósito más elevado.

CAPÍTULO 9

Hábitos sanos, salvajes y sabios para despertar la conciencia

> Cuando te levantes por la mañana, piensa en el precioso privilegio que es estar vivo: respirar, pensar, disfrutar, amar.
>
> MARCO AURELIO

El océano no se disculpa por su profundidad ni la montaña por su altura. La naturaleza salvaje nos enseña que la comodidad verdadera no viene de evitar las tormentas, sino de aprender a bailar con ellas.

Un surfista experimentado que enfrenta una ola poderosa e impredecible no intenta controlar el océano ni espera que las aguas se calmen para entrar al mar. Ha desarrollado la capacidad extraordinaria de leer las olas, mantener el equilibrio sobre una tabla en constante movimiento y usar la energía caótica del agua como su aliada. Su maestría radica en haber cultivado las herramientas internas que le permiten encontrar un estado de flujo y concentración dentro de esa fuerza indomable. Se siente "en casa" navegando lo impredecible porque ha aprendido el arte de estar cómodo en lo incómodo.

De forma similar, el navegante experto que atraviesa una tormenta feroz no pretende detener los vientos aulladores ni calmar las olas que golpean su embarcación. Su sabiduría reside en conocer profundamente su barco, leer los patrones del clima y ajustar sus velas con precisión. Mantiene el rumbo con firmeza porque ha desarrollado la capacidad de encontrar estabilidad interna en medio de la inestabilidad externa. Su comodidad emerge de la preparación, el conocimiento y la confianza en su habilidad para responder con maestría a lo que no puede controlar.

El alpinista que asciende grandes altitudes comprende que la falta de oxígeno, el frío extremo y el esfuerzo físico intenso son compañeros inevitables en su jornada hacia la cima. Aprende a respirar de manera diferente, a moverse con un ritmo consciente y a reconocer las señales de su cuerpo sin alarmarse. Su comodidad es una adaptación fisiológica y mental, una aceptación profunda del desafío como parte esencial del proceso de crecimiento.

Y cuando la lluvia inesperada empapa nuestros planes perfectamente trazados, tenemos una elección fundamental: escondernos con amargura esperando que escampe, o aprender a bailar bajo la lluvia. Esta danza no niega la incomodidad de estar mojados, sino que transforma nuestra relación con la circunstancia a través de un cambio radical en nuestra perspectiva y respuesta emocional.

El estoicismo como puente entre conciencia y salud

En el corazón de una vida longeva no habita solo el conocimiento de la biología, la genética o los suplementos. Habita, ante todo, la capacidad de despertar la conciencia y sostenerla con actos cotidianos. Habita en los hábitos sostenibles con rituales que protejan tu energía vital, tus células, tu mente y tu coherencia. Esas elecciones repetidas que, a lo largo del tiempo, esculpen nuestra salud física, emocional y espiritual.

Vivir con vitalidad no es un accidente. Es una práctica. Y esa práctica requiere estructura, enfoque y presencia. Aquí es donde el estoicismo —una filosofía nacida hace más de dos mil años en la antigua Grecia— se vuelve medicina para el alma moderna. Lejos de ser una teoría abstracta, el estoicismo es una forma concreta de vivir: de regular nuestras emociones, de entrenar la mente, de encontrar equilibrio en medio del caos, y de actuar con intención incluso cuando todo alrededor parece moverse con prisa o ruido.

El estoico moderno no es indiferente ni frío: es consciente. Sabe que no puede controlar lo que sucede fuera, pero sí cómo responde desde dentro. Sabe que la verdadera libertad nace cuando dejamos de reaccionar desde el miedo, la rabia o la urgencia, y empezamos a responder desde la templanza, la gratitud y el propósito. Incorporar el estoicismo a nuestra vida cotidiana es cultivar hábitos que protegen la energía vital, como:

- Levantarse temprano con un propósito, no con ansiedad.
- Cuidar lo que consumes, no solo en tu plato, sino también en tu mente.
- Practicar la pausa antes de reaccionar, dejando espacio para la elección.
- Exponerse con frecuencia a lo incómodo —el frío, el silencio, el ayuno, la incomodidad emocional— no como castigo, sino como entrenamiento adaptativo.
- Recordar la finitud de la vida, no para generar miedo, sino para valorar cada momento.

Hoy sabemos que estos hábitos cultivan el carácter y tienen un impacto medible en nuestra biología: regulan la respuesta del sistema nervioso, mejoran la variabilidad cardíaca, modulan el eje HPA del estrés, y fortalecen la mitocondria. La ciencia alcanza a explicar lo que los sabios intuían: que vivir con virtud, coherencia y presencia es también un acto de salud.

El estoicismo es el puente fundamental entre la conciencia y el bienestar, entre el propósito y la longevidad, recordándonos que la verdadera fortaleza radica en cultivar un terreno fértil interior desde donde podamos responder con claridad, compasión y fuerza genuina. Esta filosofía ancestral nos invita a cultivar la autonomía emocional, reconociendo que, aunque no controlamos los eventos externos, sí tenemos poder absoluto sobre cómo elegimos responder desde nuestro centro interior. Nos enseña a transformar el dolor, el estrés o la incomodidad en llamados al despertar, convirtiéndolos en entrenamientos invaluables para fortalecer el alma.

La práctica estoica se manifiesta en la elección consciente de hábitos que nos enraícen profundamente: madrugar para conectar con el silencio, agradecer para abrir el corazón, mover el cuerpo para honrar nuestro templo físico, cuidar meticulosamente lo que pensamos, lo que comemos y lo que permitimos entrar en nuestro espacio sagrado. Finalmente, nos devuelve al presente como medicina suprema, enseñándonos a respirar conscientemente, observar sin juzgar y responder desde la sabiduría profunda que se cultiva en la pausa reflexiva.

Y eso —en un mundo que nos exige tanto desde fuera— es un acto profundamente sano, salvaje y sabio.

El verdadero secreto de la constancia

¿De verdad necesitas más fuerza de voluntad, o lo que realmente necesitas es más energía vital? La mayoría de las personas cree que no tiene disciplina, que si no puede sostener sus hábitos es porque le falta carácter, foco o motivación. Sin embargo, en la gran mayoría de los casos no se trata de un problema de voluntad, sino de energía celular.

Cuando tus mitocondrias no están funcionando óptimamente, no importa cuántas veces te lo propongas: simplemente no tendrás la fuerza para levantarte a hacer ejercicio, ni la claridad para meditar, ni el enfoque para escribir tu diario, ni la paciencia para respirar profundo antes de reaccionar. Tu cuerpo se resistirá naturalmente a todo lo que implique esfuerzo porque simplemente no tiene el combustible energético necesario para sostenerlo.

La mitocondria es tu chispa vital, el motor celular que convierte el oxígeno y los nutrientes en energía utilizable. Este proceso permite que pienses con claridad, te levantes de la cama con motivación, tomes decisiones coherentes, digieras eficientemente, respires profundamente y tengas capacidad regenerativa. Pero este motor no es autónomo: depende completamente de tus elecciones diarias.

Si tus hábitos apagan tu función mitocondrial —comer alimentos ultraprocesados, estrés crónico, falta de descanso reparador, pensamientos tóxicos, exceso de luz artificial o sedentarismo—, no habrá fuerza suficiente para sostener lo que más anhelas: tu práctica de meditación, tu escritura creativa, tu caminata matutina, tu disciplina emocional o tu coherencia personal. No podrás respirar profundo si tus células están asfixiadas, no tendrás claridad mental si tu cerebro está inflamado, y no podrás ser constante si tu energía está crónicamente drenada.

Aquí es donde el estoicismo moderno entra en escena como una práctica diaria de cuidado, presencia y compromiso contigo mismo. Es momento de dejar de ver los hábitos como "rutinas rígidas" y comenzar a percibirlos como rituales sagrados, como actos de nutrición energética, emocional y espiritual que te permiten decirte: "Estoy aquí para mí".

La realidad es que no eres "todo o nada": estás cansado. No es que no puedas sostener hábitos: estás energéticamente drenado. Cuando empiezas a dormir mejor, a alimentarte con comida real, a moverte conscientemente y a decir no a lo que te quita vitalidad, entonces sí puedes elegir desde otro lugar: desde la energía, desde la coherencia, desde tu poder personal.

La mayoría de las personas quiere construir hábitos saludables, pero carece de la energía para sostenerlos, y es que la energía no se desea, se cultiva deliberadamente. Tus elecciones de estilo de vida encienden o apagan tus mitocondrias constantemente. Son ellas las que, cuando funcionan de forma óptima, te proporcionan el combustible necesario para vivir una vida longeva y con propósito. Por eso, antes de forzar hábitos desde la exigencia, pregúntate: ¿estoy cultivando la energía que necesito para vivir como deseo? Tu cuerpo no necesita más voluntad, necesita más energía vital, y esa transformación comienza a nivel celular. Deja de pensar que tienes que hacerlo perfecto y empieza por encender una chispa: una caminata consciente, una respiración lenta, una noche sin pantallas, una comida nutritiva.

Cuando tienes energía real, los hábitos ya no representan un esfuerzo agotador, se convierten en un placer natural. Y ahí es precisamente donde florece lo sano, salvaje y sabio, desde el amor propio que enciende tus células y te permite vivir la vida que realmente mereces.

La ciencia de los hábitos

En nuestra búsqueda de una vida plena y significativa, la ciencia de los hábitos es una herramienta poderosa para orquestar una existencia consciente y saludable. La construcción de hábitos, especialmente los que inicialmente resultan incómodos, es fundamental para fomentar un estado de bienestar sostenido y navegar por la vida con propósito superior y claridad. Cada hábito funciona como un elemento que contribuye a crear sistemas complejos y robustos que finalmente determinan la calidad de nuestras vidas.

Salir de tu zona de confort es un desafío esencial para crear nuevos hábitos y requiere coraje y compromiso. Lo primero es reconocer y aceptar la incomodidad que conlleva el cambio, entendiendo que sentirte incómodo es parte natural del crecimiento personal. Identifica específicamente qué hábitos quieres cambiar, define claramente tus metas y establece objetivos pequeños y manejables. Por ejemplo, si quieres hacer más ejercicio, empieza con sesiones cortas de 10 minutos al día.

Identifica los desencadenantes de tus hábitos existentes y observa qué situaciones o emociones los activan, esto te ayudará a planear estrategias efectivas para modificarlos.

Establece metas claras y realistas que sean alcanzables y medibles, como "caminar 30 minutos 5 días a la semana", en lugar de simplemente "estar más activo". Desarrolla nuevas rutinas creando respuestas diferentes a los desencadenantes habituales; si antes respondías al estrés comiendo, sustitúyelo por una caminata o meditación. Desafía tus percepciones y límites mentales, ya que las barreras más grandes son las que te impones a ti mismo. Explora nuevas actividades que desafíen tus habilidades y fomenten la plasticidad cerebral. Busca apoyo en amigos, familiares o grupos con intereses similares, y mantén un registro de tus progresos para reflexionar sobre tu proceso de cambio. Recuerda que cada pequeño paso es un avance hacia una versión renovada de ti mismo.

Los hábitos que exploraremos a continuación funcionan exactamente como estas analogías: son las herramientas que nos permiten desarrollar la capacidad interna para navegar con eficacia la complejidad de la vida moderna, manteniendo nuestro equilibrio y propósito. El objetivo es cultivar la maestría interior que nos permite prosperar en medio de cualquier tormenta, encontrar oportunidades en cada ola y despertar una conciencia que trasciende las circunstancias externas.

1. ESTABLECE TU PROPÓSITO DE VIDA

El propósito de vida es la brújula interna que alinea tus acciones diarias con tus valores más profundos, proporcionando claridad en la incertidumbre y motivación ante los desafíos. Más allá de su impacto emocional, las investigaciones científicas revelan que tener un propósito claro reduce significativamente los riesgos de infartos, accidentes cerebrovasculares e inflamación crónica, mientras fortalece el sistema inmune y actúa como un escudo psicológico contra el estrés y la ansiedad.

Dedica tiempo a reflexionar sobre estas preguntas clave: ¿qué actividades me hacen sentir vivo?, ¿cuándo me siento más útil?, ¿qué problemas del mundo me apasiona resolver? Una vez identificados los temas que resuenan contigo, incorpora pequeñas acciones diarias que reflejen estos valores. Si te apasiona ayudar a otros, dedica tiempo al voluntariado; si valoras el medio ambiente, adopta prácticas sostenibles; si priorizas el crecimiento personal, destina tiempo diario al aprendizaje. El apoyo de tu red social es fundamental para mantener este hábito, ya que las relaciones significativas fortalecen tu resiliencia y sentido de pertenencia. Evalúa constantemente cómo tus acciones se alinean con tu propósito, haciendo ajustes necesarios a medida que creces y cambian tus circunstancias. Con intención y práctica consistente, puedes tejer tu propósito profundamente en tu vida diaria, viviendo con autenticidad y satisfacción

2. ESTABLECE TU INTENCIÓN DIARIA

Establecer una intención diaria es una práctica transformadora que proporciona enfoque claro y propósito a tus acciones. Las investigaciones de la Universidad de Stanford demuestran que actuar intencionalmente aumenta significativamente la satisfacción vital, reduce el estrés y mejora la felicidad al incrementar la sensación de control personal y competencia.

CÓMO ESTABLECER TU INTENCIÓN DIARIA

- **Reflexión matutina:** dedica unos momentos cada mañana en silencio para preguntarte qué deseas lograr o cómo quieres sentirte al final del día.
- **Sé específico:** en lugar de intenciones genéricas como "ser feliz", opta por objetivos tangibles como "completar mi proyecto con calma" o "mostrar paciencia en todas mis interacciones".
- **Escríbela:** escribir tu intención aumenta un 42 % la probabilidad de cumplirla.
- **Visualiza:** imagina las acciones específicas que tomarás y cómo te sentirás al hacerlo. Esta preparación mental crea el estado emocional favorable para el cumplimiento.
- **Reflexión nocturna:** al final del día, evalúa cómo fue tu jornada en relación con tu intención, identificando qué funcionó y qué puedes mejorar.

Esta práctica te permite vivir con mayor conciencia, alineándote con tus valores más profundos, maximizando tu potencial diario y fomentando un bienestar integral duradero.

3. SUELTA LA ILUSIÓN DE CONTROL

Aprender a soltar la necesidad de controlar todo te permite navegar la vida con mayor serenidad y sabiduría, aceptando las situaciones tal como vienen sin resistencia innecesaria. Esta práctica transformadora implica la comprensión profunda de que intentar controlar todas las variables de la vida solo conduce a frustración, ansiedad y sufrimiento emocional.

La necesidad compulsiva de controlar surge del miedo natural a lo desconocido y de experiencias pasadas de inestabilidad o trauma, donde la mente aprende a estar en constante alerta para evitar situaciones dolorosas. Los seres humanos tenemos una necesidad innata de sentirnos seguros y protegidos, por lo que controlando el entorno creemos erróneamente que podemos evitar emociones difíciles como tristeza, miedo o decepción. Sin embargo, esta sensación de seguridad es una ilusión que nos mantiene prisioneros de nuestros propios miedos.

El intento constante de controlar genera niveles altos de estrés crónico y ansiedad, deteriorando el sistema inmunológico y aumentando significativamente los riesgos de enfermedades cardíacas, trastornos de ansiedad y depresión. En el ámbito relacional, intentar controlar las acciones y comportamientos de otros genera conflictos, resentimientos y disminuye la intimidad y confianza. Además, la rigidez del control nos cierra a experiencias nuevas y desafiantes que podrían enseñarnos valiosas lecciones de crecimiento personal, impidiendo la flexibilidad y adaptabilidad esenciales para la resiliencia.

ESTRATEGIAS PARA SOLTAR Y FLUIR

- **Practica la aceptación radical:** aprende a reconocer la realidad tal como es, sin intentar forzar cambios que están fuera de tu alcance. La aceptación no es resignación, es una postura consciente de trabajo desde lo que realmente es posible cambiar.
- *Mindfulness* **y meditación:** centra tu atención en el momento presente para reducir la preocupación obsesiva por el futuro. Estas prácticas te enseñan a responder a los eventos de la vida con mayor calma y menos reactividad emocional.
- **Rituales conscientes de liberación:** implementa ejercicios de respiración donde visualices soltar tensiones y preocupaciones con cada exhalación, o practica yoga y actividades físicas que enfaticen la liberación de tensiones corporales y mentales.

- **Reflexión y autoconocimiento:** identifica conscientemente las áreas de tu vida donde sientes necesidad excesiva de control y explora qué temores profundos subyacen a esta necesidad. Escribir estos pensamientos puede proporcionar claridad y facilitar el proceso de liberación.
- **Construye confianza relacional:** desarrolla relaciones basadas en la confianza y respeto mutuo, pidiendo apoyo cuando lo necesites y ofreciéndolo sin condiciones, lo que reduce la inclinación a controlar a otros.

Soltar la ilusión del control libera una cantidad significativa de energía emocional y física, permitiéndote vivir con mayor libertad, ligereza y autenticidad. Esta práctica te lleva a encontrar paz profunda en la incertidumbre natural de la vida y a fluir con los cambios constantes desde un lugar de sabiduría y serenidad interior.

4. MEDITA

La meditación es una práctica transformadora que ha sido ampliamente estudiada por su capacidad para mejorar la salud mental y la física, elevar la conciencia del momento presente y reducir la tendencia compulsiva a controlar los eventos de la vida. La meditación es un viaje mágico hacia tu interior, un oasis de calma en el bullicio del mundo moderno: al meditar entrenas tu mente y tu alma, donde puedes cultivar la atención plena, la compasión y la claridad mental.

Con la meditación te sumerges en el presente y te conectas contigo mismo de una manera profunda y significativa. Es como un bálsamo para el alma, donde puedes encontrar paz en medio del caos, fuerza en medio de la debilidad y claridad en medio de la confusión. La meditación es una invitación a explorar tu interior, a descubrir los tesoros escondidos dentro de ti y a despertar tu verdadero potencial. Es una práctica que te empodera, te libera y te inspira a tener una vida más plena, consciente y auténtica.

Nuestros cerebros están cableados para la atención y la autorregulación emocional, y la meditación es el entrenamiento mental que necesitamos para optimizar esas funciones. Estudios científicos han demostrado que la meditación aumenta el grosor de la materia gris en áreas clave del cerebro asociadas con la memoria, la empatía y el control emocional, y también reduce la actividad en la amígdala, el centro del cerebro responsable de las emociones como el miedo y la ansiedad.

BENEFICIOS DE LA MEDITACIÓN

- **Meditación y neuroplasticidad.** La meditación transforma físicamente el cerebro, aumentando el grosor del hipocampo para mejorar la memoria y el aprendizaje. Fortalece las redes neuronales, expande áreas cerebrales relacionadas con la concentración y el procesamiento emocional, y reduce el riesgo de deterioro cognitivo, convirtiéndose en una herramienta efectiva para optimizar la salud cerebral.

- **Meditación, memoria y aprendizaje.** La pérdida de memoria no es inevitable con la edad. La meditación es una herramienta científicamente validada que fortalece las capacidades cognitivas, preserva la función cerebral y combate el envejecimiento mental, demostrando que va más allá de una práctica espiritual.

- **Amabilidad y felicidad.** La meditación cultiva conscientemente la bondad y la compasión, transformando las emociones y relaciones interpersonales. Esta práctica profundiza el sentido de propósito y contribuye significativamente al bienestar personal y la felicidad genuina.

- **Inteligencia emocional.** La meditación fortalece la inteligencia emocional al mejorar la autoconciencia y la regulación emocional. Aumenta la conectividad entre áreas cerebrales clave, fomenta la empatía y la compasión, y fortalece regiones importantes para la percepción social, mejorando el bienestar psicológico y las relaciones interpersonales.

- **Disminuye la depresión.** La meditación fortalece la corteza prefrontal, ayudando a regular el estado de ánimo y reducir la depresión. Aumenta el grosor de la materia gris, disminuye las recaídas depresivas y mitiga el impacto del estrés al reducir la actividad de la amígdala y la liberación de cortisol.

- **Previene el estrés y la ansiedad.** La meditación combate el estrés reduciendo la actividad y tamaño de la amígdala, disminuyendo la ansiedad y el miedo. Fortalece la corteza prefrontal, mejorando la regulación emocional y la toma de decisiones. La atención plena fomenta la aceptación y resiliencia, creando un método accesible para una vida equilibrada.

- **Combate el insomnio.** La meditación mejora significativamente la calidad del sueño al fortalecer el "puente de Varolio", del tallo cerebral, que regula la fase REM y la producción de melatonina. Ayuda a conciliar el sueño más rápido, aumenta su eficiencia y duración, y regula el sistema nervioso para un descanso profundo y restaurador.

La práctica regular de meditación mejora tu bienestar emocional, reduce el estrés y la ansiedad, aumenta la concentración y creatividad, fortalece el sistema inmunológico y mejora la calidad del sueño. Además, te conecta contigo mismo y con el mundo de manera más profunda, permitiéndote vivir con mayor compasión, gratitud y alegría. Inicia con sesiones cortas de unos pocos minutos al día y aumenta gradualmente la duración. Puedes usar aplicaciones de meditación guiada o cursos de *mindfulness*. La clave está en la consistencia y paciencia, ya que los beneficios se acumulan con la práctica regular. Al establecer la meditación como hábito, aprenderás a soltar la ilusión del control y abordar la vida con una perspectiva más calmada, centrada y consciente.

5. PRACTICA LA RESPIRACIÓN CONSCIENTE

La respiración es un pilar esencial para la vida que va más allá de su función vital, teniendo un profundo impacto en la salud física, mental y espiritual. Culturas milenarias han reconocido esta conexión: en la India, el pranayama regula la energía vital para equilibrar cuerpo, mente y espíritu; en la medicina china, la respiración es clave para el flujo del chi; en el budismo, la atención plena de la respiración (anapanasati) calma la mente; y muchas culturas indígenas integran la respiración en rituales sagrados.

Hoy en día, la respiración consciente se considera un *biohack* por su capacidad de influir en la salud y el rendimiento humano. Una respiración rápida y superficial puede desencadenar estrés, aumentar el cortisol, provocar ansiedad y dificultar la concentración. La falta de oxigenación adecuada genera fatiga, afecta el sueño y produce desequilibrios emocionales como irritabilidad, además de síntomas físicos como tensión muscular, dolores de cabeza y mareos.

Nuestra respiración cotidiana es superficial, conocida como "respiración torácica", y los estudios demuestran que el 50 % de los adultos respiran predominantemente por el pecho, no obteniendo todo el oxígeno posible. Las respiraciones profundas suavizan nuestro ritmo respiratorio, equilibran nuestro sistema nervioso y afectan los niveles de noradrenalina de forma que mejora nuestra atención, permitiéndonos encontrar la calma y centrarnos cuando no nos sentimos bien.

BENEFICIOS DE LA RESPIRACIÓN CONSCIENTE

- **Fortalece la resiliencia.** Los patrones controlados de respiración exponen al cuerpo a estrés leve, mejorando la adaptación de los sistemas de respuesta al estrés y aumentando la resiliencia ante desafíos cotidianos.
- **Equilibra el sistema nervioso.** La respiración diafragmática profunda modula el sistema nervioso autónomo, promoviendo equilibrio entre las ramas simpática (lucha o huida) y parasimpática (reposo y digestión).
- **Potencia las defensas antioxidantes.** El estrés controlado a través de la respiración activa las defensas antioxidantes del cuerpo, aumentando la capacidad antioxidante y la resistencia celular.
- **Reduce la inflamación.** Las prácticas respiratorias ayudan a modular las respuestas inflamatorias, promoviendo un sistema inmunológico más equilibrado y combatiendo la inflamación crónica.
- **Optimiza la oxigenación.** Las técnicas respiratorias mejoran la entrada y utilización de oxígeno, respaldando la función celular y la producción de energía.
- **Fortalece la conexión mente-cuerpo.** La respiración consciente establece una conexión profunda que mejora la percepción del estrés, el bienestar emocional y la resiliencia mental.
- **Mejora la función cognitiva.** La respiración consciente y rítmica aumenta el enfoque mental, la claridad y la función cognitiva general.
- **Aumenta la capacidad pulmonar.** La práctica regular mejora la capacidad y eficiencia pulmonar, contribuyendo a una mejor salud física y mayor vitalidad.
- **Induce relajación profunda.** Las técnicas respiratorias están diseñadas para crear estados de calma y relajación, contrarrestando los efectos negativos del estrés crónico.

Entrenamiento de incomodidad al CO2

El entrenamiento de tolerancia al CO2 mejora la tolerancia del cuerpo a mayores concentraciones de dióxido de carbono y aumenta la eficiencia respiratoria. Esta práctica explota el Efecto Bohr, facilitando mejor oxigenación de los tejidos y promoviendo una respiración diafragmática más eficiente. La exposición controlada puede reducir la ansiedad y mejorar el enfoque mental. Personas con condiciones respiratorias o cardiovasculares deben consultar a su médico antes de realizar esta práctica.

TÉCNICAS DE RESPIRACIÓN

Respirarás alrededor de 500 millones de veces en tu vida. Aprovéchalas manejando tu respiración conscientemente para *biohackear* tu cuerpo. Comienza con 5 minutos diarios para familiarizarte con estas técnicas.

- **Respiración energética.** Transforma la respiración en herramienta para recuperar energía y aliviar estrés. Siéntate tranquilo, respira profundamente por la nariz sin pausas entre inhalación y exhalación, visualizando luz cálida fluyendo por tu cuerpo. Practica 5-10 minutos diarios.
- **Respiración abdominal.** Desacelera y profundiza la respiración activando el sistema parasimpático. Coloca una mano en el abdomen y otra en el pecho, respira llenando el abdomen (no el pecho), inhalando y exhalando, contando hasta 5.
- **Respiración de fuego.** Técnica avanzada del yoga Kundalini con inhalaciones y exhalaciones rápidas por la nariz. Solo para personas saludables con experiencia. Siéntate erguido, inhala expandiendo el vientre, exhala contrayéndolo rápidamente como un perro jadeando.
- **Respiración 4-7-8.** Ideal para relajarse antes de dormir. Coloca la lengua en el paladar, inhala por la nariz 4 segundos, mantén 7 segundos, exhala por la boca 8 segundos. Comienza con 4 ciclos, máximo 8 por sesión.

6. Practica yoga

> El Yoga es el asentamiento de la mente en el silencio.
> Cuando la mente se ha asentado, nos establecemos en
> nuestra naturaleza esencial, que es conciencia ilimitada.
>
> Patanjali

El yoga es una disciplina espiritual arraigada en una ciencia refinada que busca la sincronía entre mente y cuerpo. Según las enseñanzas yoguis, conduce a la fusión de la conciencia individual con la conciencia universal, alcanzando armonía perfecta entre el ser humano y la naturaleza. Su propósito es la autorrealización para superar el sufrimiento y alcanzar el estado de liberación (*moksha*) o libertad (*kaivalya*). El yoga no está vinculado a ninguna religión, es una disciplina universal para el bienestar interior que cualquier persona puede practicar.

Casi la mitad de nuestras acciones son hábitos, por lo que el yoga es crucial para romper patrones limitantes. Esta práctica mejora nuestra tolerancia a la incomodidad física y mental, fortaleciendo la capacidad de enfrentar desafíos con serenidad. Al practicar yoga, aprendemos a controlar la respiración y gestionar conscientemente nuestras respuestas, preparándonos para la vida cotidiana con resiliencia y equilibrio. El yoga nos enseña a valorar la incomodidad como catalizador para el crecimiento, permitiéndonos encontrar calma en la tormenta. Ya no necesitas huir de la incomodidad, has aprendido a abrazarla como parte fundamental del camino hacia el crecimiento y la realización personal.

BENEFICIOS DEL YOGA

- **Mejora la respiración y oxigenación.** Optimiza el intercambio de oxígeno celular mediante técnicas como respiración abdominal, diafragmática, alternada y de fuego. Promueve mejor circulación sanguínea, equilibra el sistema nervioso, reduce el ritmo cardíaco y mejora la capacidad pulmonar.
- **Reduce ansiedad y estrés.** Disminuye significativamente la ansiedad y el estrés, siendo efectivo para trastornos de estrés postraumático y ansiedad generalizada.

- **Fortalece el sistema inmune.** Reduce el cortisol, mejora la circulación facilitando el transporte de oxígeno y nutrientes a células inmunitarias, estimula el sistema linfático para eliminar toxinas y reduce la inflamación.
- **Aumenta flexibilidad y equilibrio.** Previene lesiones, reduce dolores musculares causados por rigidez y malas posturas. Fortalece músculos clave, aumenta la conciencia corporal y mejora la coordinación motora, reduciendo el riesgo de caídas.
- **Fortalece huesos y músculos.** Aumenta la musculatura, mejora la resistencia y previene la osteoporosis mediante posturas que requieren fuerza y estabilidad.
- **Mejora la circulación cardiovascular.** Reduce la presión arterial, disminuye factores de riesgo cardiovascular y el riesgo de enfermedades cardíacas, accidentes cerebrovasculares y ataques cardíacos.
- **Equilibra el sistema nervioso.** Activa el sistema parasimpático promoviendo relajación, aumenta los niveles de GABA (neurotransmisor de la calma) y reduce la actividad de la amígdala.
- **Alivia el dolor.** Mejora la conciencia corporal y alineación, previene lesiones, reduce tensión muscular y dolor en espalda, cuello y hombros. Beneficia condiciones como dolor lumbar crónico y fibromialgia.
- **Regula cuerpo y mente.** Mejora la autorregulación emocional, reduce actividad cerebral relacionada con dolor y estrés, potencia función cognitiva, atención, concentración y memoria de trabajo.
- **Aumenta la energía.** Mejora la circulación periférica aumentando el suministro de oxígeno, reduce el cortisol restaurando niveles de energía, disminuye la fatiga y mejora la calidad del sueño.

El yoga y la meditación enseñan la importancia de sentirse cómodo con la incomodidad, adoptando un enfoque compasivo para explorar y trascender límites personales. La verdadera transformación proviene del compromiso activo con el autodescubrimiento (*svadhyaya*). Todos tenemos la llave de nuestra propia sanación, pero el crecimiento requiere un diálogo vivo entre practicante y práctica que actúa como recipiente alquímico para el renacimiento de la conciencia.

Para experimentar el potencial sanador del yoga, crea un "laboratorio de práctica": establece una línea base de tu estado inicial, participa en variadas prácticas de yoga y atención plena, y evalúa los efectos en mente y cuerpo. No busques respuestas "correctas" ni tengas expectativas preconcebidas. El cambio ocurre a niveles profundos, aunque no lo experimentes conscientemente. La verdadera práctica desarrolla la capacidad de "alinearse" mental y emocionalmente con condiciones adversas, fortaleciendo la resiliencia al aceptar la vida tal como es.

Antes de practicar, busca orientación médica si tienes problemas de salud. Comienza con posturas simples, no te excedas y avanza gradualmente. Escucha las señales de tu cuerpo y mantén un ritmo cómodo y seguro.

7. RECITA MANTRAS

Los mantras son poderosos sonidos repetitivos que penetran en las profundidades de la mente inconsciente y ajustan la vibración de todos los aspectos del ser. Su efectividad radica en la vibración que generan, armonizando cuerpo, mente y espíritu. Esta resonancia, junto con la pronunciación en sánscrito, el ritmo y la repetición, reduce la actividad del sistema nervioso y calma la mente. Actúan como ancla auditiva, permitiendo que la mente se desprenda de pensamientos distractores y se sumerja en meditación profunda. A lo largo de la historia, han sido considerados puentes entre lo material y lo espiritual.

En el contexto del yoga, los mantras se entonan en sánscrito, idioma del yoga y raíz de muchas lenguas hindúes. La palabra mantra deriva de *man* ("pensar") y *tra* ("proteger o liberar"). Los primeros mantras se originaron en sánscrito védico hace al menos tres mil años y se encuentran en hinduismo, budismo, jainismo y sijismo. Entre los más poderosos están: *Om* (sonido primordial del universo), *Om Namah Shivaya* (conexión con lo divino que promueve purificación e iluminación), y *Om Mani Padme Hum* (mantra de la compasión que cultiva bienestar y protección).

El canto de mantras puede realizarse en voz alta, en silencio, profundizando en ellos o escuchándolos. Las vibraciones vocales son herramientas poderosas de sanación que calman el sistema nervioso, mejoran el estado de ánimo y regulan las respuestas al estrés. Tu práctica puede incluir repetición silenciosa durante meditación, escribir conscientemente un mantra, anotar traducciones que resuenen contigo o escuchar grabaciones. La repetición consciente crea resonancia que se alinea con los chakras y eleva el estado de conciencia. Es una práctica accesible que se puede realizar en cualquier lugar, siendo más potente al amanecer o anochecer.

8. Conéctate con tu creatividad

La creatividad es la capacidad de generar ideas nuevas y valiosas, conectar conceptos de manera innovadora y expresar pensamientos originales. No se limita al arte o la música, es una función esencial del cerebro presente en la resolución de problemas, toma de decisiones y adaptación a cambios. Conectarte con tu creatividad mejora tu bienestar, fortalece tu mente, aumenta tu resiliencia emocional y enriquece tu vida en múltiples dimensiones.

La creatividad es una manifestación de la plasticidad cerebral, activando múltiples redes neuronales simultáneamente. Las personas creativas tienden a tener mayor conectividad entre hemisferios cerebrales, permitiéndoles combinar información de manera flexible y generar ideas innovadoras. La creatividad es una habilidad que puedes desarrollar y fortalecer a lo largo de la vida.

Explorar tu creatividad te permite experimentar la vida con mayor profundidad y significado. Las personas que practican actividades creativas regularmente reportan mayores niveles de bienestar y satisfacción. La creatividad fomenta la autoexpresión, ayudándote a procesar emociones, resolver conflictos internos y descubrir nuevas perspectivas. Participar en actividades creativas genera un estado de flujo, una experiencia de inmersión completa asociada con felicidad y propósito de vida.

Desarrollar creatividad requiere integrar el pensamiento creativo en la vida cotidiana: practica la curiosidad explorando temas nuevos, dedica tiempo a actividades creativas como dibujar o escribir, crea un ambiente inspirador, acepta la incertidumbre y el error como parte del proceso, y practica meditación y descanso para favorecer el pensamiento divergente.

Cuando te conectas con tu creatividad, experimentas mayor plenitud, menores niveles de ansiedad y depresión, y mayor sentido de propósito. La creatividad fortalece tu autonomía y control sobre tu vida, traduciéndose en una existencia más alineada con tus valores. Es una herramienta esencial para vivir con mayor alegría, autenticidad y profundidad.

9. Repite afirmaciones positivas

Las afirmaciones positivas son declaraciones intencionadas que refuerzan pensamientos, creencias y actitudes que favorecen el bienestar emocional y mental. Son herramientas poderosas para moldear tu diálogo interior, reemplazando patrones de pensamiento negativos por ideas que te empoderan, fortalecen tu autoestima y te ayudan a afrontar la vida con mayor confianza y optimismo. Cuando practicas afirmaciones positivas todos los días, entrenas a tu cerebro para enfocarse en lo que es posible, desarrollando una mentalidad más resiliente y abierta al crecimiento personal.

Tu diálogo interior influye directamente en tu estado emocional y en la forma en que percibes la vida. El cerebro es altamente maleable gracias a la neuroplasticidad, lo que significa que puedes modificar tus patrones de pensamiento con práctica constante. Las afirmaciones positivas activan el sistema de recompensa del cerebro, involucrando áreas asociadas con la motivación y la autorregulación emocional.

Cuando te repites afirmaciones positivas con regularidad, tu cerebro comienza a aceptarlas como verdades, reemplazando creencias limitantes por pensamientos más constructivos. Las personas que practican afirmaciones positivas experimentan menor estrés y mayor capacidad para afrontar desafíos. Esto ocurre porque el lenguaje que usas para hablar contigo mismo influye en cómo percibes los eventos y reaccionas ante ellos. Cuando te repites afirmaciones alineadas con tus valores y metas personales, refuerzas tu sentido de identidad y aumentas tu confianza en tu capacidad para lograr cambios positivos en tu vida.

BENEFICIOS DE PRACTICAR AFIRMACIONES POSITIVAS TODOS LOS DÍAS

- **Reducción del estrés y la ansiedad.** Las afirmaciones positivas ayudan a calmar la mente y disminuir la respuesta al estrés. Las personas que utilizan afirmaciones positivas tienen menor actividad en la amígdala, la región del cerebro encargada de procesar el miedo y la ansiedad.
- **Mayor autoestima y confianza.** Cuando cambias tu diálogo interior y te repites afirmaciones que refuerzan tu valor personal, tu autoestima se fortalece. El uso regular de afirmaciones positivas mejora la autopercepción y la confianza en uno mismo.
- **Mejora en la resiliencia emocional.** Practicar afirmaciones positivas te ayuda a desarrollar una mentalidad más optimista y resiliente. Las personas que usan afirmaciones para reestructurar pensamien-

tos negativos tienen mayor capacidad para superar situaciones difíciles y adaptarse al cambio.

- **Mayor enfoque y productividad.** Cuando repites afirmaciones relacionadas con tus metas y capacidades, programas tu mente para concentrarte en lo que es importante y eliminar distracciones. El cerebro se reconfigura para priorizar la información alineada con nuestras creencias dominantes.
- **Mayor bienestar y satisfacción en la vida.** Las afirmaciones positivas aumentan los niveles de felicidad y satisfacción personal al fomentar un estado mental más optimista y orientado hacia el crecimiento.

CÓMO PRACTICAR AFIRMACIONES POSITIVAS TODOS LOS DÍAS

- **Elige afirmaciones alineadas con tus objetivos:** frases como "Soy capaz de lograr lo que me propongo" o "Cada día avanzo hacia mi mejor versión" deben resonar contigo y reforzar creencias que deseas interiorizar.
- **Repite tus afirmaciones en voz alta o mentalmente:** hazlo al despertar, antes de dormir o cuando necesites refuerzo positivo. La repetición constante fortalece las conexiones neuronales.
- **Escríbelas en lugares visibles:** coloca notas en el espejo del baño o tu escritorio. Escribir afirmaciones las hace más efectivas al involucrar múltiples sentidos.
- **Acompaña con visualización:** imagina cómo te sentirías si lo que afirmas ya fuera realidad. La visualización activa el cerebro de manera similar a la experiencia real.
- **Combínalas con meditación:** repetir afirmaciones durante la meditación potencia su efecto al reducir el ruido mental y permitir integración más profunda.

10. ESTABLECE CONTACTO CON LA NATURALEZA

El contacto con la naturaleza es una de las formas más profundas y ancestrales de conectarte con la divinidad, tu esencia y el flujo de la vida. Desde tiempos inmemoriales, diferentes culturas han considerado la naturaleza como un reflejo de lo sagrado, donde la energía universal se manifiesta sin interferencias. Cuando te sumerges en un bosque, contemplas el océano u observas el cielo estrellado, experimentas un sentido de asombro que va más allá de lo racional y te conecta con algo más grande que tú mismo.

Las experiencias de asombro en la naturaleza reducen la actividad del ego y generan mayor sensación de humildad y unidad. La exposición a entornos naturales activa regiones del cerebro asociadas con la calma, creatividad y gratitud, reduciendo el pensamiento rumiativo y facilitando un estado de mayor presencia y contemplación. El contacto con elementos naturales reduce el cortisol y aumenta la producción de serotonina y dopamina, mejorando el bienestar general.

La naturaleza enseña profundas lecciones espirituales que transforman tu percepción de la vida. Al observar los ciclos naturales, comprendes que todo está en constante cambio y que la vida opera bajo su propio ritmo. La naturaleza te invita a soltar el control, confiar en los procesos de la vida y rendirte al momento presente. Cultivar esta relación desarrolla mayor gratitud y reverencia por la existencia, viendo lo divino en cada detalle.

Muchas tradiciones espirituales consideran la naturaleza como portal hacia la divinidad. En el taoísmo, es la expresión del Tao; en hinduismo y budismo, un camino hacia la iluminación; en cristianismo y sufismo, reflejo de la creación divina. Para integrar este contacto, puedes caminar descalzo, sumergirte en agua natural, abrazar árboles, meditar al aire libre o practicar atención plena en la naturaleza.

A medida que profundizas esta conexión, percibes la naturaleza como extensión de tu ser. Al igual que un árbol no se apresura y un río no lucha contra su corriente, tú tampoco necesitas forzar tu vida. Al alinearte con este flujo natural, experimentas paz y plenitud que trasciende cualquier concepto intelectual de lo divino, recordándote que formas parte de algo inmenso y sagrado.

11. Establece conexiones positivas con los demás

Como ser humano, estás profundamente programado para buscar conexión con otros. Desde tiempos ancestrales, los humanos han vivido en comunidades porque depender unos de otros fue esencial para la supervivencia. Esta necesidad innata facilitó la evolución de capacidades emocionales y cognitivas complejas como la empatía, cooperación y comunicación. Aunque ya no dependes del grupo para sobrevivir físicamente, sigues necesitando relaciones sociales profundas para mantener equilibrio emocional, psicológico y espiritual. Las relaciones humanas significativas influyen en tu felicidad y afectan directamente tu salud física. Las personas con vínculos sociales fuertes viven más tiempo, gozan de mejor salud física y mental, y reportan niveles más altos de felicidad y satisfacción. La soledad crónica se ha relacionado con riesgos de salud comparables a fumar cigarrillos diariamente.

En nivel psicológico, las relaciones profundas nutren tu autoestima y ofrecen soporte emocional que te protege contra el estrés y depresión. Al sentirte conectado emocionalmente, tu cerebro libera oxitocina, que tiene efecto calmante y promueve confianza y seguridad. Tu cerebro está diseñado para recompensar la interacción social liberando serotonina y dopamina durante conversaciones profundas o experiencias de cercanía.

Establecer vínculos significativos te ayuda a desarrollar sentido de propósito y pertenencia, factores fundamentales para una vida plena. El sentido de comunidad refuerza tu identidad y proporciona una clara razón para vivir y contribuir al bienestar colectivo. Tu capacidad de entregar afecto, cuidado y empatía también te conecta profundamente contigo mismo. La vulnerabilidad emocional —abrirte sinceramente ante otros— es esencial para establecer vínculos profundos.

Para cultivar relaciones significativas, prioriza calidad sobre cantidad. Busca oportunidades para conectar auténticamente practicando escucha activa, mostrando interés sincero, siendo empático y mostrando vulnerabilidad. Participa en actividades grupales que te apasionen como voluntariados o grupos culturales. Las relaciones humanas otorgan significado y profundidad a tu existencia, enriqueciendo tu experiencia vital en niveles emocional, mental, físico y espiritual.

12. Brinda servicio a tu comunidad

El servicio, a nivel espiritual y comunitario, es una de las prácticas más transformadoras que puedes integrar en tu vida. Dar sin esperar nada a cambio, ya sea mediante actos de bondad, voluntariado o simplemente brindando apoyo a quienes te rodean, fortalece tu sentido de propósito y conexión con el mundo. En esencia, el servicio es una actitud interna que te permite trascender el ego y alinearte con valores más elevados. Cuando practicas el servicio desde un lugar auténtico, experimentas una sensación de plenitud, felicidad y significado que no se encuentra en el éxito material ni en la búsqueda de placeres individuales.

Desde una perspectiva espiritual, el servicio es una forma de conexión con la divinidad, ya que te permite reconocer que todos los seres están interconectados. En muchas tradiciones espirituales, el servicio es considerado una práctica sagrada. En el hinduismo, el concepto de *"seva"* (servicio desinteresado) se entiende como una vía para la iluminación. En el budismo, el camino del *Bodhisattva* se basa en ayudar a otros como una forma de cultivar la compasión y la sabiduría. En el cristianismo y el islam, servir a los demás es visto como un acto de amor que refleja la esencia de lo divino. A nivel comunitario, el servicio crea una red de apoyo y solidaridad que beneficia a quienes reciben y a quienes dan. Cuando te involucras en actividades de voluntariado o ayudas a quienes lo necesitan, generas un impacto positivo en tu comunidad y, al mismo tiempo, refuerzas tu propio sentido de propósito.

LOS BENEFICIOS DEL SERVICIO PARA UNA VIDA PLENA

- **Fortalece tu sentido de propósito:** cuando sirves a los demás, encuentras un significado más profundo en tu vida, ya que tus acciones trascienden el beneficio personal y contribuyen al bienestar colectivo. La neurociencia ha respaldado esta idea al demostrar que el servicio activa regiones del cerebro asociadas con el bienestar y la conexión social, fortaleciendo tu relación con los demás y profundizando tu relación con lo trascendental.

- **Reduce el estrés y la ansiedad:** el voluntariado regular reduce la presión arterial y disminuye los niveles de cortisol, la hormona del estrés. Las personas que participan en actividades de voluntariado tienen menores niveles de estrés y depresión, ya que estas acciones refuerzan el sentido de pertenencia y reducen el aislamiento social.

- **Fomenta la empatía y la conexión humana:** ayudar a otros fortalece la inteligencia emocional y te permite comprender mejor las experiencias de quienes te rodean. Las personas que practican el servicio y la generosidad experimentan un aumento en los niveles de oxitocina, la hormona vinculada con la empatía y la confianza.

- **Aumenta la gratitud y la satisfacción con la vida:** al estar en contacto con las necesidades de los demás, desarrollas una mayor apreciación por lo que tienes y adoptas una perspectiva más positiva de la vida. Las personas que dedican tiempo regularmente a ayudar a los demás reportan mayores niveles de felicidad y bienestar emocional.

- **Mejora tu bienestar físico y mental:** el servicio comunitario está asociado con una mayor longevidad y una mejor salud en general. Esto ocurre porque el acto de dar activa el sistema de recompensa del cerebro, liberando dopamina y endorfinas, lo que genera una sensación de gratificación y alegría.

CÓMO INTEGRAR EL SERVICIO EN TU VIDA DIARIA

El servicio no necesita ser algo extraordinario o limitado a eventos específicos de voluntariado. Puedes integrarlo en tu vida cotidiana a través de pequeños actos de generosidad y compasión:

- Ayudar a alguien que lo necesita, escuchando con atención, brindando apoyo emocional o acompañando en momentos difíciles.
- Participar en actividades comunitarias, como bancos de alimentos, programas educativos o iniciativas de impacto social.
- Ser generoso con tu tiempo y habilidades, ofreciendo tu conocimiento o talentos sin esperar recompensa.
- Practicar la amabilidad diaria, desde ceder el asiento hasta compartir palabras de aliento.
- Cultivar una mentalidad de servicio, recordando que cada interacción es una oportunidad para hacer el bien.

Servir a otros transforma la vida de quienes reciben tu ayuda y también la tuya. Al comprometerte con el servicio, te alineas con valores de compasión, generosidad y empatía, permitiéndote vivir con mayor propósito y satisfacción. El servicio es una vía para trascender el ego y experimentar la verdadera conexión con lo sagrado. Al dar, recibes mucho más de lo que imaginas: plenitud, conexión profunda con la humanidad y una vida enriquecida por la gratitud y el amor. Practicar el servicio es un recordatorio de que formas parte de un tejido interconectado donde cada acto de generosidad crea ondas de impacto transformador.

Los hábitos sanos, salvajes y sabios que presenté en este capítulo son herramientas transformadoras para desarrollar la maestría interior necesaria para navegar la complejidad de la vida moderna con equilibrio y propósito. Al igual que el surfista que aprende a bailar con las olas, el navegante que encuentra estabilidad en la tormenta, o el alpinista que se adapta a las alturas extremas, estos 11 hábitos nos enseñan que la verdadera comodidad proviene de cultivar la capacidad interna para prosperar en medio de cualquier circunstancia. Desde establecer nuestro propósito de vida hasta conectarnos con la naturaleza y servir a nuestra comunidad, cada práctica contribuye a despertar una conciencia que trasciende las limitaciones externas y nos permite vivir con mayor autenticidad, plenitud y sabiduría.

En el siguiente capítulo, "Rituales y protocolos para una vida sana, salvaje y sabia", exploraremos los protocolos de vanguardia más efectivos para optimizar una longevidad saludable. Descubrirás rutinas matutinas y nocturnas transformadoras, técnicas avanzadas del *biohacking*, estrategias nutricionales de última generación y protocolos de recuperación que integran la ciencia más reciente con sabiduría ancestral. Estos rituales estructurados te proporcionarán un marco práctico y sistemático para implementar todos los hábitos aprendidos, creando una vida extraordinaria donde la salud física, mental y espiritual se optimizan de manera integral y sostenible.

> **¡No lo olvides! Escanea este código QR y descarga tus protocolos y rituales para rejuvenecer.**

- Este recurso exclusivo incluye:
- Protocolos diarios para:
  - Mejorar tu calidad de vida.
  - Apagar la inflamación crónica y silenciosa.
  - Mejorar tu edad biológica, revertir y ralentizar el envejecimiento celular.
- Guías prácticas para:
  - Optimizar tu sueño, metabolismo, mitocondrias y equilibrio hormonal.
  - Elegir tus suplementos y nutracéuticos epigenéticos.

- *Checklists* de estudios clave para:
  - Prevenir enfermedades antes de que aparezcan.
  - Personalizar tu estilo de vida y calidad de vida.

Rituales y protocolos para una vida sana, salvaje y sabia

> Los rituales afirman los patrones comunes, los valores, las alegrías compartidas, los riesgos, las penas y los cambios que unen a una comunidad. Los rituales conectan a nuestros antepasados con nuestros descendientes, a quienes nos precedieron con quienes vendrán después de nosotros.
>
> STARHAWK

En nuestra era de constante distracción y velocidad, los rituales emergen como portales hacia dimensiones más profundas de la experiencia humana. No son meras rutinas automáticas, son actos conscientes y significativos que transforman lo cotidiano en sagrado, creando pausas que nos devuelven al tiempo sagrado donde podemos reconectar con nuestra esencia. Un ritual puede ser tan simple como beber el primer café de la mañana en silencio, sintiendo su aroma y calor, o tan elaborado como una ceremonia ancestral. Lo que distingue al ritual de la rutina es la intención y la conciencia con que lo realizamos. Son anclas de sentido que nos permiten honrar las transiciones, procesar las emociones, celebrar los logros y conectar con algo más grande que nosotros mismos.

Los rituales funcionan como contenedores seguros para la expresión emocional y puentes hacia lo trascendente, sin necesidad de estar vinculados a una religión específica. Son guardianes de la memoria colectiva y personal, hilos que tejen el tapiz de nuestra identidad y pertenencia. Cuando una familia se reúne cada domingo o una madre peina el cabello de su hija cada noche compartiendo historias están creando espacios sagrados de intimidad y conexión.

La transformación ocurre en esos pequeños momentos cotidianos que a menudo pasamos por alto. Cada momento contiene la semilla de lo extraordinario. La clave está en crear pequeños espacios sagrados en medio de la vida ordinaria, como oasis de conciencia que nos permitan vivir cada día con más presencia, propósito y paz. No se trata de buscar la perfección, sino de comenzar con pequeños pasos, compromisos que podamos mantener sin sentirnos abrumados. Como cuando aprendemos a bailar: primero son pasos sencillos y luego, naturalmente, el ritmo fluye. La flexibilidad es nuestra aliada, las prácticas están ahí para servirnos, no al revés. Cuando mantienes estos rituales diarios, tu mundo emocional se vuelve más estable, tu conciencia se expande, el estrés ya no te afecta de la misma manera, y una sensación de paz interior se instala suavemente en tu día a día. En la simplicidad de estos momentos encontrarás la profundidad que buscas, recordando que la magia y lo sagrado están aquí mismo, en la manera en que eliges habitar tus días.

Te invito a recordar que cada momento contiene la semilla de lo extraordinario y al estar en el presente podemos tener más presencia, intención y reverencia por el misterio de estar vivos.

¿Cómo sostener estas prácticas en tu vida diaria? Todo comienza con pequeños pasos, con compromisos que puedas mantener sin sentirte abrumado. Es como cuando aprendes a bailar: primero son pasos sencillos y luego, naturalmente, el ritmo fluye y te animas con movimientos más complejos. No te presiones demasiado, sé amable contigo mismo en este proceso. Si un día las cosas no salen como esperabas, está bien. La flexibilidad es tu aliada, y las prácticas están ahí para servirte a ti, no al revés. Es como tener un traje a la medida: puedes ajustar y modificar tus rituales según lo que necesites en cada momento de tu vida.

¿Sabes qué sucede cuando mantienes estos rituales diarios? Es fascinante: empiezas a notar cómo tu mundo emocional se vuelve más estable, como un lago en calma. Tu conciencia se expande y comienzas a percibir detalles que antes pasaban desapercibidos. El estrés ya no te afecta de la misma manera, y una sensación de paz interior se va instalando con suavidad en tu vida cotidiana.

La clave está en comprender que cada momento de tu vida es significativo. Incluso ese instante en que preparas tu café por la mañana o cuando te detienes a respirar profundo antes de una reunión importante. La magia de la transformación no sucede en grandes eventos espectaculares, sino en esos pequeños momentos cotidianos que a menudo pasamos por alto.

Recuerda que no se trata de que busques la perfección en tus rituales diarios. Se trata de crear pequeños espacios sagrados en medio de tu vida ordinaria, como oasis de conciencia, que te permitan vivir cada día con más presencia, propósito y paz. En la simplicidad de estos momentos encontrarás la profundidad que buscas.

Ser salvaje es vivir en presencia

Ser salvaje significa recordar quiénes somos, sin condicionamientos. Es volver a lo esencial, a esa parte de nosotros que no necesita aprobación externa para existir. El camino hacia lo sano implica reconectar con los ritmos naturales del cuerpo que la hipervigilancia moderna ha silenciado. Recuperar lo salvaje significa abandonar la domesticación cultural que nos ha convertido en máquinas productivas desconectadas de nuestra naturaleza cíclica. Reconectar con lo sabio requiere integrar la visión fragmentada que la medicina moderna ha creado artificialmente: no podemos separar cuerpo, mente y espíritu porque constituimos una unidad indivisible donde cada dimensión influye constantemente en las demás.

La microbiota intestinal —ese ecosistema fantástico que portamos dentro— tiene memoria. Recuerda el contacto con la tierra, los alimentos fermentados de nuestros ancestros, la diversidad microbiana que nos hacía fuertes. Cuando la nutrimos de la manera adecuada, despierta. Y cuando despierta, se comunica con nuestro cerebro, nuestras hormonas, nuestro sistema inmune. Es una orquesta maravillosa que solo necesita el director adecuado: tú, conectado con tu sabiduría interior.

El *ebook* deacargable *Rituales y protocolos para una vida sana, salvaje y sabia* —que podrás bajar de manera gratuita de mi página de internet, con el código que aparece al final de este capítulo—, es una invitación abierta para todos aquellos que han habitado tanto tiempo en el ojo del huracán que han olvidado cómo se siente la calma natural. Es un recordatorio de que la verdadera sanación no es un destino que alcanzar ni un estado perfecto que mantener, es un camino continuo de autodescubrimiento, aceptación radical y amor incondicional hacia nuestra naturaleza esencial. Es mi manera de compartir las lecciones más valiosas de este viaje transformador con la esperanza de que tú también descubras, en el corazón de tu propia incomodidad, la llave maestra que abre la puerta hacia tu naturaleza auténticamente sana, salvaje y sabia.

La medicina moderna nos vendió la ilusión de que podemos prosperar, aunque estemos desconectados de los ritmos naturales, sustituyendo la luz solar con LED, el movimiento en la naturaleza con gimnasios cerrados, alimentos estacionales con suplementos y comunidad con redes digitales. Paradójicamente, tenemos más acceso a la "salud" que nunca, pero experimentamos niveles sin precedentes de ansiedad, depresión, infertilidad y envejecimiento acelerado. Podemos medir en tiempo real glucosa, sueño y estrés, pero perdimos la capacidad básica de sentir hambre, necesidad de descanso o silencio. Hemos medicalizado la existencia: tratamos el embarazo como una enfermedad, la menopausia como un fallo sistémico, y el envejecimiento como un problema a resolver. En nuestra prisa por "mejorar" la naturaleza, perdimos contacto con sus enseñanzas profundas.

En este *ebook* descargable encontrarás protocolos de libertad que te devolverán el control sobre tu biología. He visto pacientes con enfermedades autoinmunes reducir su medicación a medida que sus intestinos sanan. He presenciado cómo la fatiga crónica se transforma en vitalidad contagiosa cuando las mitocondrias reciben lo que necesitan. He sido testigo de cómo la ansiedad disminuye cuando el cuerpo recupera su ritmo circadiano natural. El cuerpo recuerda, el alma sabe, y tú estás listo para despertar al guerrero que llevas dentro.

El cuerpo como templo

Sería un error reducir este enfoque a una serie de técnicas mecánicas aplicadas a un cuerpo entendido como máquina. Lo que propongo es una comprensión mucho más profunda y reverente de nuestra biología: el cuerpo como templo vivo de conciencia, como vehículo sagrado de nuestra expresión en este plano de existencia, como archivo viviente de sabiduría evolutiva.

Los suplementos que te presento en el ebook *Rituales y protocolos para una vida sana, salvaje y sabia* —desde antioxidantes específicos como la astaxantina, minerales esenciales como el magnesio hasta compuestos neuroprotectores como el ubiquinol, conocido como CoQ10— no son píldoras mágicas que te eximen de la responsabilidad de transformar tu estilo de vida. Son aliados bioquímicos diseñados para apoyar funciones críticas mientras reconstruyes tu relación con los ritmos naturales, con los ciclos olvidados, con las prácticas esenciales que han alimentado la vitalidad humana durante milenios.

La nutrición que propongo trasciende los dogmas restrictivos de las dietas de moda, para reconectar con una sabiduría alimentaria más profunda: alimentos fermentados como el kéfir, kombucha, kimchi o chucrut que nutren tu microbioma intestinal; grasas ancestrales que alimentan tu cerebro; plantas adaptógenas como ashwagandha o reishi que han coevolucionado con nosotros durante milenios; superalimentos como la espirulina o la moringa que concentran nutrientes vitales en formas biodisponibles. Cada bocado es información, cada alimento es una conversación con tus células, cada comida es una oportunidad para nutrir o desvitalizar tu ser. Comer es uno de los actos más íntimos y poderosos que repetimos todos los días, pero también uno de los más olvidados, automatizados y manipulados.

El enfoque integral que presento en el *ebook* descargable busca algo más integral que simplemente prevenir enfermedades. Aspiro a mostrarte el camino hacia un rejuvenecimiento activo mediante:

- La reducción de la inflamación crónica silenciosa que devora tu vitalidad célula por célula.
- La optimización de tus centrales energéticas mitocondriales, esas antiguas bacterias que se fusionaron simbióticamente con nuestras células hace millones de años y que hoy determinan tu nivel de energía vital.
- El reequilibrio de la sinfonía hormonal que orquesta cada función de tu ser, desde tu metabolismo hasta tu estado de ánimo, desde tu libido hasta tu cognición.

CÓMO CREAR UN AMBIENTE SEGURO PARA SANAR

- **Crea entornos seguros y amorosos.** Un ambiente de apoyo emocional puede ayudar a apagar genes asociados con el estrés y la inflamación.
- **Procesa el trauma.** La terapia y las prácticas somáticas permiten liberar las emociones atrapadas en el cuerpo, lo que impacta positivamente en la regulación epigenética.

- **Práctica calma y atención plena.** El yoga, la meditación y la respiración profunda pueden calmar el sistema nervioso y reducir la expresión de genes relacionados con el estrés.
- **Conexión social.** Las relaciones significativas y auténticas ayudan a reparar los efectos del trauma en el cuerpo y la mente, modulando la expresión genética.
- **Conecta contigo mismo y con los demás.** Recuperar tu sentido de pertenencia, primero contigo y luego con el mundo, es esencial para sanar.

Mi proceso de sanación: del dolor físico al renacer interior

Llegué a Extension Health en Nueva York, con el Dr. Kuo, llevando a cuestas dos años y medio de un dolor constante, como un cuchillo en mi cuello. Lo había intentado todo:

- Cirugía, epidurales, botox, fisioterapia de alto nivel.
- Osteopatía, acupuntura, cadenas musculares.
- Ejercicio disciplinado, estiramientos, human garage.
- Terapias emocionales y espirituales.

Pero el dolor seguía. Y ahora en mi hombro. Era por una lesión en el músculo infraespinoso que parecía hablar de algo más profundo. Y así, con esperanza y fe, comencé este viaje médico y espiritual.

En Extension Health recibí:

- Sueros intravenosos personalizados.
- Células madre y exosomas regenerativos.
- Péptidos reparadores.
- Terapia con cámara hiperbárica.
- Bloqueo del ganglio estelar bilateral.
- Terapia con ketamina.

Y continué con mi proceso de muchas horas de meditación, silencio y presencia. Experimenté semanas y meses de liberación emocional, física y espiritual. Lloré lágrimas antiguas. Reviví imágenes olvidadas. Reconocí el trauma que contuve por años. Y de pronto, viví una rendición total. Este viaje interno me llevó a:

- Sanar memorias.
- Reencontrarme con mi niña interior.
- Recuperar mi amor por la medicina ancestral.
- Rendirme, pedir ayuda, soltar el control.
- Sanar mi epigenética desde el alma.

Hoy puedo decir que este dolor fue maestro. Que me abrió puertas ocultas. Que me devolvió a mi centro.

Agradezco cada paso, cada agujita, cada terapia, cada lágrima, cada célula que volvió a la vida.

¿Por qué creé el *ebook* descargable *Rituales y protocolos para una vida sana, salvaje y sabia*?

Después de años navegando el dolor, explorando la medicina ancestral y funcional, y reconectando con mi cuerpo y mi alma, comprendí que el conocimiento debe compartirse. Que no basta con sanar, sino que hay que abrir caminos para que otros también puedan hacerlo. Por eso, este *ebook* forma parte viva de mi historia.

Es un legado práctico que acompaña mi libro *Sano, salvaje y sabio*, creado con amor y ciencia para ti. Aquí encontrarás información de alto valor —organizada de forma clara y accesible— para que puedas:

- Rejuvenecer tu biología.
- Apagar la inflamación crónica.
- Optimizar tu sueño y energía.
- Explorar terapias con péptidos y medicina regenerativa.
- simplemente mejorar tu calidad de vida con intención y conciencia.

Este no es solo un *ebook*. Es una herramienta de transformación, una invitación a reconectar con tu sabiduría interna y a convertir tu salud en tu mejor proyecto de vida. El verdadero biohacking está en combinar ciencia, naturaleza y conexión consciente para optimizar cuerpo y mente.

Con gratitud infinita,
NATHALY MARCUS

ESCANEA y DESCARGA
Protocolos de rituales para la longevidad y un estilo de vida mente / cuerpo

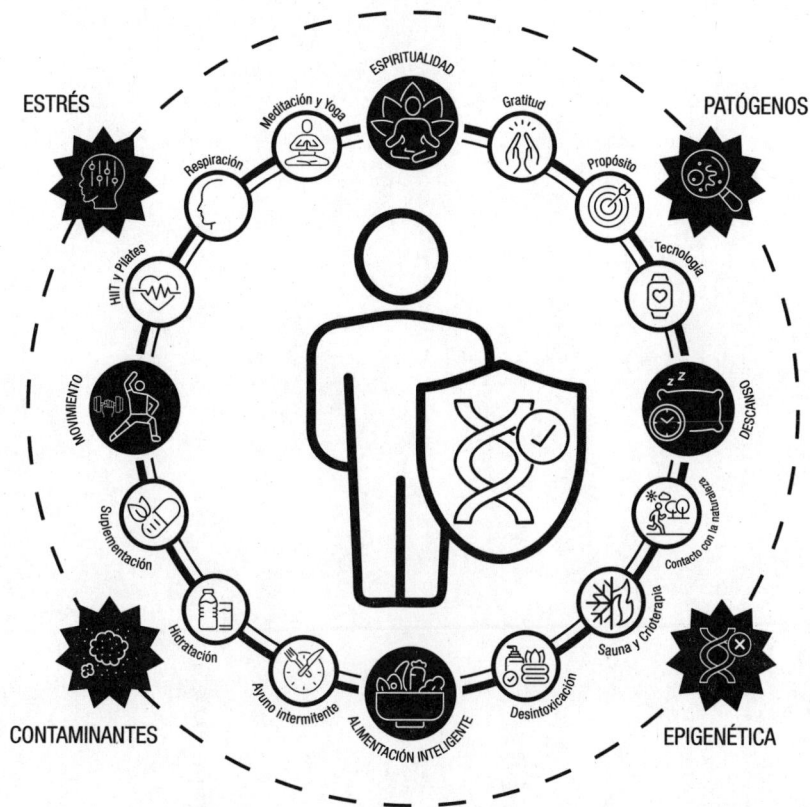

Volver a casa: el equilibrio entre ser y hacer

Siente la luz regresar. Cuando la luz se hace circular, todas las energías del cielo y la tierra, de la luz y la oscuridad, se cristalizan.

Lu-Tsu

Hoy sabemos que nuestra salud no depende solo de medicamentos o procedimientos, depende de las elecciones conscientes que hacemos cada día.

Tu salud es una elección, no una obligación ni una imposición dictada por premios o castigos, como nos enseñaron en nuestra educación tradicional. Cuidar de ti mismo no es algo que debas hacer por obligación ni por rebeldía, es un acto de amor propio y responsabilidad:

- Elijo **estar bien conmigo mismo**: reconozco que mi bienestar no está en manos de otros, está en mis propias decisiones diarias.
- Elijo **tomar el control de mi salud y de mi vida**: dejo de responsabilizar a los demás por mi bienestar y abandono comportamientos irresponsables o rebeldes que solo sabotean mi propio camino.

Cuidar de nuestra salud es una oportunidad para vivir de manera más plena y conectada con nuestro propósito. ¿Qué implica elegir la salud?

- **Conciencia:** entender cómo tus elecciones diarias (alimentación, actividad física, descanso, manejo del estrés) impactan la expresión de tus genes.
- **Cambio de hábitos:** sustituir patrones nocivos por prácticas que promuevan tu equilibrio físico, mental y emocional.
- **Responsabilidad personal:** dejar de buscar culpables o excusas y asumir el control total de tu salud y bienestar.
- **Mejores elecciones:** optar por una nutrición que te beneficie verdaderamente, reducir la exposición a toxinas y priorizar actividades que fortalezcan tu cuerpo y mente.

Tú tienes el poder de elegir la calidad de vida que deseas para ti. Al tomar el control de tu salud, transformas tu presente y siembras las bases para un futuro lleno de vitalidad y equilibrio.

El futuro de la medicina con IA: regreso a la sabiduría natural

La inteligencia artificial está revolucionando la medicina con avances como el desarrollo acelerado de vacunas, diagnósticos tempranos de enfermedades y la identificación de genes desconocidos. Sin embargo, su verdadero potencial radica en combinar la precisión tecnológica moderna con la sabiduría ancestral. Estas serán las transformaciones clave:

- **Recuperación de prácticas naturales:** la IA puede rescatar y validar científicamente plantas medicinales y remedios ancestrales olvidados, integrándolos con terapias modernas para tratamientos más equilibrados y menos invasivos.
- **Medicina personalizada:** los tratamientos se adaptarán a la genética, microbiota y entorno específico de cada persona, reduciendo el uso excesivo de medicamentos y minimizando efectos secundarios.
- **Evolución hacia soluciones naturales:** progresiva sustitución de fármacos sintéticos por terapias biológicas, probióticos personalizados y tecnologías regenerativas que estimulen la capacidad de autorregulación del cuerpo.
- **Revolución alimentaria:** eliminación de alimentos ultraprocesados mediante análisis detallado de sus efectos en la salud, desa-

rrollo de granjas inteligentes sostenibles y creación de alimentos funcionales diseñados para prevenir enfermedades.

La pregunta fundamental no es qué puede hacer la tecnología, sino cómo elegimos usarla: ¿priorizaremos la rapidez y el consumo masivo, o utilizaremos la IA para propiciar un estilo de vida más sostenible, consciente y respetuoso con nuestra biología y conexión natural? El futuro de nuestra salud depende de nuestra capacidad para tomar decisiones responsables que equilibren el avance científico con la sabiduría ancestral.

Semillas de transformación: la nueva generación sana, salvaje y sabia

En un mundo acelerado y tecnológico, es urgente regresar a prácticas que nutran cuerpo, mente y espíritu desde temprana edad para transformar la salud de las futuras generaciones:

- **Meditación y *mindfulness* en escuelas.** Incorporar estas prácticas en el sistema educativo revolucionaría la formación infantil, proporcionando mejor regulación emocional, mayor concentración y rendimiento académico, y reducción del estrés desde edades tempranas. Se implementarían mediante sesiones diarias de meditación guiada al inicio y final del día escolar, con ejercicios de respiración consciente durante transiciones entre actividades.
- **Movimiento para niños.** El yoga, chikung y tai chi son herramientas integrales que van más allá del ejercicio físico. Mejoran flexibilidad, fuerza y equilibrio, promueven la conexión mentecuerpo y desarrollan la autorregulación emocional. Se incorporarían como clases semanales adaptadas a cada etapa de desarrollo.
- **Musicoterapia con respiración consciente.** La música y respiración son herramientas poderosas para calmar la mente y conectar con emociones. Mejoran el estado de ánimo, reducen ansiedad, fomentan creatividad y facilitan expresión emocional, mediante sesiones guiadas con música relajante e instrumentos simples.
- **Contacto con la naturaleza.** Reconectar con la naturaleza debe ser un componente esencial en la educación y en las empresas. Mejora la salud mental, aumenta la creatividad, fortalece la resolución de problemas y mejora la calidad del sueño. Se podrían

implementar a través de excursiones regulares, clases al aire libre y proyectos como huertos comunitarios.

- **Conexión con nuestro cuerpo y emociones.** Aprender a escuchar las señales del cuerpo y gestionar emociones desde la infancia marca una diferencia en el desarrollo personal. Requiere educación emocional en el aula y ejercicios de conciencia corporal como respiración consciente y yoga.
- **Recuperar la intuición y sabiduría ancestral.** Enseñar a confiar en la intuición permite tomar decisiones saludables y alineadas con el bienestar. Se fortalece mediante actividades como cocinar juntos, plantar alimentos propios y explorar formas de vida conscientes y sostenibles.
- **Comida casera y cocina obligatoria.** Fomentar la comida casera desde la infancia crea bases sólidas para el bienestar. Integrar la cocina en la educación básica enseña cómo tener una alimentación limpia y equilibrada. Este enfoque debe trasladarse al entorno laboral con espacios adecuados para preparar comidas caseras, mejorando salud, productividad y bienestar general.

Impulsar estos hábitos desde la infancia reducirá riesgos de enfermedades crónicas y trastornos emocionales futuros. Al regresar a lo esencial —la conexión con nosotros mismos, con otros y nuestro entorno— construimos una sociedad más equilibrada y sostenible. El futuro del bienestar comienza con pequeños cambios en el presente.

La revolución silenciosa

Vivimos inmersos en una tormenta de información constante. Las redes sociales nos bombardean con imágenes de perfección inalcanzable, *coaches* y gurús nos prometen transformaciones milagrosas con soluciones contradictorias, y los avances científicos, aunque fascinantes, avanzan a un ritmo que nos deja sintiéndonos perpetuamente obsoletos y confundidos. La medicina progresa, pero también lo hace la presión por optimizarnos, por biohackearnos hasta alcanzar un ideal de "sano, salvaje y sabio" que parece definido desde afuera, repleto de reglas complejas y a menudo inalcanzables.

¿Debes ayunar o no? ¿El frío es tu aliado o tu enemigo? ¿Qué comer? ¿Qué evitar? Ultraprocesados, toxinas, metales pesados... La lista de "deberes" y "peligros" parece infinita, generando más ansiedad que bienestar. Nos perdemos entre tantas directrices externas, desconectados de la sabiduría más fundamental: la de nuestro propio cuerpo. En medio de este ruido ensordecedor, la verdadera revolución —el acto más radicalmente salvaje y sabio— es detenerse y volver la mirada hacia adentro. No es seguir más reglas, es escucharte. Conectar genuinamente con lo que a ti te hace sentir vivo, con lo que resuena con tu biología única, con tu historia personal irrepetible.

Tu cuerpo posee una inteligencia ancestral que lleva milenios perfeccionándose. Tu intuición, esa brújula interna silenciada por el estruendo exterior, conoce el camino hacia tu verdadero norte. Conocerte a ti mismo —entender tus propias señales de hambre, saciedad, energía, cansancio, alegría o malestar— es la base más sólida para construir tu propia versión de una vida plena y auténtica. Esto requiere, valientemente, empezar a soltar.

Soltar las dietas restrictivas que generan culpa. Soltar la necesidad compulsiva de seguir cada nueva tendencia. Soltar la comparación constante que roba tu paz. Soltar la creencia de que la respuesta está siempre afuera. Cuidarte implica encontrar tu propio equilibrio, tu propio ritmo, que no será igual al de nadie más porque tú eres único e irrepetible. Suelta para renacer. Deja el pasado. Aléjate de él en cada momento, no permitas que regrese. Sacúdete las cargas, desempólvate. Suelta lo sucio, déjalo ir. No cargues con lo que ya no te pertenece. Libérate y permite que la ligereza tome su lugar.

Observa y conecta con todo como si fuera la primera vez. Vive desde la presencia porque todo es nuevo. Conéctate con tus sentidos, escucha, estate atento.

Ser SANO es cultivar una relación armoniosa y consciente con tu cuerpo y tu mente. Es honrar tu biología mientras nutres tu espíritu.

Ser SALVAJE es tener el coraje de confiar en tu naturaleza instintiva, de liberarte de las imposiciones ajenas y vivir con la autenticidad feroz de quien conoce su verdad interior.

Ser SABIO es integrar tu experiencia vivida, escuchar tu intuición con respeto y discernir qué información externa te nutre realmente y cuál solo añade ruido a tu vida.

Mi invitación final para ti es clara y poderosa: reencuéntrate con tu brújula interior. Confía en tu capacidad innata para navegar tu propia existencia. Reconoce que llevas dentro de ti todo lo que necesitas para vivir con plenitud.

En un mundo que constantemente te dice que no eres suficiente, que necesitas más, que debes ser diferente, el acto más revolucionario es ser exactamente quien eres. Tu cuerpo es tu templo. Tu intuición es tu guía. Tu autenticidad es tu poder. Eres exactamente lo que el mundo necesita: un ser humano completo, consciente y vivo.

Solo desde esa conexión profunda y personal, desde ese lugar de autenticidad inquebrantable, podrás encarnar, a tu manera única e irrepetible, la esencia de ser verdaderamente sano, salvaje y sabio.

El viaje hacia afuera termina aquí. El viaje hacia adentro, el único que realmente importa, apenas comienza.

Bienvenido a casa. Bienvenido a ti mismo.

Agradecimientos

A Alberto, por ser testigo y compañero de mi transformación, por recordarme que el amor incondicional no solo existe, sino que sana, sostiene y eleva. Gracias por creer en mí incluso cuando yo dudaba, por caminar a mi lado mientras me convertía en un ser más libre, más humano, más sabio. ¡Te amo!

A mis hijas y a mis tres nietos: Jaime, Alana y Olivia, con su curiosidad luminosa, su chispa natural y su divinidad intacta, me enseñan cada día a ser más sana, más salvaje y más sabia. Con su sabiduría innata me recuerdan de dónde vengo y hacia dónde deseo ir. Gracias por fortalecer mi propósito y despertar en mí el alma libre que los abraza.

A mi equipo Bienesta, mi familia elegida y de sangre, gracias por sostenerme en mis épocas de dolor, por cargarme cuando no podía sola, y por regalarme fe, esperanza y amor incondicional. Ustedes son parte esencial de este camino. Juntos sembramos una medicina para la longevidad, una medicina del alma.

A Karina Simpson, mi editora del alma, por creer en mis locuras, traducir mi filosofía en palabras y dar forma a mis vivencias con tanto amor y respeto. Gracias por sostener cada proyecto hasta el final, por confiar en cada idea, por cargarme cuando lo necesité, y por hacer de este libro un reflejo fiel de mi esencia.

A mi estimada casa editorial, Penguin Random House, mi más profundo reconocimiento por depositar su confianza en mi voz y permitir que estas páginas cobren vida. De manera muy especial, extiendo mi gratitud a Ángela Olmedo, cuya fe inquebrantable en este proyecto desde sus primeros destellos de existencia ha sido el aliento que ha nutrido cada palabra aquí plasmada.

Gracias al equipo de Extension Health y al Dr. Jonathann Kuo por acompañarme en un proceso de sanación profundo. El tratamiento con ablación, péptidos, bloqueo del ganglio estrellado, células madre y exosomas transformó mi salud física y emocional. Recuperé la movilidad, la claridad mental y el equilibrio en mi sistema nervioso.

Gracias a cada uno de mis maestros que marcaron huella en este camino de transformación y consciencia. A Joe Dispenza, Marcelo Urban, Paola Ambrosi, Peter Diamandis, Mark Hyman, Jeff Bland, y Patricia y Edward Kane, por expandir mi mente y mi corazón, por compartir su sabiduría, y por romper paradigmas en la medicina mente-cuerpo. Ustedes me ayudaron a abrir caminos nuevos hacia una salud integral y una vida con propósito.

A mis padres, por darme la vida, por enseñarme a cuestionar, y por sostenerme incluso en mis búsquedas más radicales.

A mis pacientes, que han sido mis mayores maestros. Gracias por su confianza, por compartir su dolor y su sanación. Ustedes me han inspirado a seguir, a profundizar y a crear con el corazón. Este libro también es para ustedes.

A mis hermanas Adriana, Laura, Fanny, Letty, Sharon y Galia, por sostenerme en mis momentos de vulnerabilidad. Gracias por ser red, por su amor incondicional y por caminar a mi lado en cada etapa de esta vida.

A mis sobrinas, Camila, Ariana y Cati, seres de luz infinita y amor, que me inspiran cada día con su alegría, fortaleza y autenticidad.

Referencias y bibliografía recomendada

Otros libros de Nathaly Marcus

(2023). *El método de las 3 R: repara, regenera y resetea tu cuerpo y mente para lograr el bienestar integral.* Grijalbo.

(2013). *Secretos para mantenerte sano y delgado: escucha a tu cuerpo.* Bienesta.

Libros

Andrews, L. (ed.). (2022). *Genetics and Public Health in the 21st Century: Using Genetic Information to Improve Health and Prevent Disease.* Oxford University Press.

Asprey, D. (2023). Smarter, *Not Harder: The Biohacker's Guide to Getting the Body and Mind You Want.* Harper Wave.

Brown, B. (2022). *Atlas del corazón: mapeando conexiones significativas y el lenguaje de la experiencia humana.* Editorial Zenith.

——. (2019) *Desafiando la tierra salvaje: la verdadera pertenencia y el valor para ser uno mismo.* Vergara.

——. (2016). *El poder de ser vulnerable: ¿qué te atreverías a hacer si el miedo no te paralizara?.* Ediciones Urano.

————. (2012). *Los dones de la imperfección: guía para vivir de todo corazón. Líbrate de quien crees que deberías ser y abraza a quien realmente eres.* Gaia Ediciones.

————. (2023). *Más fuerte que nunca: Resetea y transforma tu forma de vivir, amar y educar.* Planeta México.

Campbell, J. (2020). *El héroe de las mil caras.* Atalanta.

Chödrön, P. (2022). *Cuando todo se derrumba: Palabras sabias para momentos difíciles.* Gaia Ediciones.

Chopra, D. (2018). *Cuerpos sin edad, mentes sin tiempo: la alternativa cuántica al envejecimiento está en el equilibrio entre el cuerpo y la mente.* Vergara.

Chopra, D., y Nombela, L. G. (1997). *Curación cuántica.* Plaza & Janés.

————. (2019). *Salud perfecta: Edición revisada y actualizada.* B de Bolsillo.

Chopra, D., & Tanzi, R. E. (2017). *Supercerebro.* Debolsillo Clave.

————. (2016). *Supergenes. Libera el asombro potencial de tu ADN para una salud óptima y un bienestar radical.* Grijalbo.

Clear, J. (2019). *Hábitos atómicos.* Paidós.

Diamandis, P. H., y Kotler, S. (2015). *Bold: How to go big, create wealth and impact the world.* Simon and Schuster.

————. (2022). *Abundancia: el futuro es mejor de lo que piensas.* Antoni Bosch Editor.

Dispenza, J. (2012). *Deja de ser tú: la mente crea la realidad.* Ediciones Urano.

————. (2008). *Desarrolla tu cerebro.* Palmyra.

————. (2014). *El placebo eres tú.* Ediciones Urano.

————. (2008). *Sobrenatural: Gente corriente haciendo cosas extraordinarias.* Ediciones Urano.

Hyman, M. (2009). *The Ultramind Solution: Fix your broken brain by healing your body first.* Scribner.

Duckworth, A. (2016). *Grita: el poder de la pasión y la perseverancia.* Ediciones Urano.

Field, T. (2006). *Massage Therapy Research.* Churchill Livingstone.

————. (2001). *Touch.* The MIT Press.

Frankl, V. (2015). *El hombre en busca de sentido.* Herder Editorial.

Gerson, C. y Morton W. (2011). *La terapia Gerson: el programa nutricional definitivo para salvar vidas.* Ediciones Obelisco.

Hyman, M. (2009). The Ultramind Solution: Fix your broken brain by healing your body first. Scribner.

Hyman, M. (2024). *Vive joven, crece en plenitud: Secretos para vivir una vida más larga y saludable*. Grijalbo.

Jung, C. (2020). *El libro rojo*. El Hilo de Ariadna.

———. (2024). *Los libros negros*. El Hilo de Ariadna.

Lipton, B. (2007). *La biología de la creencia: la liberación del poder de la conciencia, la materia y los milagros*. La Esfera de los Libros.

Longo, V. (2018). *La dieta de la longevidad: comer bien para vivir sano hasta los 110 años*. Debolsillo.

Lustig, R. (2017). *The Hacking of the American Mind, The Science behind the Corporate takeover of our bodies and brains*. Avery.

Lynch, B. y Griffith, K. (2018). *Dirty Genes: A Breakthrough Program to Treat the Root Cause of Illness and Optimize Your Health*. HarperCollins.

Maté, G. (2020). *Cuando el cuerpo dice no: la conexión entre el estrés y la enfermedad*. Gaia Ediciones.

———. (2023). *El mito de la normalidad: trauma, enfermedad y sanación en una cultura tóxica*. Ediciones Urano.

McEwen, B. S., y Schmeck, H. M. (1994). *The hostage brain*. Rockefeller University Press.

Osho. (2011). *Conciencia: la clave para vivir en equilibrio*. Debolsillo.

———. (2023). *El libro de los secretos: 112 meditaciones para descubrir el misterio de tu mundo interior*. Gaia Ediciones.

———. (2007). *El libro del ego: liberarse de la ilusión*. Debolsillo.

———. (2013). *Meditación: la primera y última libertad*. Debolsillo.

Parker, N. (2024). *Introduction to Earthing and Grounding: The Natural Way to Reduce Stress, Inflammation, and Improve Sleep*. Florence Cooke Alternative & Complementary Medicine.

Pelz, M. (2022). *Fast Like a Girl: A Woman's Guide to Using the Healing Power of Fasting to Burn Fat, Boost Energy, and Balance Hormones*. Hay House LLC.

Perlmutter, D. (2015). *Brain maker: the power of gut microbes to heal and protect your brain-for life*. Little, Brown Company.

Pfeiffer, C. C. (1976). *Mental and Elemental Nutrients: A Physician's Guide to Nutrition and Health Care*. Keats Publishing.

Porges, S. W. (2016). *La teoría polivagal: fundamentos neurofisiológicos de las emociones, el apego, la comunicación y la autorregulación*. Pléyades.

Porter, P. K. (1993). *Awaken the Genius: Mind Technology for the 21st Century*. PureLight Pub.

———. (2004). *Discover the Language of the Mind: The Hypnotist's Guide to Psycho-Linguistics*. Positive Changes Hypnosis Corporation.

Sarno, J. (2007). *Curar el cuerpo, eliminar el dolor*. Editorial Sirio.

———. (2013). *La mente dividida: la epidemia de los trastornos psicosomáticos*. Editorial Sirio.

———. (2001). *Libérese del dolor de espalda*. Editorial Sirio.

Tolle, E. Y Iribarren, M. (2008). *El poder del ahora: una guía para la iluminación espiritual*. Gaia Ediciones.

Van der Kolk, B. (2020). *El cuerpo lleva la cuenta: cerebro, mente y cuerpo en la superación del trauma*. Elephteria.

Vuu, K. (2021). *Thrive State: Your Blueprint for Optimal Health, Longevity, and Peak Performance*. Lifestyle Entrepreneurs Press.

Walsh, W. J. (2014). *Nutrient Power: Heal Your Biochemistry and Heal Your Brain*. Skyhorse Publishing, 2014.

Williamson, M. (1993). *Volver al amor: reflexiones sobre los principios de un curso de milagros*. Ediciones Urano.

Yasko, A. (2009). *Autism: Pathways to Recovery*. Neurological Research Institute.

Journals académicos y científicos

Black, D. S., O'Reilly, G. A., Olmstead, R., Breen, E. C. y Irwin, M. R. (2015). Mindfulness Meditation and Improvement in Sleep Quality and Daytime Impairment Among Older Adults with Sleep Disturbances: A Randomized Clinical Trial. JAMA Internal Medicine, 175(4), 494–501.
https://doi.org/10.1001/jamainternmed.2014.8081

Boyle, P. A., Barnes, L. L., Buchman, A. S. y Bennett, D. A. (2009). Purpose in life is associated with mortality among community-dwelling older persons. *Psychosomatic Medicine*, 72(6), 574–579.
https://pmc.ncbi.nlm.nih.gov/articles/PMC2740716/

Burrow, A. L., y Hill, P. L. (2013). Purpose as a form of identity capital for positive youth adjustment. *Developmental Psychology*, 47(4):1196-1206. https://pubmed.ncbi.nlm.nih.gov/21574703/

Cohen, R., Bavishi, C., y Rozanski, A. (2016). Purpose in Life and Its Relationship to All-Cause Mortality and Cardiovascular Events: A Meta-Analysis. *Psychosomatic Medicine*, 78(2), 122–133.
https://pubmed.ncbi.nlm.nih.gov/26630073/

Fredrickson, B. L., Grewen, K. M., Coffey, K. A., Algoe, S. B., Firestine, A. M., Arevalo, J. M. G., Ma, J., y Cole, S. W. (2013). A functional genomic perspective on human well-being. *Proceedings of the National Academy of Sciences*, 110(33), 13684–13689. https://www.pnas.org/doi/full/10.1073/pnas.1305419110

Hill, P. L., y Turiano, N. A. (2014). Purpose in life as a predictor of mortality across adulthood. *Psychological Science*, 25(7), 1482–1486. https://doi.org/10.1177/0956797614531799

Hölzel, B. K., Carmody, J., Vangel, M., Congleton, C., Yerramsetti, S. M., Gard, T., y Lazar, S. W. (2011). Mindfulness practice leads to increases in regional brain gray matter density. *Psychiatry Research: Neuroimaging*, 191(1), 36–43. https://doi.org/10.1016/j.pscychresns.2010.08.006

Institute for Functional Medicine. (2020). Metabolic Detoxification: Updated Clinical Protocols. IFM.

Kuyken, W., Hayes, R., Barrett, B., Byng, R., Dalgleish, T., Kessler, D., Lewis, G., Watkins, E., Morant, N., Taylor, R. S., y Byford, S. (2015). Effectiveness and cost-effectiveness of mindfulness-based cognitive therapy compared with maintenance antidepressant treatment in the prevention of depressive relapse or recurrence (PREVENT): A randomised controlled trial. *The Lancet*, 386(9988), 63–73. https://doi.org/10.1016/S0140-6736(14)62222-4

Lutz, A., Brefczynski-Lewis, J., Johnstone, T., y Davidson, R. J. (2008). Regulation of the neural circuitry of emotion by compassion meditation: Effects of meditative expertise. PLOS ONE, 3(3), e1897. https://doi.org/10.1371/journal.pone.0001897

Lyubomirsky, S., y Layous, K. (2013). How do simple positive activities increase well-being? *Current Directions in Psychological Science*, 22(1), 57–62. https://doi.org/10.1177/0963721412469809

Matthews, G. (2007). The impact of commitment, accountability, and written goals on goal achievement. Dominican University of California, *Psychology Department*.

Neal, D. T., Wood, W., y Quinn, J. M. (2006). Habits—A repeat performance. *Current Directions in Psychological Science*, 15(4), 198–202. https://doi.org/10.1111/j.1467-8721.2006.00435.x

Price, M., Spinazzola, J., Musicaro, R., Turner, J., Suvak, M., Emerson, D., y van der Kolk, B. (2017). Effectiveness of an Extended Yoga Treatment for Women with Chronic Posttraumatic Stress Disorder.

The Journal of Alternative and Complementary Medicine, 23(4), 300–309. https://doi.org/10.1089/acm.2015.0266

Staron, R. S., Karapondo, D. L., Kraemer, W. J., Fry, A. C., Gordon, S. E., Falkel, J. E., Hagerman, F. C. y Hikida, R. S. (1994). Skeletal muscle adaptations during early phase of heavy-resistance training in men and women. *Journal of Applied Physiology*, 76(3), 1247–1255. https://doi.org/10.1152/jappl.1994.76.3.1247

Tiedemann, A., O'Rourke, S., Sesto, R. y Sherrington, C. (2013). A 12-Week Iyengar Yoga Program Improved Balance and Mobility in Older Community-Dwelling People: A Pilot Randomized Controlled Trial. *The Journals of Gerontology*: Series A, 68(9), 1068–1075. https://doi.org/10.1093/gerona/glt087

Yüce, G. E., & Muz, G. (2019). Effect of yoga-based physical activity on perceived stress, anxiety, and quality of life in young adults. *Perspectives in Psychiatric Care*, 56(3), 697–702. https://doi.org/10.1111/ppc.12484

No existe vitamina ni cura que te sane si no te amas lo suficiente.
Sin amor propio, ningún suplemento funciona. Lo esencial es amarte,
conocerte con tu luz y tu sombra. La suficiencia es tu estado natural.
Cuando estás completo contigo mismo, la ansiedad se disuelve.
Desde este lugar sagrado, cada protocolo se convierte en cuidado,
no en búsqueda desesperada.

Eres suficiente. Ahora. Tal como eres.
La verdadera salud es amor propio.

Eres sano, salvaje y sabio porque ya has recordado quién eres.

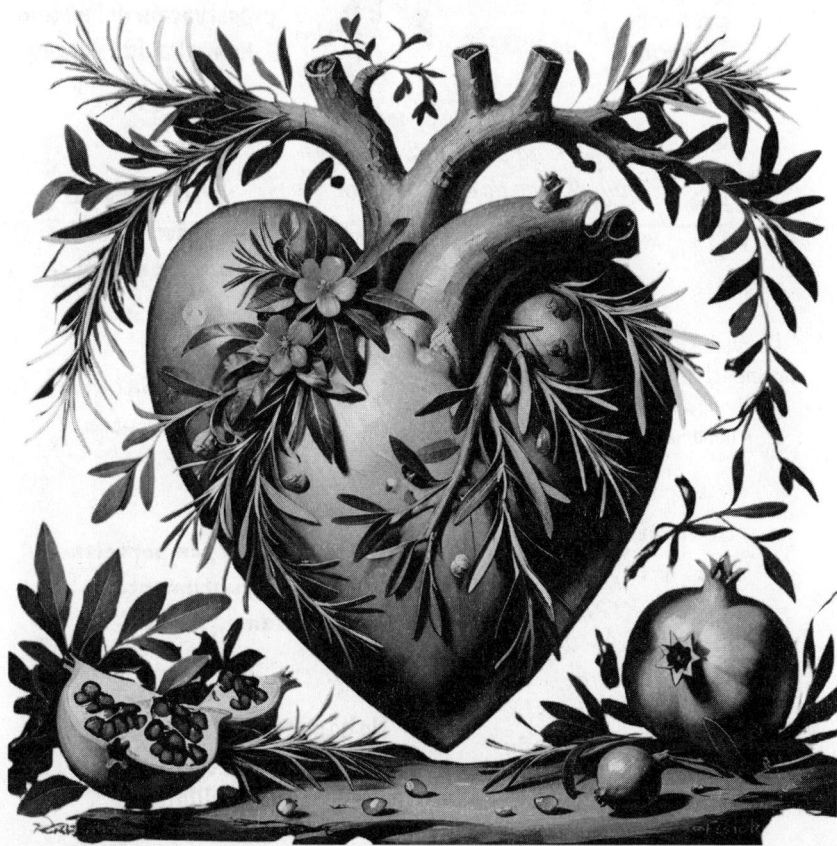

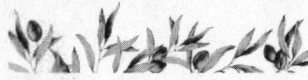

Volver a lo salvaje es regresar
al origen: respirar, tocar la
tierra, sentir.
Nathaly Marcus

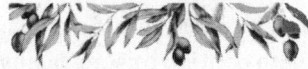

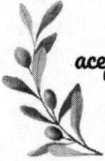

Donde hay amor y
aceptación, hay sanación.
Deepak Chopra

El dolor es temporal. La
gloria es para siempre.
Lance Armstrong

Cuida tu cuerpo, es el
único lugar que
tienes para vivir.
Jim Rohn

No vivas en el pasado,
no sueñes en el futuro,
concentra tu mente en el
presente.
Buda

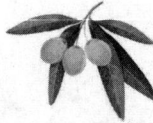

Lo salvaje reside la
preservación del mundo.
Henry David Thoreau

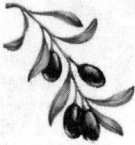

La resistencia no es solo la
capacidad de soportar algo
difícil, sino de convertirlo en
gloria.
William Barclay

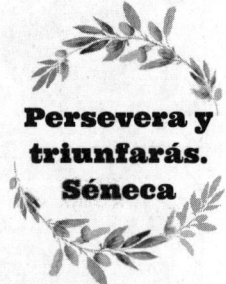

Persevera y
triunfarás.
Séneca

La fuerza no viene de la
capacidad física, sino de una
voluntad indomable.
Mahatma Gandhi

El conocimiento habla, pero la
sabiduría escucha.
Jimi Hendrix

Sé como el árbol que,
aunque está enraizado
en la tierra, se eleva
hacia el cielo.
Rumi

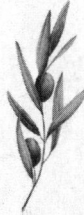

Los errores son portales
al descubrimiento.
James Joyce

La vida comienza donde
termina el miedo.
Osho

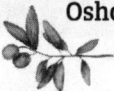

No hay transformación sin
el fuego de la incomodidad.
Marianne Williamson

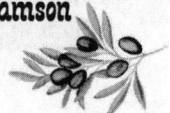

EL GUERRERO MÁS VALIENTE ES EL QUE TIENE EL CORAJE DE RECONOCER SU PROPIA VULNERABILIDAD.
BRENÉ BROWN

No hay nada imposible para quien lo intenta.
Alejandro Magno

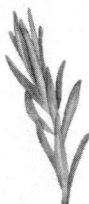

El amor es la meta, la vida es el viaje.
Osho

Nuestro cuerpo es sabio, solo hemos dejado de escucharlo por vivir anestesiados.
Nathaly Marcus

El privilegio de una vida es ser quien realmente eres.
Joseph Campbell

No puedes detener las olas, pero puedes aprender a surfear.
Jon Kabat-Zinn

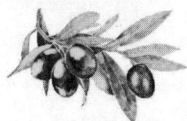

La cueva que temes entrar contiene el tesoro que buscas.
Joseph Campbell

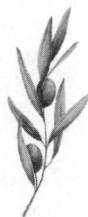

Compartir nuestra luz es la única manera de mantenerla encendida.
Oprah Winfrey

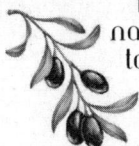

Cuando no podemos cambiar una situación, estamos desafiados a cambiarnos a nosotros mismos.
Dr. Viktor Frankl

El amor es el estado natural de tu ser cuando todas las barreras han sido removidas.
ram dass

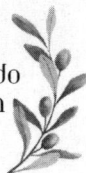

La creatividad es la mayor rebelión de la existencia.
Osho

La herida es el lugar por donde entra la luz.
Rumi

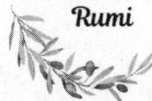

La salud no se mide solo con estudios, sino con vitalidad, gozo y conexión.
Nathaly Marcus

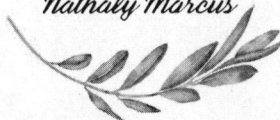

El que mira hacia afuera sueña, pero el que mira hacia adentro despierta.
Carl Jung

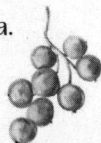